老年胃肠道疾病
临床营养支持评估与治疗

主　审｜傅传刚　吴秀萍

主　编｜姜　涛　马丽芳

副主编｜郜　旭　冯景辉　段丽敏　金英朝　孙　巍

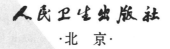

人民卫生出版社
·北京·

图书在版编目（CIP）数据

老年胃肠道疾病临床营养支持评估与治疗/姜涛，马丽芳主编. — 北京：人民卫生出版社，2021.9
ISBN 978-7-117-32051-1

Ⅰ.①老… Ⅱ.①姜… ②马… Ⅲ.①老年人－胃肠病－临床营养－营养支持－评估②老年人－胃肠病－临床营养－营养支持－治疗 Ⅳ.①R573

中国版本图书馆 CIP 数据核字（2021）第 183350 号

| 人卫智网 | www.ipmph.com | 医学教育、学术、考试、健康，购书智慧智能综合服务平台 |
| 人卫官网 | www.pmph.com | 人卫官方资讯发布平台 |

老年胃肠道疾病临床营养支持评估与治疗
Laonian Weichangdao Jibing Linchuang Yingyang Zhichi
Pinggu yu Zhiliao

主　　编：姜　涛　马丽芳
出版发行：人民卫生出版社（中继线 010-59780011）
地　　址：北京市朝阳区潘家园南里 19 号
邮　　编：100021
E - mail：pmph @ pmph.com
购书热线：010-59787592　010-59787584　010-65264830
印　　刷：河北新华第一印刷有限责任公司
经　　销：新华书店
开　　本：710×1000　1/16　印张：22
字　　数：325 千字
版　　次：2021 年 9 月第 1 版
印　　次：2021 年 10 月第 1 次印刷
标准书号：ISBN 978-7-117-32051-1
定　　价：55.00 元

打击盗版举报电话：010-59787491　E-mail：WQ @ pmph.com
质量问题联系电话：010-59787234　E-mail：zhiliang @ pmph.com

老年胃肠道疾病
临床营养支持评估与治疗

编　者
（以姓氏笔画为序）

马丽芳（哈尔滨医科大学附属第一医院）

王　莹（哈尔滨医科大学附属第一医院）

王泽涛（哈尔滨医科大学附属第一医院）

方　璐（哈尔滨医科大学附属第一医院）

牛思佳（哈尔滨医科大学附属第一医院）

史立军（鹤岗矿务集团总医院）

冯婉婷（哈尔滨医科大学附属第一医院）

冯景辉（哈尔滨医科大学附属第一医院）

邢岩伟（哈尔滨医科大学附属第一医院）

吕　和（哈尔滨医科大学附属第一医院）

吕丽艳（哈尔滨医科大学附属第一医院）

孙　巍（黑龙江省疾病预防控制中心）

李冬月（哈尔滨医科大学附属第一医院）

杨　硕（大庆油田总医院）

张　磊（哈尔滨医科大学附属第一医院）

张东旭（哈尔滨医科大学附属第一医院）

张武剑（黑龙江省中医药大学附属第一医院）

苑　超（哈尔滨医科大学附属第一医院）

编 者
（以姓氏笔画为序）

尚国印（哈尔滨医科大学附属第一医院）

金英朝（黑龙江省医院）

官文龙（哈尔滨医科大学附属第一医院）

赵志威（郑州大学附属第一医院）

赵亮亮（哈尔滨医科大学附属第一医院）

郜　旭（哈尔滨医科大学附属第一医院）

段丽敏（大庆油田总医院）

姜　涛（哈尔滨医科大学附属第一医院）

姜　淼（哈尔滨医科大学附属第一医院）

姜峰奇（黑龙江省医院）

韩　越（哈尔滨医科大学附属第一医院）

景　宝（哈尔滨医科大学附属第一医院）

路　英（哈尔滨医科大学附属第一医院）

序

一

衰老是生命过程的必然规律，是机体各器官、组织功能随年龄增长而发生退行性变化的过程。随着老年人口的扩增，人口老龄化是 21 世纪重大的人口变化之一，也是社会变革的影响因素之一。人口快速老龄化使医疗服务体系面临前所未有的压力，也给老年医学提出了更高的要求。由于老年人特有的生理和病理特点，如器官功能减退和代谢能力下降等，使得临床上老年患者的营养不良发生率明显高于非老年人群。因此，应该早期加强老年人营养不良及营养不良风险的监测，及早开展营养治疗，改善老年人营养状况，促进老年人疾病康复，减少并发症及降低死亡率。近些年虽有一些老年人临床营养支持、治疗的书籍出版，但尚缺乏以老年胃肠道疾病患者营养支持为重点的专著。鉴于此，哈尔滨医科大学附属第一医院胃肠外科姜涛教授等人组织国内相关专家编写了《老年胃肠道疾病临床营养支持评估与治疗》一书。

"老年科临床营养实施示范基地项目"是中国健康促进基金会、中华医学会老年医学分会共同合作开展的项目，目的是响应《"健康中国 2030"规划纲要》的要求，建立以点带面的示范基地，推动各级医院老年医学科临床营养技术规范的共同发展和均衡发展。哈尔滨医科大学附属第一医院老年医学中心作为东三省的示范基地，探索实施临床营养管理计划并形成了一套行之有效的管理体系。本书主编姜涛教授不但在老年胃肠外科疾病的诊断和治疗方面有丰富的经验，而且长期从事肠外肠内营养的研究和临床应用工作；主编马丽芳教授从事老年患者代谢和营养研究近 10 年，许多研究成果位居国内领先水平，是近年来老年肠外肠内营养领域的后起之秀。《老年胃肠道疾病临床营养支持评估与治疗》一书，汇集国内老年胃肠医学和肠外肠内营养学的著名专家、学者，结合国内外最新学术成就，内容从老年患者的基础代谢和营养评价，到肠外肠内营养技术应用，以及胃肠道疾病状态下的营养支持，实为一本高水平的老年临床营养学专著。本书结构严谨、层次分明、文笔流畅，集科学性、全面性、学术性、实用性为一体，对我国老年胃肠道疾病临床营养支持的规范化应用和发展，将起到积极的推动作用。

傅传刚

2021 年 7 月

序二

　　人口老龄化是 21 世纪各国面临的严峻挑战，截至 2019 年年底我国 60 岁及以上人口已经达到 2.54 亿，占总人口的 18.1%。目前，中国是世界上老年人口最多的国家，从国家层面上出台了很多符合我国国情的政策，是近 10 年来老年医学得到快速发展的原因。

　　我国老年人口众多，慢性病高发，多病共存。老年人的医疗模式是覆盖生命周期的全人群管理模式，老年医学不但研究衰老机制，延缓衰老，同时更关注疾病的管理及对策，最大限度地维护器官功能，使老年人生活得更有质量。关注疾病急性期的快速康复，关注健康管理，更关注老年综合征尤其是老年临床营养。

　　随着增龄，消化吸收功能对老年人显得尤为重要，多项国内外指南推荐组建营养团队，以营养筛查 - 评估 - 干预的临床路径，推荐老年患者进行常规规范的营养筛查。《老年胃肠道疾病临床营养支持评估与治疗》一书以专业的视角，从老年临床营养的基础理论、实践操作、围手术期管理到肠胃道疾病的营养支持，覆盖内容广泛，适合专科医生及全科医生遇到营养相关问题时做为参考工具。同时，该书更新了理念，重视人体成分数据，将营养管理支持贯穿于老年人整个健康过程，使营养治疗成为各种疾病的基础治疗，对节约医疗成本，维护老年人健康及器官功能，加快疾病康复将起到积极作用。

吴秀萍

2021 年 7 月

前言

　　随着人口老龄化的不断进展及医学模式、社会经济的发展，为老年人群提供高效的医疗保健服务将成为一项艰巨任务。老年人疾病的发生、发展、转归明显有别于非老年群体，存在多病共存、营养健康知识认知不足等现象。老年患者由于衰老导致的机体味觉、嗅觉和牙齿咀嚼功能减退，消化吸收功能下降，组织再生修复能力较差等因素，营养不良的发生风险升高，其中以老年胃肠道疾病尤为突出，这就要求我们及时有效地对老年人群进行营养风险筛查、评估及营养干预治疗。

　　肠外肠内营养技术已有 40 余年的发展历史，临床技术成熟，应用领域广泛。目前已有许多肠外肠内营养的专业书籍出版，但尚缺乏针对老年胃肠道疾病的临床营养治疗专著，鉴于此，我们组织编写了《老年胃肠道疾病临床营养支持评估与治疗》，以供各专业临床医生在诊疗老年患者时参考借鉴。

　　本书共分为四章，第一章为老年临床营养基础理论，介绍老年人器官功能的变化、营养代谢特点等；第二章为老年胃肠道疾病患者营养风险筛查与评估，系统介绍了老年患者入院后的临床营养诊疗程序，包括营养风险筛查及评估的具体流程，临床常用的各种评分、量表系统，同时对近几年中外老年临床营养筛查与评估指南进行了专业解读；第三章为老年患者肠外肠内营养支持技术，主要阐述老年患者营养支持的操作细节，包括肠外肠内营养支持技术及并发症防治等内容，对外科微创及消化内镜技术在营养支持中的应用也做了专门介绍；第四章为老年胃肠道疾病临床营养治疗，介绍常见老年胃肠道疾病的营养治疗策略和方法，内容涉及临床上常见的胃肠道疾病及围手术期处理等。

本书编写过程中，感谢主审专家上海同济大学附属东方医院胃肠外科傅传刚教授及哈尔滨医科大学附属第一医院老年科吴秀萍教授的严格把关，感谢各位参编专家的鼎力合作，在此表示深深的谢意。

由于水平和时间有限，本书难免有疏漏和不妥之处，欢迎各位同道及广大临床专家批评指正并提出宝贵意见。

姜　涛　马丽芳

2021 年 7 月

第一章 老年临床营养基础理论

第二章 老年胃肠道疾病患者营养风险筛查与评估

第三章 老年患者肠外肠内营养支持技术

第四章 老年胃肠道疾病临床营养治疗

第
一
章

老年临床营养
基础理论

第一节　老年生理特点与营养代谢

随着我国人口老龄化日益突出，老年人的健康问题逐渐凸显。截至 2018 年年底，我国 60 岁及以上老年人口约 2.49 亿，占总人口的 17.9%；65 岁及以上人口约 1.67 亿，占总人口的 11.9%。近 1.8 亿老年人患有慢性病，而同时罹患两种及以上慢性病的比例高达 75%，失能及部分失能老年人约 4 000 万，可见老年人的健康问题不容忽视。所以我们要了解老年人的生理特点及营养代谢情况，维护老年人健康。

人体衰老是机体在退化时期形态结构的退行性改变，是生理功能下降和紊乱的综合表现，是不可逆的生命过程。表现为全身各个系统储备能力和功能的下降，从而引起各种器官的疾病。在衰老阶段，机体的生理改变和疾病状态下的病理生理改变难以区分，但本质上是有区别的。

随着机体老化，机体细胞成分发生明显变化，如老化器官及组织的实质细胞数量减少，细胞间质增加，水分及含水多的组织相对减少，器官出现萎缩、质量减轻（前列腺除外），脂肪组织增多，结缔组织的胶原及弹性蛋白变性，纤维化等。机体成分及结构的变化，使机体各个组织器官状态和功能发生改变，如皮肤松弛、皱纹、"老年斑"，感觉器官（眼、耳、手触觉等）退化，骨骼肌减少，心脏、肺、大脑、肾脏、胃肠道等器官的生理功能逐渐下降。

衰老的主要生理表现之一即肌肉重量与体重之比下降。体内含水量减少，主要是细胞内含水量减少（女性减少 17%，男性减少 11%）；脂肪含量增加；肌肉间纤维组织增生，造成肌肉假性肥大；骨密度降低，骨质疏松，骨骼变脆；软骨出现退行性病变及钙化，关节间隙变窄，滑膜囊硬化致关节僵硬、屈曲困难；肌腱韧带因萎缩及钙化而变僵硬，行动受限等。

一、老年机体组织器官衰老的生理变化特点

（一）血液系统

老年期骨髓造血功能减退，血红蛋白、红细胞减少，有一定程度的贫血表现；粒细胞功能降低、淋巴细胞减少；血浆蛋白总量、血浆白蛋白量和凝血因子均减少；血液中蛋白质种类及含量均有改变。所以，老年人对出血、失液、感染、乏氧的耐受力降低。

（二）心血管系统

随着年龄的增长，心血管系统出现一系列生理性改变。

1. 心功能的改变 心肌细胞的衰老，心肌细胞内肌球蛋白分子亚型的表达发生改变，ATP 酶活性降低，细胞凋亡增加，心室壁中心肌细胞逐渐减少，毛细血管密度减低，冠脉血流灌注不足，心肌出现缺血，余下的心肌细胞代偿性肥大，间质组织、胶原增多，甚至发生淀粉样变，整体大小、重量减轻，呈褐色萎缩状态，各瓣膜退行性病变及钙化，心脏传导系统亦发生不同程度的纤维化或钙化。随着上述系列变化，心脏顺应性下降，心肌收缩力减低。由于衰老，机体交感神经功能下降，应激时心肌变时性、变力性差，不能做出适时调整，所以，老年人运动时心排量明显减低。随年龄增长，心脏舒张功能亦降低，老年人的心室峰充盈率下降，峰充盈时间延长，进而影响舒张功能，发生的机制与衰老的心肌细胞排列紊乱，肌浆网中摄取、释放钙离子功能降低，钙转运异常，电活动不同步，进而心肌发生重构的改变有关，影响心脏的射血与充盈，导致心功能不全。

2. 心脏瓣膜的改变 心脏瓣膜随着机体功能衰退而弹性降低，加之老年人钙磷代谢紊乱，更易出现瓣膜钙化或变性而引发心脏瓣膜疾病。常见表现为主动脉瓣及二尖瓣等厚度增加，尤其是在瓣膜闭合边缘导致关闭不全。

3. 心脏传导的改变 老年人心脏传导系统中起搏细胞的数量逐渐减少，从 60 岁起窦房结起搏细胞的数量显著减少，75 岁时只有年轻成人的 10%；房室结及各束支出现不同程度的纤维化或钙化致使心脏的节律性下降，心脏的激动与传导出现异常，容易发生各类心律失常。

4. 血管生理的改变

（1）动脉生理改变：老年人动脉管壁弹性纤维减少，胶原纤维增多，管壁硬化，大动脉弹性储备功能减弱，对血压的缓冲作用减弱，出现收缩压增高而舒张压降低、脉压增大的特点。随着年龄的增加，中枢交感神经紧张性慢性激活导致自主神经紧张性增加，血管内皮释放的舒血管物质减少，产生周围性的缩血管反应。而且动脉壁的老化、内皮受损，致脂质沉积，形成脂纹、斑块甚至瘢痕等病变，为动脉粥样硬化基础。

（2）静脉生理改变：老年人的静脉壁由于胶原纤维与弹性纤维含量降低，管腔扩大，静脉窦萎缩，容易出现静脉曲张等情况。

（3）毛细血管及短路血管的生理改变：衰老过程中毛细血管内皮细胞受损，毛细血管数量减少，致机体有效物质交换不足；在血管床中小动脉和小静脉之间存在直接吻合支，即短路血管，主要分布在手指、足趾、耳郭等处的皮肤中，参与老年人体温调节，老年期该类血管数目减少，脆性增加，体液交换量减少，所以老年人体温往往偏低。

（三）呼吸系统

老年人由于骨骼、韧带和胸部肌肉萎缩、硬化，胸廓前后径增大，从而出现"桶状胸"，胸廓的变性和肋间隙增宽使肋间肌处于持续收缩状态，肺容积减小，收缩效率下降，使老年人呼吸运动效率下降。同时，肺组织的弹性纤维减少，结缔组织增加使肺弹性回缩力减退，致整体肺的储备能力下降。老年人上呼吸道的鼻、喉黏膜因萎缩而变薄、分泌减少，加温和湿化气体的功能减退，上气道防御能力减低；喉黏膜感觉减退，喉反射与咳嗽反射减弱，易误吸；上呼吸道肌力减退，熟睡时易塌陷，舌后坠、腭脱垂，引起打鼾而产生乏氧情况。气管和支气管黏膜腺上皮随增龄而减少，气道黏膜及腺体萎缩，发生鳞状上皮化生，分泌功能减退，纤毛倒伏伴运动减弱，黏膜弹性组织减少、纤维组织增生，平滑肌萎缩，气管软骨逐渐退行性改变，这些都使下呼吸道局部防御功能降低，病原微生物易在此黏附、寄植与侵入，所以呼吸道感染在老年人中多发。支持小气道的弹性蛋白和胶原蛋白数量和质量下降、纤维组织增生，细支气管管腔变窄、易塌陷，呼吸道阻力增加，影响分泌物排出；同时，小气道内杯状细胞数量增多、分泌亢进，黏液出现潴留，易形成黏液栓，不易咳出，这也是老年人易感染的又一因素。

呼吸性细支气管、肺泡及肺泡管扩张，肺泡壁变薄，肺组织弹力纤维断裂、减少，肺的弹性回缩力减低，而肺内胶原纤维交联增多，使肺组织萎缩、硬度增加，肺毛细血管床数目减少，使肺的有效气体交换面积减少。上述形态的改变导致老年人肺活量、最大通气量和肺总容量减少。老年人耐受乏氧的潜力明显低于年轻人。上述老年人生理结构的改变，是老年人发生肺气肿及呼吸功能不全的主要因素。

（四）消化系统

1. **口腔**　因老年人牙齿磨损、脱落，牙龈萎缩，致咀嚼功能减退，口腔内腺体萎缩，唾液分泌减少，口腔内分泌的消化酶减少，食物在此期的初步消化受到影响；唾液分泌减少，口腔的清洁能力减弱，吞咽功能亦受影响。老年人食管平滑肌萎缩，收缩力减弱，食管扩张，排空延迟，贲门括约肌松弛，神经反射迟缓，也是出现胃食管反流疾病的常见原因。

2. **胃黏膜**　老年人的胃黏膜及腺体细胞萎缩、退化，胃液分泌减少，胃黏膜 - 碳酸氢盐屏障形成障碍，致胃黏膜易被胃酸和胃蛋白酶破坏，胃蛋白酶的减少，降低了其消化和灭菌作用，而促胰液素分泌的减少，进而易致胃黏膜糜烂、溃疡、出血；由于胃黏膜分泌内因子的功能部分或全部丧失，引起维生素 B_{12} 吸收障碍，出现巨幼细胞性贫血和造血障碍。胃酸分泌减少会引起钙、铁和维生素 D 吸收障碍，易发生营养不良、缺铁性贫血、骨质软化及骨质疏松等疾病。

3. **小肠**　老年人的小肠微绒毛萎缩、增宽，小肠吸收功能下降，导致小肠消化吸收营养物质不佳，发生营养不良。随着增龄胰腺的分泌功能也出现下降，胰淀粉酶、胰蛋白酶、脂肪酶、胰岛素等分泌减少，严重影响淀粉、蛋白、脂肪和糖的分解、消化和吸收，出现代谢紊乱，这也是老年人易出现腹泻或便秘的原因。

4. **大肠**　主要功能是吸收水分和无机盐，而老年人结肠壁神经丛神经元数量下降、神经递质释放及平滑肌上神经肽结合位点减少，直肠黏膜敏感性下降，加之肠黏膜血流量减少，结肠黏膜及肌层萎缩，结肠平滑肌张力不足，蠕动减弱，食物在结肠内停留时间长，水分被过度吸收，常常发生便秘。老年人直肠张力增加且肠壁顺应性下降、肠道壁神经反射失调，易患肠易激综合征，经常腹泻与便秘交替出现。

5. 肝脏　老年人肝脏质量减轻，肝细胞数减少、结缔组织增生，易发生纤维化和硬化，使肝功能受到影响。最显著的表现是肝酶活性降低，肝脏解毒功能下降，可出现药物性肝损害。肝内蛋白质合成能力下降，影响机体各组织蛋白质的更新，脂肪代谢紊乱致肝内脂肪沉积，形成脂肪肝。老年人消化吸收能力减弱，使蛋白质等营养物质缺乏，引起肝内营养物质代谢紊乱，糖原合成与分解失衡，出现血糖不稳定。胆囊壁和胆管壁增厚，弹性减低，胆汁生成量少而黏稠，其中含有大量胆固醇，易发生胆道系统疾病如胆囊炎、胆石症、胆管炎等，若胆道发生梗阻，还可诱发胰腺炎。

（五）泌尿系统

老年人肾脏萎缩，以皮质变薄最为明显，肾小球呈局灶节段性硬化，少数呈全球性硬化，部分代偿性肥大，功能肾单位减少；硬化肾小球呈缺血性改变，细胞塌陷，囊内间质纤维化。近端肾小管萎缩、脂肪变性，基底膜明显增厚；远端肾小管扩张，可伴憩室形成，是老年肾囊肿形成的主要原因。老年人肾髓质中与肾小管浓缩稀释功能相关的蛋白表达减少，易致体液潴留，尿比重及尿渗透压降低（老年人在 $600 \sim 800 \text{mOsm/L}$，年轻人在 $800 \sim 1\,200 \text{mOsm/L}$）。肾小管转运功能下降，葡萄糖重吸收减少，肾小管对钾的分泌和重吸收减弱，磷和尿素重吸收减少，但钙在肾小管的重吸收无明显异常。在钠摄入不足情况下，老年肾的保钠功能明显下降，24 小时尿钠输出量及钠排泄分数明显高于青年人，可能与老年髓祥重吸收功能下降、肾素和醛固酮分泌减少及其对刺激的反应能力减弱相关。老年人血浆肾素、血管紧张素 Ⅱ 水平低于青年人，羟化 25-（OH）-D_3 能力也减退。此外，老年人膀胱松弛、前列腺增大，易出现尿频、尿急、夜尿增多，易并发急性尿潴留、尿路感染等疾病。

（六）神经系统

衰老致使中枢神经系统、外周神经系统及自主神经系统均呈退行性改变。中枢神经系统衰老主要表现为脑组织萎缩、脑细胞数量减少使脑重量减轻，出现脂褐素沉积多、脑室扩大、硬脑膜增厚、蛛网膜纤维化和钙化、脑血管硬化、血流阻力增加、血流缓慢、血流量减少，细胞代谢能力下降。脑血供减少可出现脑软化，约半数 65 岁及以上老年人脑部出现缺血性病灶。由于脑组织的老化，细胞代谢障碍，神经递质释放失衡及神经细胞突触数量减少，神经传导速度减慢，老年人易出现健忘、失眠、注意力不集中、记忆力判断力下降、智力减退、反应迟钝、动作协调能力差等情况，加之交感神经系统反应能力下降，因此，直立性低血压在老年人群中也较常出现。衰老神经退行性病变过程中存在自主神经功能紊乱，出现体温调节中枢敏感性下降。老年人的触觉、本体感觉、视觉、听觉的敏锐性下降，向中枢传导信号反馈明显减少，表现为机体活动能力下降。

（七）内分泌系统

老年人内分泌系统从腺体组织结构到激素水平、功能活动均发生一系列变化。随着年龄的增长，机体绝大多数内分泌腺功能是减退的，主要表现为下丘脑 - 腺垂体 - 性腺轴（睾丸、卵巢）系统的活动减弱、甲状腺功能降低、肾上腺皮质功能减退、对胰岛素敏感性降低、性激素分泌减少、性功能失调等。

1. 下丘脑 - 腺垂体 此神经功能衰退致生物节律改变，尤其是昼夜节律的改变，老年人会出现失眠、智力下降、抑郁等情况。由于垂体分泌的生长激素（growth hormone，GH）进行性下降，导致其调节糖、脂肪、蛋白质等物质代谢能力下降，易出现肌肉的容积减少，脂肪容量相对或绝对增加，血清脂蛋白升高。同时，老年人分泌血管升压素（vasopression，VP）减少，且老年人肾小管上 VP 受体减少及对 VP 的敏感性下降，尿浓缩功能下降，是引起老年人夜尿增多的常见原因。

2. 甲状腺 有研究表明 60 岁以上的老年人甲状腺重量减少 40%～60%。甲状腺重量的减轻会出现甲状腺滤泡变小，滤泡间结缔组织增加、纤维化并伴有炎细胞浸润及结节形成，使甲状腺合成激素功能明显下降，继而与靶细胞的结合能力也下降，下丘脑 - 垂体 - 甲状腺轴的调节减弱，引起基础代谢率和氧耗量下降，机体抗应激能力减退。

3. 甲状旁腺 三种基础激素甲状旁腺激素（parathyriod hormone，PTH）、甲状腺 C 细胞分泌的降钙素（calcitonin，CT）及钙三醇（calcitriol，即 1,25-二羟维生素 D_3）是共同调节机体钙、磷代谢与骨代谢稳态的激素。老年人血中 1,25- 二羟维生素 D_3 水平较青年人低，可能由于老年人肾脏对 PTH 的反应性降低，1α- 羟化酶不能完全活化，使 1,25- 二羟维生素 D_3 生成减少，影响肠道对钙的吸收。老年女性绝经后骨组织局部细胞因子及炎性因子刺激破骨细胞形成、骨保护素体系受到抑制，雌激素水平降低使骨组织对甲状旁腺的敏感性增加，致骨形成和骨吸收失衡，骨吸收作用加强，钙和维生素 D 吸收不良引起老年人骨质疏松（osteoporosis，OP）。降钙素的主要靶器官是骨和肾，是通过抑制破骨细胞吸收，减少骨转换，产生降低血钙和血磷的效应。临床上绝经期妇女或衰老过程中骨量过快丢失所致的骨质疏松症，应用 CT 起到提高骨力学的作用。

4. 胰岛 胰岛功能随增龄减退，胰岛素分泌减少，老年人肝细胞膜上的胰岛素受体与胰岛素结合能力和反应能力下降，引起老年人葡萄糖耐量减低，糖尿病患病率增高。

5. 肾上腺 老年期，血及尿中类固醇激素及其代谢产物的含量随增龄而减少，血醛固酮浓度明显降低，而皮质醇不随增龄而发生有意义的变动，雄激素在 20 岁后则随年龄呈直线降低趋势。由于上述激素的改变，老年人对应激的反应能力较差，保持内环境稳定的能力也降低。

（八）生殖系统

男性进入老龄阶段，由于脑、垂体、肾上腺的退行性改变，阴茎、睾丸出现进行性萎缩，曲精小管纤维化逐渐加重，精子的产生逐渐减少，直至丧失生精能力。由于睾丸间质细胞的退行性改变，数量减少，睾酮的分泌量降低进而导致性功能下降。对于女性来说，其生殖系统的变化比男性明显，由于脑垂体功能退化，卵巢功能下降，雌激素分泌随之减少，排卵渐趋停止。

（九）免疫系统

免疫系统衰老包括某一些免疫活性缺失而另一些免疫活性增强，导致渐进性免疫系统功能紊乱。胸腺是 T 淋巴细胞分化、发育和成熟的场所。50 岁时，胸腺体积缩小约 95%，胸腺激素产生减少。骨髓是 B 细胞分化、发育、成熟的场所，也是造血场所。随年龄增长造血的骨髓逐渐减少，干细胞对应激反应减弱，重建免疫功能的能力下降。淋巴结和脾脏是 T、B 淋巴细胞滞留和增殖的场所。随年龄增长淋巴结和脾脏生发中心减少，结缔组织、浆细胞、巨噬细胞增多。体液免疫水平随衰老的变化表现为，免疫应答能力明显下降，血清中 IgA、IgG 含量增加，IgM、IgD、IgE 含量均有不同程度减少，单克隆抗体增加。衰老进程中非特异性免疫功能也下降，主要表现为 NK 细胞活性下降。衰老使自身免疫反应增强，自身反应性 T 细胞和 B 细胞所占的比例增加，针对器官特异或非特异抗原的自身抗体增加，老年人对自身抗原耐受性下降。免疫衰老所造成的不当免疫反应与许多老年性疾病相关，例如，感染、肿瘤及自身免疫相关性疾病等。

二、老年营养代谢特点

中华医学会老年医学分会制定了我国健康老年人标准，其中提及了营养状况良好，体重适中，保持良好生活方式；还强调了重要脏器的增龄性改变而非病理性病变，强调了功能而非器质性改变，同时强调相关高危因素控制在与其年龄相适应的达标范围内，突出了老年人身体与其他年龄阶段的不同，要考虑到老年人的特点。为达到健康老年人标准，要在掌握老年人生理特点的基础上，进一步了解老年人的营养代谢特点，更好地为老年人提供适合其生理功能改变的营养需要。

（一）体质成分的改变

体内脂肪组织随增龄也逐渐增加，特别是腹部脂肪，肌肉组织重量减少。这些改变的程度与饮食习惯和体育锻炼有一定关系。机体总体水分减少，以细胞内液为著。体内 K^+ 的减少远较蛋白质减少为甚，因含 K^+ 浓度最高的骨骼肌减少远较其他含蛋白质组织的减少为多，出现肌肉松弛。骨矿物质减少，钙减少，严重时出现骨质疏松。

（二）能量代谢

平常膳食中所含的碳水化合物、脂肪、蛋白质是能量的来源。年龄、身高、体重、生活方式、活动量、健康状态等不同情况的老年人，对能量的需求有较大的差异。中国营养学会颁布的《中国居民膳食营养素参考摄入量（2013版）》建议 65 岁及以上轻体力活动水平的老年人，每日能量的需要量男性1 900 ~ 2 050kcal，女性1 500 ~ 1 700kcal。当长期能量摄入大于消耗，引起肥胖；能量长期摄入不足时导致营养不良。

（三）蛋白质代谢

食物中的蛋白质主要来源有两类，一类是动物性食物，如禽畜肉类、鱼虾类、蛋、奶等，属于优质蛋白；另一类是植物性食物，如大豆及豆制品、谷类等属于非优质蛋白。其中大豆及其制品，因含有丰富的营养成分且易于消化，是老年人的最佳选择之一。如老年人能量摄入不足时，动用蛋白质供能，则加重负氮平衡，组织器官的更新和修复功能受到影响，机体生理功能失调。老年人肝、肾功能降低，过多的蛋白质也会加重肝、肾负担。因此，需定期监测老年人的氮平衡。

（四）脂肪代谢

中国居民膳食营养素参考摄入量（DRIs）建议，老年人脂肪参考摄入量占全天能量的 20% ~ 30%。肥肉、猪油、牛油、羊油等提供动物性食物脂肪；豆油、花生油、橄榄油以及坚果类等提供植物性食物脂肪。随着年龄增长，人体内脂肪组织逐渐增加，而老年人的胆汁分泌减少，脂肪酶活性降低，对脂肪的消化功能下降。脂肪和胆固醇摄入过多，血脂含量即增加，特别是氧化的低密度脂蛋白胆固醇，会损伤内皮组织造成动脉粥样硬化，增加心脑血管疾病的发生。所以，适当控制脂肪的摄入可减少血脂堆积，减缓动脉硬化的进程。

（五）糖类代谢

人体所需能量的 50% ~ 70% 是通过糖类物质的氧化分解提供。以淀粉形式存在、来源于谷类、薯类、杂豆等，属于碳水化合物中的多糖类；而果糖、葡萄糖、乳糖、蔗糖、麦芽糖等属于碳水化合物中的单糖或双糖。

随年龄增长，因为胰岛素分泌不足，胰岛素受体异常，及整体衰老导致的细胞膜和细胞内酶系统的改变，老年人出现糖耐量逐渐下降，引起糖尿病、高脂血症，增加心脑血管疾病的发生概率。若糖类摄入不足，机体内的蛋白质和脂肪就会被利用，蛋白质功能启动相对慢，在人体脑组织主要依赖葡萄糖的有氧氧化，当发生低血糖或乏氧时，便引起脑功能活动障碍，出现头晕，重者可发生抽搐甚至死亡。食物中膳食纤维可以降低血脂、血糖，因膳食纤维不能为人体消化吸收，但可以增加粪便的体积，促进肠道蠕动，对预防结肠癌、乳腺癌有一定作用。所以老年人每天应摄入多样化的谷类食物，营养素全面，合理膳食，可提供充足的能量。

（六）水电解质代谢

老年人对水分的需求不低于中青年，而且老年人机体内水分总量相对减少，对水的调节能力下降。一旦发生疾病易出现脱水和电解质紊乱（如腹泻、发热）。建议老年人每日每千克体重应摄入 30ml 的水。如有大量排汗、腹泻、发热等情况还必须按情况适当给予增加。建议老年人不应在感到口渴时才饮水，而应该有规律性地主动饮水，避免发生水电解质紊乱。

（七）微量营养素

微量营养素包括矿物质和维生素。维生素作为机体某些辅酶的主要成分，在维持机体健康、促进生长发育、组织修复、调节生理功能、调节及延缓衰老过程中起着极其重要的作用。由于老年人进食量较少，消化吸收能力减低，加之维生素的利用率下降，容易出现维生素缺乏，可通过饮食适当给予补充。

1. **维生素 A**　主要来源于蛋黄、牛奶、动物肝脏等，另外黄绿色蔬菜、水果中所含胡萝卜素在体内能转化成维生素 A，老年人可以通过食物补充相应的营养素。

2. **维生素 D**　一方面来源于食物，如鱼类、肉类；另一方面来源于皮肤接受阳光的照射。为避免维生素 D 缺乏引起骨质疏松症，可通过膳食补充维生素 D 制剂。

3. 维生素 B_1 主要食物来源有肉类、豆类及各种粗粮类。平时长期吃精米精面可引起维生素 B_1 摄入不足，且老年人对维生素 B_1 利用率降低，易造成维生素 B_1 缺乏，可调整膳食结构进行纠正。

4. 维生素 C 主要食物来源有新鲜的蔬菜、水果。维生素 C 具有促进胶原蛋白合成，保持毛细血管弹性、降低脆性，防止老年人血管硬化等生理功能，老年人多摄入新鲜的蔬菜、水果可以延缓衰老。

5. 维生素 B_{12}、叶酸、维生素 B_6 此三种维生素摄入不足可引起高同型半胱氨酸血症。高同型半胱氨酸血症是动脉粥样硬化的独立危险因素。因此，这三种 B 族维生素应及时补充，有助于降低动脉硬化的风险。

6. 钙 由于胃肠功能、肝肾功能下降，加上户外活动减少和缺乏日照，老年人对钙的吸收利用能力下降，钙摄入不足易使老年人出现钙的负平衡，体力活动减少又可增加骨钙流失，以致骨质疏松症较常见，尤其是老年女性。建议可通过牛奶及奶制品、黄豆及豆制品等食物中的钙给予补充，其次虾皮、小鱼等也是不错的补钙食品。

7. 铁 老年人对铁的吸收利用能力下降，造血功能减退，血红蛋白含量减少，易出现缺铁性贫血，老年人吸收利用差，可适当增加铁的摄入，建议选择血红素铁含量高的食品，如动物肝脏、瘦肉、牛肉、动物血等，同时还应食用富含维生素 C 的蔬菜、水果，以利于铁的吸收。

总之，衰老机体代谢是不稳定的，能量物质三磷酸腺苷（ATP）生成减少，基础代谢率降低，代谢调控能力下降，调节反应迟钝，波动性大，影响细胞的各种功能代谢活动。更好地了解老年人生理特点及脏器的代谢情况，才能更好地帮助老年人恢复健康，避免疾病发生，达到延缓衰老的目的并提高老年人生活质量。

（段丽敏）

第二节 能量代谢

生命的诞生以及生长、发育和衰老过程是一个新陈代谢过程,在这一代谢过程中人体需要不断地从环境摄取食物,并从食物中消化、吸收碳水化合物、蛋白质和脂肪来获得能量,用以完成机体生理功能和各种生命活动,包括基础代谢、体力活动、食物热效应和生长发育等。人体能量摄入与消耗平衡的状态称为能量平衡,能量平衡是人体能量代谢的最佳状态。

一、能量单位和能量系数

能量的国际单位是焦耳(J),在实际应用过程中常常以千焦(kJ)或兆焦(MJ)作为能量单位。但在传统习惯中常用千卡(kcal)作为能量单位,千焦与千卡换算关系为:1kcal=4.184kJ,1kJ=0.239kcal。1J 为 1N 的力使 1kg 物质移动 1m 所消耗的能量,1kcal 是指 1kg 纯水的温度由 15℃上升到 16℃所需要的能量。

各种营养素中只有碳水化合物、蛋白质和脂肪在体内氧化代谢过程中可以产生并释放能量,这三种营养素被称为"产能营养素",把 1g "产能营养素"在体内氧化代谢产生的能量值称为"食物的热价"或"食物的能量卡价",也称为能量系数(calorific coefficient/calorific value)。用"弹式热量计"测定,1g 碳水化合物在体外燃烧时平均产生能量 17.15kJ(4.10kcal);1g 蛋白质平均产生能量 23.64kJ(5.65kcal);1g 脂肪平均产生能量 39.54kJ(9.45kcal)。但在体内代谢过程中,碳水化合物和脂肪的代谢终产物与体外燃烧终产物相同,都是二氧化碳和水。而蛋白质在体内不能完全氧化,产生一些不能继续分解利用的含氮化合物,如肌酐、尿素、尿酸等,将每克蛋白质代谢产生的这些含氮物质在体外完全燃烧试验发现,还可以产生 5.44kJ(1.30kcal)的能量。另外,摄入的各种碳水化合物、蛋白质和脂肪在肠道内不会被完全消化和吸收,一般混合型膳食中碳水化合物吸收率为 98%,脂肪吸收率为 95%，蛋白质吸收率为 92%。所以，碳水化合物、脂肪和蛋白质在体内氧化时实际产生能量分别为各营养素体外燃烧产生的能量值 × 吸收率，碳水化合物能量系数为 17.15kJ/g×98%=16.81kJ/g（4kcal/g）；脂肪能量系数为 39.54kJ/g×95%=37.56kJ/g（9kcal/g）；蛋白质能量系数为 18.2kJ/g×92%=16.74kJ/g（4kcal/g），即碳水化合物、脂肪和蛋白质的能量系数分别为 4kcal/g、9kcal/g、4kcal/g。同属碳水化合物的乙醇在体内氧化代谢产生的能量为 29.0kJ（7.0kcal），即乙醇的能量系数为 7.0kcal/g，其能量系数较一般碳水化合物高，但不能用来做功，只能以热量的形式散发出去，所以乙醇所产生的能量也称为"空热"。

二、人体的能量消耗

自然界中能量转化过程都遵守既不会丢失也不会增加这一能量转化规律，即能量守恒定律，机体的能量代谢同样也遵守这一自然规律。理想情况下，机体的能量需要量等于其消耗量，成年人每日能量消耗主要用于维持基础代谢、体力活动和食物热效应；儿童、青少年消耗的能量还供给生长发育需要；孕妇、乳母消耗的能量还需维持胎儿、胎盘、子宫、乳房生长以及分泌乳汁的需要。

（一）基础代谢能量消耗

基础代谢能量消耗即人体在恒温（18～25℃）和安静环境下，禁食 12 小时后，在清醒、空腹、静卧、放松、没有任何脑力劳动和体力活动情况下的能量消耗，即基础能量消耗（basic energy expenditure，BEE），是维持人体呼吸、心跳、血液循环、体温及其他各组织器官和细胞最基本生理功能的能量消耗。机体每日消耗能量的 60%～70% 用于维持机体基础代谢，基础代谢率（basal metabolic rate，BMR）即每小时每千克体重（或每平方米体表面积）人体代谢消耗的能量，其单位为 kJ/（kg·h）或 kcal/（kg·h）、kJ/（m^2·h）或 kcal/（m^2·h）。

1. 基础代谢能量消耗计算方法

（1）体表面积计算法：身材不同，机体基础代谢也有所不同，基础能量消耗会随人体体表面积的增加而增加，即基础能量消耗与体表面积呈正比关系。1894 年 Rubner 发现，基础能量消耗用体表面积计算则比较恒定。1984 年我国学者对我国人群体表面积与身高、体重的关系进行研究，得出计算男性和女性体表面积的线性回归方程式：

男性：$A=0.006\ 07 \times H+0.0127 \times W-0.0698$

女性：$A=0.005\ 68 \times H+0.0126 \times W-0.0461$

式中，A：体表面积（m^2）；H：身高（cm）；W：体重（kg）

计算基础能量消耗量需要先计算体表面积，再在基础代谢率表（表 1-1）中查相应年龄、性别所对应的 BMR，然后再用基础代谢能量消耗计算公式算出 24 小时基础代谢能量消耗。

基础代谢能量消耗 = 基础代谢率 [kJ/（$m^2 \cdot h$）或 kcal/（$m^2 \cdot h$）] × 体表面积（m^2）× 24（h）

表 1-1　人体基础代谢率表

单位：kJ/（$m^2 \cdot h$）

年龄	男	女	年龄	男	女	年龄	男	女
1 岁 ~	221.8	221.8	17 岁 ~	170.7	151.9	50 岁 ~	149.8	139.7
3 岁 ~	214.6	214.2	19 岁 ~	164.0	148.5	55 岁 ~	148.1	139.3
5 岁 ~	206.3	202.5	20 岁 ~	161.5	147.7	60 岁 ~	146.0	136.8
7 岁 ~	197.9	200.0	25 岁 ~	156.9	147.3	65 岁 ~	143.9	134.7
9 岁 ~	189.1	179.1	30 岁 ~	154.0	146.9	70 岁 ~	141.4	132.6
11 岁 ~	179.9	175.7	35 岁 ~	152.7	146.4	75 岁 ~	138.9	131.0
13 岁 ~	177.0	168.6	40 岁 ~	151.9	146.0	80 岁 ~	138.1	129.3
15 岁 ~	174.9	158.8	45 岁 ~	151.5	144.3			

（2）直接计算法：为简化计算过程，实际工作过程中常根据身高、年龄和体重直接计算基础代谢能量消耗，所用的公式即 Harris-Benedict 多元回归方程：

男性 $BEE=66.47+13.75 \times W+5.00 \times H-6.76 \times A$

女性 BEE=65.10+9.56×W+1.85×H−4.68×A

式中，W：体重（kg）；H：身高（cm）；A：年龄（岁）

（3）体重计算法：1985年世界卫生组织（WHO）采用Schofield公式（表1-2）计算24小时基础能量消耗，但因中国人体质与外国人有明显差别，用此公式计算出的结果往往高于实际基础代谢能量消耗，因此中国营养学会建议59岁以下成年人按此公式计算的基础能量消耗值减去5%，作为该人群基础代谢能量消耗值。

表1-2　按体重计算基础代谢能量消耗公式

年龄	男性		女性	
	kcal/d	MJ/d	kcal/d	MJ/d
0 岁 ~	60.9W−54	0.2550W−0.226	61.0W−51	0.2550W−0.214
3 岁 ~	22.7W+495	0.0949W+2.07	22.5W+499	0.9410W+2.09
10 岁 ~	17.5W+651	0.0732W+2.72	12.2W+746	0.0510W+3.12
18 岁 ~	15.3W+679	0.0640W+2.84	14.7W+496	0.0615W+2.08
30 岁 ~	11.6W+879	0.0458W+3.67	8.7W+829	0.0364W+3.47
60 岁 ~	13.5W+487	0.0565W+2.04	10.5W+569	0.0439W+2.49

2. 基础代谢能量消耗的影响因素

（1）体表面积与体质：往往体表面积越大散发热量越快，基础代谢消耗能量也就越多。因此，基础代谢消耗的能量随机体体表面积的增加而增加，即成正比关系。人体中的肌肉、心脏、肾脏和肝脏等瘦体组织代谢最为活跃，其所消耗的能量占基础代谢能量消耗的70%~80%，而机体中的脂肪组织代谢较慢，其基础能量消耗较瘦体组织低。所以，相同体重者，瘦体组织发达者BMR较肥胖者高。

（2）性别、年龄和生理状况：婴幼儿期、儿童期以及青春期是人一生中的生长发育阶段，此阶段基础代谢最活跃，但在成年以后，基础代谢能量消耗会随着年龄的增长逐渐下降，更年期后下降更为明显。20~39岁年龄范围为国际通用的成年人标准，40岁以上年龄每增加10岁，其BMR依次递减 5%、10%、20% 和 30%。在同一年龄阶段、同一体表面积情况下，因男性瘦体组织所占比例高于女性，所以男性基础代谢率往往比女性高 5% ~ 10%。孕妇因胎儿、子宫、胎盘的发育、血容量的增加以及机体脂肪的贮备，其基础代谢能量消耗有所增加。

（3）环境因素及劳动强度：不同环境对基础代谢率也有一定影响，如气温过低或过高均会增加基础代谢率。劳动强度的增加也会提高基础代谢率。

（4）激素：激素水平对基础代谢率有较明显影响，如肾上腺素以及去甲肾上腺素、甲状腺素等激素都可增加基础代谢能量消耗。

（二）体力活动的能量消耗

体力活动消耗量仅次于基础代谢的能量消耗，通常各种体力活动所消耗的能量占机体总能量消耗的 15% ~ 30%，这是因为运动或劳动时机体耗氧量增加，继而消耗的能量增加，影响机体活动所消耗能量的因素有：肌肉发达、体重较重、工作的不熟练等，此外劳动强度越大、持续时间越长，则能量消耗也就越多，所以劳动强度和持续时间也是影响机体能量消耗的重要因素。

（三）食物热效应

食物热效应（thermic effect of food，TEE）是指由于进食过程而引起的额外增加的能量消耗，是人体摄食后，因食物的消化、吸收以及有关营养素之间相互转化过程而消耗的能量，又称食物特殊动力学作用（specific dynamic action，SDA）。三大营养素代谢过程不同，因此其食物热效应也有所不同，其中蛋白质的食物热效应最大，为其产能的 30% ~ 40%；碳水化合物的食物热效应为其产能的 5% ~ 6%；脂肪的热效应为其产能的 4% ~ 5%；混合性膳食的食物热效应约为其产能的 10%。除食物成分影响食物热效应外，进食量、进食频率和进食速度均会对食物热效应造成影响。

（四）生长发育

婴幼儿期、儿童期和青少年期，每天的能量消耗还应包括生长发育过程中形成新组织所消耗的能量；孕期每日能量消耗则应包括胎儿、胎盘、乳房的生长发育以及脂肪组织贮备所消耗的能量；哺乳期则应包括分泌乳汁所消耗的能量。

除上述几方面因素，情绪和精神状态对机体能量消耗也有影响，如精神紧张可增加 3% ~ 4% 能量消耗。

三、人体每日能量需要量研究方法

人体能量需要量是指维持人体正常生理功能所需的能量，能量消耗与摄入达到平衡是能量代谢的最佳状态，能量缺乏或过剩的失衡状态对机体健康是不利的，人体能量需要量的研究方法包括计算法和测量法。

（一）计算法

1. 能量消耗的计算　常用基础代谢能量消耗与体力活动水平（physical activity level，PAL）的乘积值作为成年人每日能量消耗量，因基础代谢能量消耗占全日能量消耗的 60% ~ 70%，是估算成年人能量消耗量的重要基础，体力活动的消耗量占全日能量消耗的 15% ~ 30%，所以劳动强度也是影响机体能量消耗量的重要因素，中国营养学会将中国居民劳动强度分为三级，即轻体力活动水平、中体力活动水平和重体力活动水平（表 1-3）。

表 1-3　中国营养学会建议的中国成年人活动水平分级

活动 水平	职业工作 分配时间	工作内容	PAL 男性	PAL 女性
轻	75% 时间坐或站立 25% 时间站着活动	办公室工作、售货员及酒店服务员工作 化学实验室操作以及教师讲课等	1.55	1.56
中	25% 时间坐或站立 75% 时间特殊职业活动	学生日常活动、机动车驾驶、电工安装 车床操作、精工切割等	1.78	1.64
重	40% 时间坐或站立 60% 时间特殊职业活动	非机械化劳动、炼钢、舞蹈、体育运动 装卸和采矿等	2.10	1.82

2. 膳食调查　经 5 ~ 7 天的膳食调查了解食物摄入量后，根据各种食物摄入量和《食物成分表》计算出平均每日能量摄入量和每日总能量需要量。因为在体重没有明显变化时，机体的能量消耗与摄入几乎是相同的。

（二）测量法

目前常用的测定人体能量代谢的方法有三类：直接测热法、间接测热法和双标水法。

1. 直接测热法 直接测热法（direct calorimetry）是直接测定人体在某一段时间内散发热量的方法，是较准确的测量法。其基本原理是通过直接测热装置，即在隔热条件下，收集人体在一定时间内散发的所有热能，继而求出能量消耗量和能量需要量。其中包括人体以辐射、传导、对流以及蒸发几种方式散发的热量。测量时，将受试者关闭在四周被水包围的小室中，在室内进行不同体力活动水平运动，所释放的热量可全部被水吸收而使水温升高，根据水量和水温变化，计算出释放的总热量即机体散发的总热能。

直接测热法原理简单，数据准确，但测热小室容量有限，不易做人们日常的各种活动，且测热装置昂贵，不宜在复杂的环境下使用，所以实际工作中应用很少。

2. 间接测热法 间接测热法（indirect calorimetry）原理是人体进行物质代谢、能量转化以及能量释放的过程中需要消耗一定量 O_2 并释放 CO_2，所以通过测定一定时间内人体呼出气体中 O_2 和 CO_2 百分比并与空气中 O_2 和 CO_2 百分比进行比较，同时结合在该时间段内呼出的气体量，即可计算出一定时间 O_2 消耗量和 CO_2 排出量，根据公式计算相应呼吸商（respiratory quotient，RQ），即 RQ=CO_2 产量（mol）/ 耗氧量（mol），RQ 随体内能源物质不同而异，糖类 RQ 为 1.0，脂肪 RQ 为 0.7，蛋白质 RQ 为 0.8。再查"不同呼吸商下氧热价"（表 1-4），可以得到该 RQ 下消耗每升 O_2 所产生的能量，再乘以每分钟该项活动下 O_2 消耗量，即得到该活动下所消耗的能量。依照此法，计算一天内各项活动所消耗能量及各项活动消耗能量总和，即一日消耗的总能量。此法便是人们所熟知的经典测热法"Douglas-Haldane"法。

表 1-4　非蛋白呼吸商与氧热价

非蛋白呼吸商	氧热价 / $(kJ \cdot L^{-1})$	非蛋白呼吸商	氧热价 / $(kJ \cdot L^{-1})$	非蛋白呼吸商	氧热价 / $(kJ \cdot L^{-1})$	非蛋白呼吸商	氧热价 / $(kJ \cdot L^{-1})$
0.71	19.64	0.79	20.05	0.87	20.46	0.95	20.87
0.72	19.69	0.80	20.10	0.88	20.51	0.96	20.93
0.73	19.74	0.81	20.15	0.89	20.56	0.97	20.98
0.74	19.79	0.82	20.20	0.90	20.61	0.98	21.03
0.75	19.84	0.83	20.26	0.91	20.67	0.99	21.08
0.76	19.89	0.84	20.31	0.92	20.71	1.00	21.13
0.77	19.95	0.85	20.36	0.93	20.77		
0.78	19.99	0.86	20.41	0.94	20.82		

3. 双标水法　以往多用间接测热法测定人体能量消耗，但该法在一定程度上限制被测者的日常活动，而双标水法（double labeled water method，DLW）采用稳定性放射性核素氘（^2H）标记身体中的 H_2O，用 ^{18}O 标记身体中的 CO_2 和 H_2O，然后测定 ^2H 和 ^{18}O 代谢率，用 ^{18}O 代谢率减去 ^2H 代谢率得到 CO_2 生成率，再用公式计算出平均每天总能量消耗。

双标水法技术无损伤，且不受日常活动条件限制，即可测得人体总能量消耗，特别适合某些人群，如婴幼儿、儿童和运动员等测量能量消耗量，但所用仪器价格昂贵，且需要在专门的实验室进行，从而限制了该法的普及和使用。

4. 行为观察法　通过连续记录被测者 24 小时内各种日常活动类型并记录其持续时间，再通过各种日常活动能量消耗率表（表 1-5）查相应活动能量消耗量并计算被测者体表面积，计算出被测者 24 小时能量消耗总量。

表 1-5　日常活动能量消耗率

单位：$kJ/(m^2 \cdot min)$

动作名称	能量消耗率	动作名称	能量消耗率
睡眠	2.736	上下楼	18.518

动作名称	能量消耗率	动作名称	能量消耗率
午睡	3.192	上下坡	26.966
坐位休息	3.628	走路	11.234
站立休息	3.690	跑步	28.602
集体站队	5.268	洗衣服	26.967
乘坐汽车	4.820	洗手	5.777
整理床铺	8.841	拖地板	11.698
脱穿衣物	7.012	室内上课	3.770
看报	3.481	扫院子	11.820

5. **能量平衡法** 在普通工作或生活情况下，当能量摄入与能量消耗平衡时，健康成年人体重会比较稳定，保持相对不变，这种状态称为能量平衡；当能量摄入大于能量消耗时，摄入过多的能量会以脂肪形式贮存在身体皮下、肝脏等组织和各脏器等部位，从而引起体重增加，表现为正能量平衡，反之为负能量平衡。体重每增加 1kg，机体将贮存 25～33MJ（平均为29MJ）能量。

四、能量参考摄入量和食物来源

人类的食物种类繁多，但根据食物中所含主要营养成分分为鱼肉类、豆类及奶和奶制品类、谷类、油脂类、蔬菜水果类。各种食物所含营养成分有很大差别，但各种营养素中只有碳水化合物、蛋白质和脂肪是产能营养素。我国成年人膳食中碳水化合物提供能量占总能量的 55%～65%、脂肪占20%～30%、蛋白质占 10%～12% 为宜。处于生长期的婴幼儿、儿童、青少年以及孕妇和乳母、特殊时期患者需要适当增加蛋白质占总能量的比例。健康成年人能量摄入与消耗之间保持平衡是维持健康的重要因素，我国成年人能量参考摄入量参考中国营养学会修订的《中国居民膳食营养素参考摄入量》。

第三节 碳水化合物

碳水化合物是由碳、氢、氧三种元素组成的有机化合物，由于所含的氢和氧的比例为 $2:1$，和水一样，而被称为碳水化合物。但有一些不属于碳水化合物的物质分子也有同样的元素组成，如甲醛（CH_2O）、醋酸（$C_2H_4O_2$）等。因此，1927 年国际化学名词委员会建议用"糖"来代替"碳水化合物"一词。但由于使用习惯，"碳水化合物"一词沿用至今。

碳水化合物广泛存在于动植物性食物中，人类饮食摄入的碳水化合物主要是淀粉，而非淀粉（大多为蔗糖和乳糖）和单糖只占小部分。食物中的碳水化合物先后在胃肠道内淀粉酶和异淀粉酶以及小肠上皮细胞刷状缘上的双糖酶作用下被消化为己糖，然后以己糖的形式被吸收入门脉循环，进而被运送到全身各组织以及细胞中参与能量代谢。在我国，因人们以谷类和薯类食物为主，人体所需能量的 40%～70% 由碳水化合物提供。因此，碳水化合物无疑是我国最主要、最经济和最安全的食物和能量来源，也是人类生命与健康最基本、最重要的物质。

一、碳水化合物分类

如何对碳水化合物进行分类是一个非常重要的问题，碳水化合物是种类繁多的大家族，无论从哪一方面分类都无法给出既可用于基础研究又可用于膳食指导的分类方法，因此，目前采取多种分类方法，但主要根据其化学结构进行分类。

（一）根据化学结构分类

1998 年联合国粮农组织（FAO）和世界卫生组织（WHO）根据化学结构及生理作用将碳水化合物分为糖（1～2 个单糖）、寡糖（3～9 个单糖）和多糖（≥10 个单糖）。主要膳食碳水化合物分类和组成见表 1-6。

表 1-6 主要膳食碳水化合物分类和组成

分类	亚组	组成
糖(1 ~ 2 个单糖)	单糖	葡萄糖、半乳糖
	双糖	蔗糖、乳糖、海藻糖
	糖醇	甘露糖、山梨糖
寡糖(3 ~ 9 个单糖)	异麦芽低聚寡糖	麦芽糊精
	其他寡糖	水苏糖、棉籽糖、低聚果糖
多糖(≥ 10 个单糖)	淀粉	直链淀粉、支链淀粉、变性淀粉
	非淀粉多糖	果胶、纤维素、半纤维素

1. 单糖 主要有葡萄糖、果糖、半乳糖。单糖是最简单的糖，是碳水化合物中分子最小的糖，不能再被水解。单糖有 3 ~ 7 个碳原子，按碳原子数目由少到多依次称为丙糖、丁糖、戊糖、己糖和庚糖。葡萄糖和果糖是食物中最常见的单糖。在禁食情况下，葡萄糖是人体中唯一的以游离形式存在的单糖。果糖是人体最易吸收的单糖，蜂蜜中存在大量果糖。果糖是糖类中最甜的糖，其甜度是蔗糖的 1.2 ~ 1.5 倍。半乳糖很少以单糖形式存在于植物中，是乳糖组成成分，在人体内先转化成葡萄糖后再被利用。除此之外，还有戊糖类、甘露糖等单糖。

2. 双糖 主要有蔗糖、麦芽糖、乳糖。双糖由两个相同或不同的单糖分子缩合而成，双糖中蔗糖是最被人们所熟知、应用范围最广和最具商业价值的，即俗称的白糖、红糖和砂糖，双糖主要来源于甜菜和甘蔗。蔗糖是由一分子果糖和一分子葡萄糖结合而成。麦芽糖由两分子葡萄糖以 α- 糖苷键结合而成，是淀粉的分解产物，麦芽糖存在于麦芽中。乳糖是由一分子半乳糖与一分子葡萄糖以 β- 糖苷键结合而成，存在于所有哺乳动物分泌的乳汁中。

3. 寡糖 又称低聚糖，是由 3 ~ 9 个单糖分子通过糖苷键构成的多分子聚合物，大豆低聚糖、低聚木糖、异麦芽低聚糖及低聚果糖等是目前已知的几种具有重要功能的低聚糖。大豆低聚糖是存在于大豆中可溶性糖类的总称，包括棉籽糖、水苏糖等，大豆低聚糖是肠道双歧杆菌的增殖因子，并可作为功能性食品的基料替代部分蔗糖。低聚果糖主要存在于蔬菜和水果中，在肠道难以被吸收，是肠道双歧杆菌的增殖因子。

4. 多糖 由 10 个或以上单糖分子通过 1,4 或 1,6- 糖苷键相连而成的多分子聚合物，一般无甜味、不溶于水、无还原性、不形成结晶。营养学上具有重要意义的多糖主要有淀粉、糖原和纤维。其中淀粉、糖原可以被人体消化和吸收，而膳食纤维则不能被人体消化和吸收。糖原也被称为动物淀粉，食物中糖原含量很少，所以糖原并不是食物中有意义的碳水化合物来源。淀粉是碳水化合物最主要来源，淀粉主要存在于各种谷类、豆类、根茎类蔬菜等食物中，由葡萄糖聚合而成，根据葡萄糖分子聚合方式的不同分为直链淀粉和支链淀粉。直链淀粉呈卷曲成螺旋形，遇碘后产生蓝色反应，且易"老化"，形成难以消化的抗性淀粉。支链淀粉呈树枝状结构，遇碘后会产生棕色反应，易使食物糊化，会提高食物的消化率。

膳食纤维是存在于植物中不能被人体消化吸收的多糖，所以也称为非淀粉多糖，虽然不能被人胃肠道消化酶水解，但对人类机体健康仍然有不可替代的作用，根据其水溶性的不同，分为两类：不溶性纤维，包括纤维素、半纤维素和木质素；可溶性纤维，包括果胶、树胶和黏胶。

（二）其他术语

近些年来，随着人们对碳水化合物的认识，除上述碳水化合物分类外，又出现以下新的科学词汇。

1. 益生元 益生元的概念是 1995 年由格伦·吉布索提出的，指人体消化系统无法消化和吸收，能够选择性地促进宿主肠道内原有一种或几种有益菌生长繁殖的有机物质，通过促进有益菌繁殖增多，抑制有害菌生长，从而达到调整肠道菌群，改善健康的目的。常见的益生元是低聚糖类，如低聚果糖、低聚木糖、低聚异麦芽糖、低聚半乳糖、菊粉、大豆低聚糖等。

2. 食物血糖生成指数 食物血糖生成指数（glycemic index，GI）简称生糖指数，是 1981 年由多伦多营养学教授 Jenkins 提出，指餐后不同食物血糖耐量曲线在基线内面积与标准糖（葡萄糖）耐量面积之比，GI 反映了某种食物与葡萄糖相比升高血糖的速度和能力。一般 GI ≤ 55 为低生糖指数食物，56～75 为中生糖指数食物，＞75 为高生糖指数食物。血糖生成指数计算公式为：GI= 某食物在食后 2h 曲线下面积 / 相等含量葡萄糖在食后 2h 血糖曲线下面积 ×100。食物生糖指数可作为糖尿病患者食物选择的参考依据，同时低生糖指数食物还有利于控制体重、血脂、血压以及改善肠道功能。常见食物的血糖生成指数见表 1-7。

表 1-7　常见食物的血糖生成指数

食物名称	GI	食物名称	GI	食物名称	GI
馒头	88.1	熟土豆	66.4	西瓜	72.0
面包	87.9	马铃薯泥	73.0	香蕉	52.0
面条	81.6	熟甘薯	76.7	猕猴桃	52.0
大米	83.2	南瓜	75.0	葡萄	43.0
烙饼	79.6	山药	51.0	葡萄干	64.0
油条	74.9	藕粉	32.6	苹果	36.0
小米	71.0	萝卜	66.0	梨	36.0
玉米粉	68.0	胡萝卜	71.0	扁豆	38.0
大麦粉	66.0	酸奶	48.0	四季豆	27.0
荞麦	54.0	牛奶	27.6	大豆	18.0
燕麦麸	55.0	菠萝	66.0	花生	14.0

高 GI 食物进入胃肠道后停留时间短，消化速度快，吸收较充分，葡萄糖可在短时间内快速进入血液，血糖升高速度快，血糖峰值高；而低 GI 食物在胃肠道内停留时间长，消化速度慢，餐后血糖峰值低，有利于糖尿病患者控制血糖，同时低 GI 食物具有更好的饱腹感。

由于 GI 值仅仅反映碳水化合物的"质"，并未反映出实际摄入碳水化合物的"量"，脱离碳水化合物的量，仅看 GI 值并无太大意义，失去了应用价值。因此，1997 年美国哈佛大学学者 Salmeron 将摄入碳水化合物的"质"和"量"结合起来，提出血糖负荷（glycemic load，GL）这一新的概念，用来评价某种食物摄入量对血糖影响程度，将 GI 与 GL 综合应用可更科学地评价食物中碳水化合物对血糖的影响程度，可通过定量控制膳食总能量而达到控制血糖反应的目的，从而为糖尿病防治提供更科学合理的饮食、治疗方案。一般认为 GL ≥ 20 为高 GL 食物，提示相应重量的食物对血糖影响明显；10 ~ 20 的为中 GL 食物；GL < 10 为低 GL 食物，提示相应重量的食物不会对血糖造成明显影响。血糖负荷的计算公式为：GL= 食物的 GI 值 × 摄入食物中碳水化合物的重量（g）/100。

二、碳水化合物的消化和吸收

碳水化合物的消化从口腔开始，淀粉首先经唾液淀粉酶初步消化，但由于食物在口腔停留时间短，消化数量有限。胃内不含任何能水解碳水化合物的酶，故碳水化合物在胃内几乎不被消化，到达小肠后在胰淀粉酶的作用下被进一步消化。小肠是碳水化合物消化的主要场所。

人体消化系统只能吸收单糖，单糖经小肠上皮细胞直接吸收，双糖首先要经过消化酶水解成单糖后才能被吸收，一部分寡糖和多糖水解为葡萄糖后在小肠吸收，不能在小肠内消化的碳水化合物到达结肠经细菌发酵分解后吸收。

（一）碳水化合物的消化

口腔是消化碳水化合物的起始部位。口腔分泌的唾液淀粉酶能水解 α-1,4-糖苷键，水解少量淀粉产生麦芽寡糖、糊精和麦芽糖。胃不分泌能水解碳水化合物的酶类，但分泌的胃酸有一定分解碳水化合物的能力。在食物还没有被胃酸酸化前，唾液淀粉酶还能持续水解碳水化合物，因此在胃内会有少量的碳水化合物被唾液淀粉酶和胃酸消化。碳水化合物分解和吸收主要场所在小肠，小肠内消化分为肠腔内消化和小肠黏膜上皮细胞表面消化。肠腔内消化是在胰腺分泌的胰淀粉酶作用下使淀粉分解成麦芽三糖、异麦芽糖、麦芽糖等。小肠黏膜上皮细胞表面消化是在小肠黏膜上皮细胞刷状缘上的蔗糖酶、麦芽糖酶和乳糖酶等酶类分工协作下，将相应的糖类分解为果糖、葡萄糖和半乳糖，然后通过主动运输方式进入小肠黏膜上皮细胞内，再通过门静脉进入肝脏，之后再通过大循环运送到全身各个器官和组织细胞内进行氧化代谢。

糖类中的膳食纤维不能被消化，但膳食纤维到达结肠后，在结肠内细菌作用下进行发酵，分解产生氢气、甲烷、二氧化碳和短链脂肪酸（如乙酸、丙酸、丁酸）等物质，这些短链脂肪酸被吸收后参与代谢而产生能量。

（二）碳水化合物的吸收

葡萄糖在小肠内的吸收是通过主动吸收方式进行的，此外还可以通过被动方式和经细胞间隙直接吸收，小肠微绒毛上一种名为钠依赖性葡萄糖转运体 1（sodium-dependent glucose transporter1，SGLT1）蛋白先与 Na^+ 结合，Na^+ 与 SGLT1 结合后可使葡萄糖转运体蛋白发生变构，从而使其能与葡萄糖结合，然后把葡萄糖和 Na^+ 一同运送到细胞内。进入细胞内的 Na^+ 促使依赖 ATP 的"钠钾泵"启动，使 ATP 分解，释放出的能量将 Na^+ 驱除细胞，从而恢复细胞内 Na^+ 浓度，使葡萄糖和 Na^+ 的吸收得以不间断进行。半乳糖的吸收与葡萄糖相同。果糖则由蛋白质葡萄糖转运体 5（glucose transporter 5，GLUT5）送入上皮细胞内，不需 Na^+ 的帮助。小肠上皮细胞吸收营养素的效率很高，但寿命很短，3～6 天就会更新一次，维生素 B_{12} 缺乏或蛋白质营养不良将影响黏膜细胞结构和功能，导致吸收不良。任何妨碍肠黏膜细胞增生的疾病，都会影响小肠上皮微绒毛膜上酶的合成和糖吸收。

（三）乳糖不耐受

乳糖不耐受又称乳糖消化不良或乳糖吸收不良，主要原因是小肠黏膜先天性不能分泌乳糖酶，或因药物、年龄增加等小肠黏膜乳糖酶分泌减少，而导致的不能或只能少量地分解乳糖。大量未被分解的乳糖进入大肠，在大肠内细菌作用下产酸、产气，从而破坏肠道碱性环境，促使肠道分泌大量碱性消化液来中和乳酸而引起渗透性腹泻。可通过饮用发酵乳制品如酸奶，或通过由少量开始逐渐增量并避免空腹饮用牛奶的方式来降低乳糖不耐受的发生，饮用温牛奶也有助于改善乳糖不耐受，在饮用牛奶的同时食用一定量碳水化合物类食物如馒头、米饭等也有助于改善因乳糖不耐受而引起的腹泻。

（四）碳水化合物的功能

机体中碳水化合物有三种存在形式，即葡萄糖、糖原和含糖复合物，碳水化合物种类及其在体内存在形式决定了碳水化合物生理功能。

1. 提供能量 1mol 葡萄糖完全氧化时，理论上可以产生 2 870kJ 的能量，葡萄糖相对分子量是 180，1g 葡萄糖最多可产生 2 870kJ ÷ 180=15.94kJ 的能量，传统上取整数 16kJ（4kcal），不消化的碳水化合物在体内代谢后为机体供能 0～3kcal/g，平均为 2kcal/g。通常 50% 以上膳食能量来源于碳水化合物，所以碳水化合物是人类机体最主要、最经济的能量来源。碳水化合物在体内以糖原的形式储存于肝脏和肌肉中，肝脏细胞内约储存体内糖原的 1/3，当机体神经系统或红细胞等组织或细胞需要能量时，肝脏内的糖原会迅速分解为葡萄糖并通过血液循环输送到该组织并为其供能。肌肉细胞中的糖原只为肌肉自身细胞提供能量。

2. 构成机体组织结构和重要生理活动物质 碳水化合物是机体重要的构成成分之一，细胞含糖类 2%～10%，主要以糖脂或糖和蛋白质的复合物糖蛋白形式分布在细胞膜、细胞质以及细胞间质中。大脑和神经组织也含有大量糖脂，糖脂还分布在其他各组织中，如肾上腺、胃、脾、肺、肝、视网膜、红细胞等。糖蛋白存在于所有组织的细胞外空间，如软骨、皮肤、血管壁、角膜等。某些酶如核酸酶等都是糖蛋白，呼吸道、消化道分泌的黏液中含有糖蛋白，激素中的甲状腺激素、促甲状腺素、促红细胞生成素等及一些抗体也都是糖蛋白。

3. 节约蛋白质作用 膳食中碳水化合物不足情况下，机体会通过糖异生作用使体内蛋白质甚至是器官中的蛋白质转化为葡萄糖进行氧化供能，当摄入碳水化合物充足时，可防止体内和组织器官中甚至是膳食中的蛋白质转化为葡萄糖氧化供能，这就是碳水化合物节约蛋白质作用。

4. 血糖调节作用 碳水化合物摄入量和类型都会对血糖产生不同程度的影响，理论上碳水化合物摄入越多，血糖上升越高，但不同类型的碳水化合物对血糖影响程度也不同，如淀粉、糖等可以很快在小肠内吸收并升高血糖水平，而一些膳食纤维、抗性淀粉等不会对血糖造成明显影响。总体来说，膳食中碳水化合物的量是影响血糖的关键因素。

5. 抗生酮作用 葡萄糖具有协同脂肪分解作用，当膳食来源的碳水化合物不足时，膳食中的脂肪或体内脂肪组织分解所产生的乙酰基不能彻底氧化而产生酮体，导致酮血症或酮尿症。但当膳食来源的碳水化合物充足时，可以防止上述过程发生，从而防止酮体产生，一般人体每天摄入 50～100g 碳水化合物才能有效防止酮体产生进而发生酮血症。

6. 膳食纤维的肠道功能调节作用 20 世纪 70 年代以前，人们认为膳食纤维是膳食中不利于营养物质吸收的非营养成分，而在后来的观察和研究中不断发现膳食纤维对健康的益处。膳食纤维是植物性食物或原料中糖苷键大于 3 个，不能被人体小肠消化和吸收，但对人体健康有意义的碳水化合物。膳食纤维自身以及其在肠道内细菌作用下发酵所产生的短链脂肪酸对健康都有重要意义。植物性食物如谷类、豆类、新鲜蔬菜和水果等都是膳食纤维的良好食物来源。膳食纤维对机体的作用包括以下几方面：

（1）改善肠道功能，促进排便：膳食纤维促排便作用主要因为膳食纤维有吸水膨胀性，增加粪便含水量，降低粪便硬度，从而有利于粪便排出。又因膳食纤维在肠道内通过细菌发酵产生短链脂肪酸和气体刺激肠道，也可以达到促进排便作用。反之，粪便硬结，肠道蠕动慢而导致便秘。便秘时排便困难会增加肠腔内压力，久而久之，压力增加会使肠道形成许多小憩室，有报道显示西方国家人群肠憩室病患病率高达 50%。不同食物中所含膳食纤维促排便功能有所不同，谷类食物中膳食纤维因其吸收水分能力比蔬菜和水果中膳食纤维强，能更有效软化粪便和增加粪便体积，从而能更好预防便秘。中国营养学会编著的《中国居民膳食指南（2016）》推荐每天摄入全谷物和杂豆类食物 50～150g，相当于一天谷物摄入量的 1/4～1/3，如全谷物面包、燕麦早餐等。

（2）增加饱腹感，控制体重和减肥：摄入的膳食纤维特别是可溶性膳食纤维在胃内会因吸水而膨胀，胃内容物体积会增加，从而达到增加饱腹感、减少食物摄入量的作用。可溶性膳食纤维吸水后黏度增加，会延缓胃内容物进入小肠的速度，延长胃排空时间，从而延迟产生饥饿感的时间，有利于减少食物摄入，从而有利于肥胖症患者和糖尿病患者控制食物摄入量。

（3）改善肠道菌群：进入结肠内的膳食纤维能被肠内细菌有所选择性地分解和发酵，所产生的短链脂肪酸可诱导肠道内有益菌大量繁殖，从而增加有益菌数量，达到改善肠道菌群的目的。

（4）降低血糖和血胆固醇：膳食纤维具有阻碍小肠吸收糖和减少胰岛素释放的作用，餐后血糖不会因进食而在短时间内升高，餐后血糖曲线更为平缓。餐后平缓的血糖可减少胰岛素释放，而胰岛素可刺激肝脏合成胆固醇，所以胰岛素释放的减少可以使胆固醇合成减少。又因膳食纤维具有吸附胆汁酸作用，胆固醇、脂肪酸等物质吸收减少，起到降脂的作用。

7. 改变食物色、香、味、形 利用碳水化合物的特性，可以加工出各种色、香、味、形的食物，如利用还原糖的特性可以制作出具有宜人香味和诱人色泽的面包；利用支链淀粉具有的黏性制作出年糕；利用直链淀粉可生产出各种粉条；淀粉发酵后制作出各种美酒；某些碳水化合物的甜味更是极大程度地改变了食物的味道，表 1-8 列出了食用糖和糖醇的相对甜度。

表 1-8　食用糖和糖醇的相对甜度

名称	相对甜度	名称	相对甜度
果糖	1.2 ~ 1.8	麦芽糖	0.4
蔗糖	1.0	山梨糖	0.6
葡萄糖	0.7	甘露醇	0.7
乳糖	0.2	木糖醇	0.9

三、碳水化合物的食物来源

碳水化合物的主要食物来源有大米、小麦粉、玉米等谷类，以及地瓜、山药、土豆等薯类，蔬菜、水果、乳制品也是碳水化合物的食物来源。谷类和薯类是碳水化合物的最主要食物来源，谷类食物中碳水化合物含量一般为60%～80%，薯类食物碳水化合物含量一般为15%～29%，豆类中碳水化合物含量一般为40%～60%。全谷类食物、蔬菜和水果中膳食纤维含量一般高于3%。常见食物碳水化合物含量见表 1-9。

表 1-9　常见食物中碳水化合物含量（以 100g 可食部计）

食物名称	含量 /g	食物名称	含量 /g
白砂糖	99.9	苹果	12.3
藕粉	93.0	香蕉	20.8
大米	77.3	柿子	17.1
小米	73.5	桃	10.9
面粉(标准粉)	74.4	鲜枣	28.6
玉米	66.7	番茄	3.5
绿豆	55.6	辣椒	11.0
小豆	55.7	白菜	3.1
粉条	84.2	芹菜	3.3
马铃薯	16.5	牛乳	3.4

四、碳水化合物参考摄入量

碳水化合物参考摄入量往往以其提供能量占全天摄入能量的百分比来表示。有资料证实，碳水化合物供能比小于 40% 或大于 80% 都不利于身体健康，中国营养学会建议大于 1 岁的人群膳食中碳水化合物供能比应占 50%～65%，且避免碳水化合物种类单一。同时应限制添加糖这类纯能量食物，中国营养学会建议每天摄入添加糖的供能比不要超过 10% 或每天摄入量不超过 50g，最好不超过总能量的 5% 或 25g 以下，特别是青少年，更应严格限制含糖饮料和高糖食品。

（吕　和）

第四节 脂类与脂肪乳剂

脂类是一种不溶于水但溶于脂溶性溶剂的化合物,主要是由脂肪酸和醇作用生产的酯及其衍生物组成。它供给人体所需的能量和必需脂肪酸,是人体组织细胞的重要组成部分。人类口腔中唾液腺分泌的脂肪酶能够水解少量脂类食物,而胃液中的消化酶缺乏脂肪酶,因此脂类食物的消化吸收主要在十二指肠下段和小肠空肠的上段。脂类食物通过口腔的咀嚼、胃肠道的蠕动变成食糜后进入小肠。通过与胆汁和脂肪酶的充分接触,分解为游离脂肪酸和甘油单酯。其中一部分通过门静脉进入循环系统;另一部分通过合成乳糜微粒经过淋巴途径进入循环系统,随血液循环全身以满足人体对能量和脂肪的需求。

一、脂类的组成与生理作用

(一)脂肪

脂肪又称甘油三酯或中性脂肪,其构成主要包括一个甘油分子和三个脂肪酸。人类食物中脂类的 95% 是甘油三酯,人体内贮存的脂类 99% 亦是甘油三酯。甘油三酯在人体分布广泛,主要位于皮下、肌肉、纤维组织和腹腔等,其具备的生理功能主要有以下几方面。

1. 能量的贮存和提供 人体通过摄入食物产生能量,当能量不能被及时利用或者摄入量过大时,会转为脂肪贮存。当人体能量需求量过大或供应不足时,贮存的脂肪会被脂酶分解为甘油和脂肪酸,通过代谢分解功能,满足人体的生理和病理需要。每 1g 人体脂肪能够产生 37.6kJ 能量。

2. 保温作用 脂肪是热的不良导体,人体的皮下脂肪能够阻挡体内热量的散失,起到隔热保温的作用,维持体温的恒定。

3. 防护作用 脂肪组织在人体分布广泛,主要位于皮下、肌肉、纤维组织和腹腔等。对体外有防护外力的作用,对体内有支撑和固定器官的作用。

4. 内分泌功能 脂肪组织能够分泌多种因子，包括瘦素、白细胞介素 -6、白细胞介素 -8 肿瘤坏死因子、雌激素、纤维蛋白溶酶原激活因子抑制物、血管紧张素原等。这些因子均参与人体生长、发育、代谢、免疫等重要的生理过程。

5. 代谢分解 脂肪的分解代谢能够帮助机体更有效地利用碳水化合物，保护体内的功能蛋白质不被利用，维护其正常生理功能。

6. 机体组织构成 脂肪是人体细胞表面生物膜的重要组成部分，参与细胞的识别、免疫等多种功能。

7. 营养学功能 脂肪能够提高食物的感官性状，使食物具有香气，增加人类食欲，提升饱腹感，提供脂溶性维生素（维生素 A、维生素 D、维生素 E、维生素 K）等。

（二）磷脂

磷脂通常分为磷酸甘油酯和神经鞘磷脂两类。其在提供机体所需能量的同时，更是人体组织细胞膜的重要组成部分，帮助脂类或脂溶性物质进行细胞内外的物质交换。磷脂具有乳化的特性，能够帮助脂类物质吸收、转运、代谢和利用。磷脂缺乏将引起细胞膜结构异常，皮肤细胞和毛细血管的通透性增加，引起水代谢紊乱。

（三）固醇类

固醇类是一类含有同样多个环状结构的环戊烷多氢菲衍生物，属脂类化合物。主要包括胆固醇、类固醇激素和胆汁酸等，是人体胆酸、细胞膜和激素的合成材料。

二、脂肪酸的分类与作用

脂肪的主要成分为脂肪酸。天然脂肪酸分子属于直链脂肪酸，由不同碳链（4~24C）组成。其绝大多数碳原子为双数，分类方法有三种。

（一）短链脂肪酸、中链脂肪酸和长链脂肪酸

人体消化道内的胆汁酸盐、脂肪酶能够乳化和水解短、中链脂肪酸，将其分解为脂肪酸和甘油，通过肠道吸收后经门静脉回流进入循环系统。而长

链脂肪酸作为乳糜微粒的重要组成部分，与磷脂、胆固醇及载脂蛋白结合，经淋巴系统的淋巴和胸导管进入体循环。

（二）饱和脂肪酸和不饱和脂肪酸

仅含有一个双键的不饱和脂肪酸称为单不饱和脂肪酸，例如油酸；含有两个或两个以上双键的不饱和脂肪酸称为多不饱和脂肪酸，例如亚油酸、亚麻酸等；根据第一个不饱和键在不饱和脂肪酸的位置，分为 ω-3 脂肪酸、ω-6 脂肪酸和 ω-9 脂肪酸。

（三）必需脂肪酸和非必需脂肪酸

必需脂肪酸是指维持机体功能不可缺少、但机体不能合成或合成量太少、必须由食物提供的脂肪酸，包括亚油酸、亚麻酸及花生四烯酸等，均为多不饱和脂肪酸。必需脂肪酸是磷脂的重要组成部分，参与胆固醇的转运、代谢和分解，是体内多种微量元素的前体物质。食物中含有丰富的必需脂肪酸，正常饮食的情况下人体很难出现摄入量不足，但进食差或是长期肠外营养的患者容易发生必需脂肪酸缺乏。必需脂肪酸缺乏将引起生长发育迟缓、生殖功能障碍、皮肤黏膜损伤以及消化系统、泌尿系统、神经感官系统的多种疾病。因此，无论在肠内营养还是肠外营养供给时，配方调整必须考虑单不饱和脂肪酸、多不饱和脂肪酸和饱和脂肪酸三者之间的合适比例。

三、脂肪的代谢

食物中的脂肪成分主要是甘油三酯，其大部分在小肠内吸收，胆汁中的胆盐和胰液中的脂肪酶将甘油三酯分解为甘油、脂肪酸以及 1,2- 二酰基甘油酯。大量游离的脂肪酸和甘油一酯能与胆盐结合成乳化微粒，通过小肠吸收进入门静脉系统汇入肝脏，再随着胆汁分泌进入消化道内，即通过胆汁的肝肠循环消化吸收。分子量小的游离脂肪酸可以结合血浆白蛋白，亦经门脉系统进入肝脏，并在肝脏内氧化代谢分解或合成高级脂肪酸。少量被乳化的脂肪亦可被小肠黏膜直接吸收。

脂肪的分解代谢是机体获得能量的重要方式。其氧化分解在有氧的情况下进行，需要脂肪酶作为催化剂，水解成为脂肪酸和甘油。脂肪的合成存在两种不同途径，主要来源为糖类等化合物的转化，次要来源为食物中的脂肪直接转化。体内合成脂肪的主要部位为肝脏和脂肪组织，原料是磷酸甘油和脂肪酸。脂肪的合成是在细胞质内进行，但氧化分解只能在线粒体内完成，主要包括活化和 β 氧化。脂肪酸的氧化产物为乙酰乙酸及 β- 羟丁酸，其中乙酰乙酸经过脱羧后生成丙酮，这三种产物统称酮体。在长时间处于饥饿状态、能量摄入不足的情况下，机体会通过分解脂肪来供能，酮体将作为主要能源供应大脑和肌肉组织。

临床上将空腹血清总胆固醇浓度大于 5.72mmol/L 或甘油三酯浓度大于 1.7mmol/L 称为高脂血症，可表现为高胆固醇、高甘油三酯或两者皆高。当从食物中摄取的胆固醇过多或肝脏生成胆固醇过多时，脂蛋白含量将增加并沉积于动脉内膜，释放脂肪、胆固醇、蛋白质和磷脂，进而促进动脉粥样硬化的形成，使血管内膜增生、变性、硬化、失去弹性和收缩力，造成血管狭窄甚至闭塞，导致循环系统一系列疾病产生。

脂肪酸的主要碳源是碳水化合物，人体内过剩的脂肪酸将以甘油三酯的形式贮存。在寒冷、运动、饥饿及应激状况下，脂肪组织分解代谢产生的甘油三酯将提供机体所需能量的 50%，促进脂肪动员的激素对脂肪分解也有辅助作用，包括肾上腺素、去甲肾上腺素、垂体激素、胰高血糖素等。

四、脂肪乳剂与肠外营养

脂肪是肠外营养的重要组成部分，但其并不能直接输入人体静脉，否则会出现危及生命的脂肪栓塞。1961 年，瑞典科学家 Wretlind 等通过将大豆油乳化成乳糜微粒，成功研制出脂肪乳剂并首次安全地应用于临床，结束了数十年来以高渗葡萄糖作为非蛋白能量的供给，真正意义上开创了肠外营养的新纪元。脂肪乳剂的研发是依照乳糜微粒的结构，以甘油三酯作为核心，将磷脂和游离胆固醇包绕在外周，其微粒平均直径为 200～300nm。脂肪乳剂具有等渗透压、能量密度高、无利尿作用、对外周血管刺激小、在应激状态下代谢率不下降等优点，有利于患者总热量和总液体量之间的调整。由于脂肪和碳水化合物之间的理想比例目前临床上尚无统一标准，而过多的应用脂肪乳剂可能会导致高甘油三酯血症，并发胰腺炎、肺灌注异常等严重疾病。因而对于脂代谢严重异常或肝功能不全的患者，应适当调整或者减少脂肪乳剂的应用量，同时在应用过程中，需定期监测甘油三酯、游离脂肪酸、肝功能和胆固醇等指标。而对于重度高甘油三酯血症或肝衰竭的患者，不建议应用脂肪乳剂。脂肪乳剂在人体中代谢受到多因素的影响，主要包括脂肪乳剂的颗粒大小、组成成分以及人体自身的状态（营养情况、疾病情况等），原则上脂肪乳剂颗粒直径与其代谢率成正比关系。临床上推荐将脂肪乳剂与糖类、氨基酸、维生素、矿物质、微量元素及水混合应用配置，能够充分提高糖脂利用率，促进氮平衡，减少代谢性并发症，降低污染机会。建议肠外营养混合液的配置在静脉药物配置中心完成，配置好的营养液需尽快应用。

脂肪乳剂的应用禁忌主要包括以下几方面：休克和虚脱；严重的凝血功能障碍；急性血栓栓塞症；脂肪栓塞症；脂肪代谢紊乱；急性心肌梗死；急性脑梗死；急性腹腔脏器梗死；败血症；暴发性严重感染；伴有酸中毒和缺氧的严重脓毒血症；酮症酸中毒昏迷和糖尿病昏迷；急性出血坏死性胰腺炎；对鸡蛋或大豆蛋白过敏者；重度高脂血症；严重肝、肾功能不全；糖代谢异常；网状内皮系统疾病（网状细胞瘤、霍奇金病、脾肿大等）；噬血细胞综合征等。

脂肪乳剂的不良反应主要包括发热、寒战、恶心、呕吐、疲倦、食欲下降、头痛、腹痛、腹泻、面部潮红、心动过速、呼吸困难，以及颈、胸、腰及关节疼痛、血压波动、溶血、白细胞减少、血小板减少、肝功能异常、胆汁淤积、脾肿大、高血糖、高血脂、体表浅静脉炎、药物过敏等。如果出现上述不良反应，或是用药过程中监测发现血甘油三酯 > 4.6mmol/L，应当考虑停止应用，如果患者病情要求必须输注，则须减量后再应用，并密切监测患者血脂情况。

五、临床常用的脂肪乳剂

营养支持是老年胃肠道疾病治疗的基石。在静脉肠外营养治疗过程中，碳水化合物与脂肪乳剂共同构成糖脂双能源，为机体提供能量和必需脂肪酸，同时为脂溶性维生素提供必需的溶质。与单一应用碳水化合物相比，糖脂双能源能够降低高血糖和肝脏脂肪病变的发生率，对于组织和细胞而言，脂肪乳剂在人体多个合成途径中提供碳原子，避免了机体必需脂肪酸缺乏和脂溶性维生素的不足。然而，由于不同脂肪乳剂的结构或来源不同，其代谢途径与产物亦各不相同，因此对于机体的代谢、免疫、炎症影响各不相同。现在应用于临床的静脉脂肪乳剂最常见来源有大豆油、红花油、椰子油、橄榄油及鱼油。由于其脂肪酸结构不同，直接影响其在体内代谢的作用过程，因此不同来源的脂肪乳剂通常依靠脂肪酸结构进行分类。首先可以根据脂肪乳剂中的脂肪酸链长度分为中链脂肪乳剂（主要包括椰子油和棕榈油）和长链脂肪乳剂（主要包括大豆油和红花油）；其次可以根据脂肪酸碳链中不饱和键的数量分为单不饱和脂肪酸（主要包括橄榄油）、多不饱和脂肪酸（主要包括大豆油、红花油和鱼油）和饱和脂肪酸（主要包括椰子油和棕榈油）；还可以根据脂肪酸碳链中不饱和双键的位置分为鱼油脂肪乳剂（富含 ω-3）、大豆油脂肪乳剂、红花油脂肪乳剂（富含 ω-6）和橄榄油脂肪乳剂（富含 ω-9）。不同来源的静脉脂肪乳剂对老年患者的病情转归和预后有不同的影响。

1. **长链脂肪乳剂** 通常来源于大豆油，少数来源于红花油。其作为目前临床上应用最多的脂肪乳剂，经不断改进发展，已经更新到第四代。来源于大豆油的长链脂肪乳剂中包含成分为 ω-6 脂肪酸的亚油酸和 ω-3 脂肪酸的亚麻酸，比例约为 7：1。其中亚油酸为 ω-6 长链多不饱和脂肪酸，其在机体内主要的代谢产物为花生四烯酸、白三烯 -4、前列腺素 -2 和促凝血素 -2 等促炎因子，且长链脂肪乳剂代谢过程中需要依赖肉毒碱转运进入线粒体，氧化代谢速度较慢。在外科手术和脓毒症等免疫失衡的情况下，ω-6 脂肪酸的应用将会加重炎性反应，增加淋巴细胞的凋亡，抑制机体的免疫功能。因此临床上，肝功能异常、肾功能不全、酮症酸中毒、重症感染、婴幼儿等病情危重患者应慎用或禁用长链脂肪乳剂，且在输注过程中应密切观察血清甘油三酯浓度。

2. 中链脂肪乳剂　通常来源于椰子油、棕榈油，其主要含中链饱和脂肪酸。与长链脂肪酸相比，其代谢无须依赖肉毒碱的参与，氧化代谢速度更快，更易于降解和吸收，对肝功能影响小，不抑制机体的免疫功能。但由于人体难以耐受中链脂肪乳剂引起的生酮及酸中毒反应，且中链脂肪乳剂不含人体所需的必需脂肪酸，因此需要按一定比例与长链脂肪乳剂混合使用，即临床上常见的中长链脂肪乳剂。由于中链脂肪酸具备一定的生酮作用和中枢神经系统毒性，在预防肠道黏膜萎缩、维护肠道屏障功能的同时，易出现代谢性酸中毒、神经系统抑制等严重的并发症。此外，血清游离脂肪酸将促使肝脏再酯化，与极低密度脂蛋白结合增强，导致甘油三酯浓度增高。因此目前临床上对于糖尿病、酮症酸中毒、高脂血症的患者应严格限制中长链脂肪乳剂的摄入。

3. 结构脂肪乳剂　是指将中链脂肪酸与长链脂肪酸水解后再随机酯化重组，形成的一种新型脂肪乳剂。其研制的初衷是基于物理混合中、长链脂肪乳剂对代谢和免疫的影响难以控制，容易导致过快生成酮体并发酮症酸中毒，同时对中枢神经产生毒性影响，间接导致体内甘油三酯升高。与长链脂肪乳剂及中长链脂肪乳剂相比，结构脂肪乳剂更符合机体的生理代谢特点，其释放更均匀，氧化和血浆清除更快，不易在血浆内蓄积，并能显著改善体内氮平衡，对肝脏功能影响小，降低酮症酸中毒的发生率。因此，结构脂肪乳剂可作为肠外营养中一种具有多用途的候选能量来源，更适用于肝功能异常等危重患者的肠外营养支持。

4. 鱼油脂肪乳剂　鱼油脂肪乳剂的研制被称为肠外营养发展史的里程碑事件，它含有丰富的 α- 亚麻酸（α-linolenic acid，ALA），ALA 是人体必需脂肪酸，为 ω-3 长链多不饱和脂肪酸。ω-3 脂肪酸通过代谢生成二十碳五烯酸、二十二碳六烯酸、前列腺素 -3、促凝血素 -3 和白三烯 -5 等。这类物质具有炎症抑制作用，且与 ω-6 长链多不饱和脂肪酸的代谢产物花生四烯酸、白三烯 -4、前列腺素 -2 和促凝血素 -2 等促炎因子存在代谢竞争。能够改善组织和血液内的脂质代谢，调节炎症反应和免疫功能，促进婴幼儿的神经发育，对心脑血管疾病起到很好的预防作用，在老年严重应激和重症感染患者的治疗中效果明确。目前国内外多个临床指南和多中心的临床研究表明，在肠外营养配方中降低 ω-6 脂肪乳剂的应用剂量，增加 ω-3 鱼油脂肪乳的应用剂量，可明显降低炎症因子水平，减少围手术期的感染率和全身炎症反应综合征的发生率，缩短老年患者的平均住院时间。2020 年中华医学会肠内肠外营养学分会老年营养支持学组发表的中国老年患者肠内肠外营养应用指南提出，住院老年患者在药理范围内补充 ω-3 脂肪酸，具有改善临床预后的作用。

5. 橄榄油脂肪乳剂 由橄榄油和大豆油组成，其中橄榄油占 80%，大豆油占 20%，其主要含量为油酸，油酸为 ω-9 长链单不饱和脂肪酸。与大豆油中的 ω-6 脂肪酸及 ω-3 脂肪酸相比，ω-9 脂肪酸的特点是具备明显的降低脂质过氧化的作用，对人体免疫应答影响小，属于免疫中性脂肪酸，更适用于抗氧化能力弱且常处于应激环境的早产儿。与中长链脂肪乳剂相比，免疫抑制或者免疫缺陷的危重患者对于橄榄油脂肪乳剂的耐受性更好，不良反应发生率更低。

6. 复合脂肪乳剂 鉴于多种脂肪乳剂存在不同的代谢过程和不同的免疫应答作用，越来越多的专家学者推荐由多种来源的脂肪乳剂共同组成的复合脂肪乳剂。作为最新一代的脂肪乳制剂，复合脂肪乳剂已在全球 70 多个国家注册和使用，2016 年获得美国 FDA 新化学实体五年独占期专利。其主要由椰子油脂肪乳、大豆油脂肪乳、橄榄油脂肪乳、鱼油脂肪乳及维生素 E 物理混合组成，其目标是达到理想的 ω-6 脂肪酸与 ω-3 脂肪酸比例为 2.5：1，即具备免疫应答的中立特征，能够增加血浆中二十碳五烯酸和二十二碳六烯酸含量，而对花生四烯酸浓度无明显影响，因而能为组织微循环和免疫系统提供保护。复合脂肪乳剂对肝功能影响小，能够使机体保持较强的抗氧化能力，减轻机体炎症反应水平，患者耐受性强，近年来被认为是临床上最重要、最安全、最平衡的营养支持复合物。

脂肪乳剂是肠外营养中较理想的能源物质，可提供能量、生物合成碳原子及必需脂肪酸，具有等渗、能量密度高、不经泌尿系统代谢、富含人体所需的必需脂肪酸、对血管壁刺激小、可经中心静脉或外周静脉注入等优点。

脂肪乳剂是肠外营养中非蛋白能量的重要组成部分，对于糖耐量异常、肺脏通气功能差、呼吸功能不全伴有二氧化碳潴留的老年患者，脂肪部分供应的非蛋白热量应不超过总热量的 50%，其余的热量应由葡萄糖提供。为保证能够有效地代谢脂肪，葡萄糖应至少提供总热量的 30%。目前临床上常见的脂肪乳剂浓度有 10%、20%、30% 等不同种类，其分别提供的热量约为 1.1kcal/ml、2.0kcal/ml、3.0kcal/ml。老年患者建议每日脂肪乳供给量为 1.0 ~ 2.0g/kg。静脉滴注脂肪乳时应注意调节速度，输注太快可能会出现不良反应，如呕吐、心悸、发热等。建议首次应用时遵循"实验剂量"，通常 10% 的脂肪乳剂应控制在每千克体重 1.0ml/h 以下，20% 的脂肪乳剂应控制在每千克体重 0.5ml/h 以下，若患者在"实验剂量"输注中无明显不良反应，方可将静脉输入滴速调制临床需要水平。绝大多数脂肪乳剂中含有卵磷脂，因此对于既往鸡蛋过敏的老年患者应慎用，而对于存在血脂异常（血甘油三酯大于 4.6mmol/L）的老年胃肠疾病患者，应严格限制脂肪乳剂的应用。

传统的脂肪乳剂主要来源于大豆油，而大豆油的长链脂肪乳剂中包含 ω-6 脂肪酸的亚油酸和 ω-3 脂肪酸的亚麻酸，其中亚油酸为 ω-6 长链多不饱和脂肪酸，有可能加重老年胃肠疾病患者已存在的全身炎症反应，并抑制患者的免疫功能。因此促进了其他脂肪乳剂的研制和发展，包括中长链脂肪乳剂、结构脂肪乳剂、鱼油脂肪乳剂、橄榄油脂肪乳剂和复合脂肪乳剂，均具备不同的生化结构、组成部分、代谢途径和免疫应答，能够作为大豆油长链脂肪乳剂的备选。当然，目前临床上依然缺乏足够的免疫研究结果和循证医学数据，不同种类的脂肪乳剂对老年胃肠道疾病患者的治疗效果仍需要较长时间、多中心、大样本的随机对照研究。

（苑　超）

第五节　氨基酸和蛋白质

一、氨基酸营养学基础

（一）氨基酸及其分类

氨基酸是蛋白质的基本组成单位，还是合成人体激素、酶类的原料。氨基酸参与人体新陈代谢和各种生理活动，在生命中显示出其特殊的作用。1g蛋白质或氨基酸提供约 4kcal（16.74kJ）能量。营养支持所提供氨基酸的主要作用是提供合成蛋白质的原料。人体正常组成蛋白质的氨基酸有 20 种，属于 L 型氨基酸。

营养学上将氨基酸分为必需氨基酸和非必需氨基酸两类。

必需氨基酸是指体内不能合成或合成不能充分满足机体需要，必须从食物中获取的氨基酸，这类氨基酸共有 8 种，包括赖氨酸、蛋氨酸、亮氨酸、异亮氨酸、苏氨酸、缬氨酸、色氨酸和苯丙氨酸。

非必需氨基酸是指体内就能够合成足够量以满足自身需求的氨基酸。"非必需"并非人体不需要这些氨基酸，而是人体可以通过自身合成或从其他氨基酸转化来得到它们，不一定非从食物中摄取。有些非必需氨基酸的摄入量，还可影响必需氨基酸的需要量。需要注意的是，某些非必需氨基酸如丙氨酸、甘氨酸、门冬氨酸、组氨酸是半必需氨基酸或条件性必需氨基酸。这些氨基酸人体能够合成，但还需从外界摄入。半胱氨酸和酪氨酸，在体内可分别由蛋氨酸和苯丙氨酸转变而来。如果膳食中能直接提供半胱氨酸和酪氨酸，则人体对蛋氨酸和苯丙氨酸的需求量分别减少 30% 和 50%。所以半胱氨酸和酪氨酸这种能减少人体对某些必需氨基酸需要的氨基酸被称为条件必需氨基酸或半必需氨基酸。

（二）人体血浆、组织和尿液中的氨基酸

1. 血浆中的氨基酸　血浆中存在的游离氨基酸是氨基酸在各组织之间

运转的主要形式，正常人血浆游离氨基酸的浓度是非常恒定的，总浓度为 2~3mmol/L。维持稳定状态的浓度取决于内源性蛋白质贮存的释放和各组织间利用的平衡。血浆氨基酸的异常可能是蛋白质代谢异常的信号。在不同的生理条件下随各组织氨基酸代谢的改变，血浆氨基酸在各组织之间的转运也会发生改变。血浆氨基酸浓度呈昼夜节律性变化，黎明前最低，傍晚时最高。正常人在进餐 1 小时后血浆总氨基酸上升，餐后 4 小时恢复到餐前水平。

2. 组织游离氨基酸 组织中的游离氨基酸浓度远远大于血浆游离氨基酸。谷氨酰胺是人体血浆和组织中含量最丰富的游离氨基酸，约占总游离氨基酸的 50%。机体内 75% 的谷氨酰胺储存于骨骼肌，其余存在于肝脏中。谷氨酰胺转运机体内几乎 1/3 的氨基酸和氮，它也是将氮源从骨骼肌转运到内脏器官的主要载体。不同组织对各种氨基酸代谢的差别很大。一般说来，肝脏是体内分解及转变各种氨基酸最强的器官，大多数氨基酸都要在肝脏中进行氧化分解。游离氨基酸从肌肉和肠道释放被肝脏吸收，丙氨酸、谷氨酰胺由肌肉释放约占整个 α- 氨基酸的 50% 以上。丙氨酸吸收的主要场所是肝脏，除丙氨酸外，通过肝脏吸收的还有丝氨酸、苏氨酸、甘氨酸及所有的生糖氨基酸。谷氨酰胺主要在肠道和肾脏吸收，肠道摄取的谷氨酰胺是合成丙氨酸的氮源，并在肾脏生成氨。值得注意的是支链氨基酸 - 缬氨酸、亮氨酸、异亮氨酸是不被肝吸收的氨基酸，外周组织是支链氨基酸代谢的主要场所。支链氨基酸主要通过骨骼肌氧化，其氧化可给肌肉葡萄糖 - 丙氨酸循环和肌肉谷氨酰胺的合成提供能源和氮源。

3. 尿中游离氨基酸 正常成年人尿中排泄的游离氨基酸约为 1g/d，还有一些结合氨基酸，如 3- 甲基组氨酸（肌肉蛋白质分解产生）、精氨酸代琥珀酸、丙氨酸 - 丁氨酸硫醚等，在肾小管中重吸收很差，故每天尿中结合氨基酸的排泄量约为 2g。

（三）氨基酸在代谢中的特殊意义

随着对临床营养基础研究的深入，个别氨基酸在机体代谢中的特殊意义已受到重视和强调，其中较具有代表性的如谷氨酰胺、精氨酸。谷氨酰胺属于非必需氨基酸，占总游离氨基酸量的 50% 以上，是体内含量最丰富的氨基酸。在疾病、营养状态不佳或高强度运动等应激状态下，机体对谷氨酰胺的需求量增加，以致自身合成不能满足需要。谷氨酰胺具有多方面的作用：①谷氨酰胺是机体的氮源之一，可通过增加肌细胞内的蛋白质合成促进肌纤维的发育。②谷氨酰胺促使机体处于合成状态，促进胰岛素、生长激素和睾酮的分泌。③谷氨酰胺参与免疫调节，淋巴细胞生长、增殖以及功能的发挥均需要谷氨酰胺。从食物中额外摄取谷氨酰胺可显著提升危重患者体内淋巴细胞总数以及循环中 CD4/CD8 比值，明显提升患者的免疫功能。④谷氨酰胺可作为核酸物质合成的前体。谷氨酰胺能促进免疫细胞的有丝分裂和分化，促进磷脂 mRNA 的合成。近年来对谷氨酰胺的代谢特点和功能又有了新的认识，如在严重感染、手术、创伤等应激分解代谢状态下，机体对谷氨酰胺的需求超过内源性合成的能力，以致影响多器官多系统的代谢，因此也被称为"条件必需氨基酸"。

精氨酸是半必需氨基酸，具有营养及免疫调节等多种生理与药理作用。临床实践证明，在创伤、感染等应激状态下每天肠外或肠内途径供给 25 ~ 30g 精氨酸可促进机体蛋白质合成，减少尿氮排泄，改善氮平衡。

二、蛋白质营养学基础

（一）蛋白质的分类

蛋白质由多种氨基酸组成。由于氨基酸的种类和数量不同，所组成的蛋白质营养价值也不同。食物蛋白质氨基酸模式与人体蛋白质氨基酸模式越接近，必需氨基酸被机体利用的程度就越高，食物中蛋白质的营养价值也相对越高。根据必需氨基酸的组成可将蛋白质分为三类。

1. 完全蛋白质 完全蛋白质所含必需氨基酸种类齐全，数量充足，氨基酸配比与人体蛋白质氨基酸配比接近，不但能维持成年人的健康，并能促进儿童生长发育。主要包括奶类、蛋类、肉类、鱼类、大豆蛋白等，通常被称为优质蛋白质。其中鸡蛋蛋白质与人体蛋白质氨基酸模式最接近。

2. 半完全蛋白质 半完全蛋白质所含必需氨基酸种类齐全，但氨基酸配比与人体蛋白质氨基酸配比差异较大，有的氨基酸数量不足，导致其他必需氨基酸在体内不能充分利用而浪费，造成蛋白质营养价值降低。这类蛋白质虽可以维持生命，但不能促进生长发育，如小麦中的蛋白质。

3. 不完全蛋白质 不完全蛋白质所含必须氨基酸种类不全，既不能维持生命，也不能促进生长发育。

（二）蛋白质的消化、吸收和代谢

膳食中蛋白质消化从胃开始，胃酸先使蛋白质变性，破坏其空间结构以利于酶发挥作用，同时胃酸可激活胃蛋白酶分解蛋白质。胃蛋白酶能特异性裂解芳香族氨基酸的羧基肽键，如酪氨酸、苯丙氨酸、色氨酸和亮氨酸等。胃中胃蛋白酶能消化 10%～15% 膳食蛋白质。当食糜进入小肠时，胰腺蛋白酶与胰腺碳酸氢盐一起通过肝胰腺括约肌排出。碳酸氢盐开始中和胃酸，并将 pH 值提高到胰腺蛋白酶活性的最佳水平。胰蛋白酶原被肠肽酶（以前称为肠激酶）激活成胰蛋白酶，然后胰蛋白酶催化其他酶原裂解成活性形式。胰蛋白酶、糜蛋白酶、弹性蛋白酶和羧酸肽酶将多肽裂解成寡肽和氨基酸。胰蛋白酶裂解赖氨酸或精氨酸旁边的肽键。糜蛋白酶的特异性较低，它裂解毗邻疏水性氨基酸的肽键。弹性蛋白酶可以裂解与丙氨酸、甘氨酸和丝氨酸相邻的弹性蛋白和肽键。寡肽受到外肽酶的作用，从链的一端开始逐个断裂氨基酸。一些寡肽在小肠内被进一步水解为自由氨基酸、二肽或三肽。特异性转运蛋白促进氨基酸和二肽、三肽的摄取。在小肠黏膜刷状缘中肽酶的作用下，进入黏膜细胞中的二肽、三肽进一步分解为氨基酸单体。

吸收的氨基酸先储存于人体的各个组织、器官和体液中，这些游离氨基酸统称为氨基酸池。进入细胞的氨基酸主要被用来重新合成人体蛋白质，以达到机体蛋白质的不断更新和修复；少数用于合成体内含氮化合物。未经利用的氨基酸则经代谢转变为尿素、氨、尿酸和肌酐等，由尿或其他途径排出体外或转化成糖原和脂肪。同样由尿排出的氮也包括来自食物中的氮和内源性氮两种，尿氮占总排出氮的 80% 以上。机体每天由于皮肤、毛发和黏膜的脱落，妇女经期的失血及肠道菌体死亡排出等损失 20g 以上的蛋白质，这种氮排出是机体不可避免的氮消耗，称为必要的氮损失。

（三）蛋白质的生理功能

1. 人体组织、器官的主要构成成分　人体的一切组织和器官都含有蛋白质。在细胞中，除水分外，蛋白质约占细胞内物质的 80%。同时，人体各种组织细胞内的蛋白质也在不断更新。只有摄入足够的蛋白质方能维持机体组织的修复与更新。

2. 调节生理功能　蛋白质是体内许多重要生理活性物质的基本成分，因此蛋白质参与调节生理功能。

（1）蛋白质可作为酶或激素参与机体代谢或机体功能活动的调节；

（2）蛋白质（血红蛋白、脂蛋白等）可作为载体参与体内物质的运输；

（3）蛋白质可作为抗体或细胞因子参与免疫的调节；

（4）蛋白质（白蛋白）可参与调节体液渗透压、维持体液酸碱平衡。

3. 供给能量　蛋白质在体内降解为氨基酸后，经脱氨基作用生成的 α-酮酸，可以直接或间接进入三羧酸循环进行氧化分解并释放能量，是人体能量的来源之一，lg 蛋白质在体内代谢可产生约 4.0kcal 的能量。

（四）氮平衡

营养学上将摄入蛋白质的量和排出蛋白质的量之间的关系称为氮平衡。机体在不同的生理、病理状况下可以出现以下三种不同的氮平衡。

1. 零氮平衡　摄入氮和排出氮相等。健康的成年人应维持零氮平衡并富余 5%。

2. 正氮平衡　摄入氮多于排出氮。当儿童处于生长发育期、妇女怀孕、疾病恢复，以及运动、劳动等增加肌肉时，应保证适当的正氮平衡，满足人体对蛋白质的需求。

3. 负氮平衡　摄入氮少于排出氮。人在饥饿、疾病及老年时，一般处于负氮平衡。

氮平衡是衡量人体内代谢情况的重要指标，如果机体处于正氮平衡的状态，此时合成代谢大于分解代谢，则体重增加、促进伤口愈合；而负氮平衡时，分解代谢加强，则体重下降、病情加重，严重时甚至可危及生命。

三、特殊情况下氨基酸蛋白质的代谢特点

（一）饥饿时氨基酸蛋白质的代谢

饥饿是指人体摄入的营养物质（主要为热量和蛋白质）不能满足维持机体各种代谢要求的最低需要量。一切有生命的物质都需消耗能量以维持生命，当无外源供应时，机体只能利用自身组织供能。碳水化合物在体内可被普遍利用供能，并且是某些组织的首要供能物质，但其储备量小，不足以维持机体24小时的能量需要。脂肪的供能密度高，在体内作为能源储备的量也大，是饥饿状态下的主要供能底物。体内最多的是蛋白质，但机体的蛋白质全部具有特定的功能，不宜随意作为能量物质消耗，过度消耗蛋白质将对机体生存不利。

在饥饿早期，机体的主要能量来源是蛋白质和脂肪，以脂肪供能为主。饥饿早期，体内血糖浓度迅速降低，胰高血糖素水平上升，此时，肌肉释放氨基酸加速，释放的氨基酸主要为丙氨酸和谷氨酰胺。胰高血糖素促使肝脏摄取丙氨酸，糖异生作用加强。糖酵解产生的丙酮酸在肌肉内经转氨基作用可转变为丙氨酸，肌肉释放的丙氨酸在肝内经糖异生转换成葡萄糖再释放入血。与此同时，脂肪动员加强，酮体生成增多。长期饥饿时，仅维持与生命有密切关联的代谢，其他一些不太重要的代谢逐渐降低。脂肪动员进一步增加，产生大量酮体，血中酮体升高，此时机体对糖的需要量减少，肌肉蛋白的分解也下降。肌肉释放的氨基酸减少，乳酸和丙酮酸成为肝脏中糖异生的主要原料，尿素氮排出量逐渐下降，此时氮丢失处于最低水平（约3.8g/d）。这时，脂肪进一步动员导致血浆脂肪酸、酮体逐渐增多，酮体增多可引起代谢性酸中毒并产生酮尿。

（二）创伤应激时氨基酸和蛋白质的代谢

在感染、创伤及大手术等情况下，机体会产生维持生命的一种全身性代谢反应——应激反应。过度的应激反应最终将导致体液、水、电解质及酸、碱平衡失调，碳水化合物、蛋白质及脂肪代谢异常。严重全身性应激反应持续不缓解将耗竭机体的能量储备，损害脏器功能并危及生命。

严重应激反应时蛋白质合成与分解代谢均增加，但分解大于合成，结果

表现为净蛋白丢失。在分解激素和细胞因子的作用下，机体内脏及骨骼肌蛋白质分解，氨基酸释放。氨基酸在肝脏和肾脏中进行糖异生，肝脏合成急性时相反应蛋白，为维持机体功能提供底物。血浆氨基酸早期明显下降，氨基酸为机体提供糖异生前体。随后，总游离氨基酸浓度下降，以非必需氨基酸下降为主，可能由于氨基酸消耗增加，肝功能低下，非必需氨基酸合成受到抑制。血浆支链氨基酸浓度高于正常，这种状态是由机体应激造成的，可能是一种保护性代谢反应。支链氨基酸可减少肌肉组织蛋白的分解，促进胰岛素分泌，有利于蛋白质合成。支链氨基酸通过丙氨酸和谷氨酰胺代谢途径进行糖异生，其自身氧化供能也可提供体内所需能量的 30%。

四、老年人的氨基酸蛋白质代谢特点

（一）老年人对蛋白质需求特点

随着年龄的增长，老年人的食欲、食物摄取和体力活动也发生相应改变，而这些都影响蛋白质和氨基酸的代谢，成为营养不良的重要危险因素。机体衰老伴随机体成分的变化，总蛋白量也在减少。人体的主要氨基酸储备是骨骼肌，其中包含人体所有蛋白质的 50%。骨骼肌数量的减少，加之生理上的改变，引起肌肉衰减症。身体虚弱程度增加、创伤修复能力受损、机体储备能力全面降低、免疫功能受损均是机体蛋白质数量减少的结果。

老年人的生理与营养状态随着老年化的进程而改变。老年人体内以分解代谢为主，胃液及胃蛋白酶分泌减少、胃液酸度下降、对蛋白质的消化吸收功能减弱。同时蛋白质合成代谢速度逐渐减慢，身体内的蛋白质逐渐被消耗，往往呈负氮平衡。因此，注重老年人的蛋白质供给质量更重要。由于老年人分解代谢大于合成代谢，蛋白质合成能力差，摄入蛋白质利用率低，为使蛋白质和氨基酸的供给和消耗维持平衡，应补充优质蛋白质。

一些因素可能导致老年人蛋白质摄入不足。一般来说，老年人体力活动下降，对能量需求减少，能量摄入的下降会导致蛋白质摄入不足。除此之外，厌食、胃肠道疾病、食欲减退以及糟糕的牙齿状况可能是能量和蛋白质摄入不足的潜在原因。特别是有牙齿问题的老年人，可能会摄入更多的碳水化合物、脂肪以及蛋白质含量低的食物。老年人的合成代谢不断减弱，影响肌肉蛋白的合成。这种合成代谢减弱由许多因素引起，如蛋白质消化和吸收减少等。老年人摄取蛋白质的能力降低可能与多种病理机制相关。与此同时，肌肉灌注受损可能会对餐后氨基酸的利用产生负面影响，从而减少肌肉对膳食氨基酸的摄取。此外，随着年龄的增长胰岛素抵抗也可能降低蛋白质摄取。

（二）老年人蛋白质的补充现状和推荐摄入量

膳食蛋白质是人体营养中不可或缺的，为人体提供氮和氨基酸。老年人对膳食蛋白质的需求争议较多，仅有限的资料可作为依据用于建立老年人的膳食蛋白质推荐量。根据 2013 年中国居民膳食营养素参考摄入量推荐，男性 18 岁以后蛋白质推荐摄入量为每日 65g，女性为每日 55g。从营养调查数据来看，德国第二次全国消费调查发现，年龄为 65～80 岁的老年人中 13.8% 的男性和 15.2% 的女性蛋白质摄入量低于 0.8g/（kg·d）。虽然居住在社区的老年人平均蛋白质摄入量为 1.1g/（kg·d），但养老院的老年人摄入量降至 0.8g/（kg·d）。10% 的社区居民和 35% 的养老院居民蛋白质摄入量低于 0.7g/（kg·d）。资料显示，随着年龄的增长，蛋白质摄入量有降低的趋势。老年人食欲、生理功能降低，社会活动能力受限，摄入足量优质蛋白质对老年人来说有一定困难。同时，老年人蛋白质的分解代谢更强，但老年人对蛋白质的补充反应却减弱，因此需要通过增加蛋白质摄入去克服。

2020 年中国老年患者肠外肠内营养应用指南指出，现有的膳食推荐量可能低估了老年患者的蛋白质需求量。一般认为如果肾脏功能正常，老年患者每日蛋白质目标摄入量应达到 1.2～1.5g/kg，同时应该增加适宜的活动以达到更有效的临床收益。欧盟主导的跨国 PROT-AGE 研究提出，患有急性或慢性疾病的老年人每日蛋白质摄入量则需要增加到 1.2～1.5g/kg。相应的，国内也建议老年患者也应该达到 1.0～1.5g/kg 的蛋白质每日摄入量，并且适当增加活动量。由于乳清蛋白的吸收速率约为酪蛋白的 2 倍，含乳清蛋白的肠内营养制剂比只含酪蛋白的肠内营养制剂更容易满足老年人的蛋白质需求。

（景　宝）

第六节 微量营养素

人体内除了糖、脂肪、蛋白质等需求量较大的营养素，还有一小部分需求量比较小、在膳食中所占比重也较小的微量营养素。尽管其所占营养素比重较小，但在维持机体生长发育过程中却起到极其重要的作用。微量营养素包括矿物质和维生素。

一、维生素

生物体内一般无法自己产生维生素，通常需要经饮食获得。维生素不参与生物体组成，但对其新陈代谢起到重要作用。维生素分为脂溶性维生素和水溶性维生素。维生素 A、维生素 D、微生物 E、维生素 K 属于脂溶性维生素，维生素 B、维生素 C 属于水溶性维生素。

（一）脂溶性维生素

1. 维生素 A 是最早被发现的维生素，其化学名称为视黄醇。维生素 A 分为两种，一种为维生素 A 醇，另一种为胡萝卜素。维生素 A 醇是最初的维生素 A 形式，胡萝卜素可在体内转变成维生素 A 的预成物质。维生素 A 生理功能包括维持正常视觉、促进免疫球蛋白合成、促进骨骼发育、抑制肿瘤生长、促进生长发育等。我国成年男女膳食维生素 A 推荐摄入量分别为 800μgRE/d 和 700μgRE/d。富含维生素 A 的食物主要有动物肝脏、鱼类、海产品、奶油和鸡蛋等动物性食物。此外带鱼、鲫鱼、白鲢、鳝鱼、鱿鱼、蛤蜊、奶油、人奶、牛奶等也含有较多的维生素 A。居住在贫困地区人群饮食中维生素 A 主要来自胡萝卜素。对胃肠道疾病患者而言，长期摄入不足，肠道吸收不良，会导致维生素 A 缺乏引起一系列症状。如早期可出现肌肉无力、食欲减退、易疲劳，严重缺乏会引起视力暗反应的能力下降，畏光、流泪、眼干涩及干眼症状。当然，维生素 A 属于脂溶性维生素，如果摄入过多在体内蓄积有时会造成维生素 A 过多症。

2. 维生素 D 固醇类衍生物，是一种比较特殊的脂溶性维生素。维生素 D 种类较多，但与我们健康关系最密切的是维生素 D_2 和维生素 D_3。维生素 D 均为不同的维生素 D 原经紫外线照射后的衍生物。维生素 D 主要生理功能：维持血清钙磷浓度稳定；促进怀孕及哺乳期输送钙到子体；免疫功能；增强肌力、预防跌倒等。

人类获取维生素 D 的主要来源是阳光照射和食物摄取。适当的日光照射是机体获取维生素 D 的重要方式。此外，部分食物中含有比较丰富的维生素 D，如奶制品、三文鱼、干蘑菇和鸭蛋黄等，可以通过适当增加此类食物的摄入，补充机体所需维生素 D。维生素 D 缺乏会导致少儿佝偻病和成年人软骨病。佝偻病多发于婴幼儿，主要表现为神经精神症状和骨骼的变化。神经精神症状表现为多汗、夜惊、易激惹。骨骼的变化与年龄、生长速率及维生素 D 缺乏程度等因素有关。儿童期维生素 D 缺乏可出现颅骨软化、肋骨串珠等；而骨软化症多发生于成人，多见于妊娠多产的妇女及体弱多病的老年人。最常见的症状是骨痛、肌无力和骨压痛。应当注意，如维生素 D 过多会产生全身乏力、高钙血症、结石等中毒症状。

3. 维生素 E 是一种脂溶性维生素，其水解产物为生育酚，是最主要的抗氧化剂之一。生育酚主要有四种衍生物，按甲基位置分为 α、β、γ 和 δ 四种。尽管化学结构相似，但是其生物活性不同。α- 生育酚是自然界分布最广、活性最高的维生素 E 形式。其主要生理功能包括抗氧化、改善脂质代谢、抗衰老和抗肿瘤、扩张血管和抗凝作用等。

人体正常需要量：成年人的建议每日摄取量是 8 ~ 10mg。一般饮食中所含维生素 E 完全可以满足人体的需要。维生素 E 缺乏时会导致红细胞被破坏、肌肉变性、贫血症、生殖功能障碍。发病机制为人体代谢过程中产生的自由基，不仅可引起生物膜脂质过氧化，破坏细胞膜的结构和功能，形成脂褐素；而且使蛋白质变性，酶和激素失活，免疫力下降，代谢失常，促使机体衰老。研究表明，维生素 E 对胃溃疡有较好的治疗效果。原因是维生素 E 可促进毛细血管和小血管增生，改善周围血液循环，增加组织中氧的供应，从而给溃疡面愈合创造良好的营养条件。此外，维生素 E 可抑制幽门螺杆菌的生长，使溃疡病愈合后的复发率降低。

4. 维生素 K 又叫凝血维生素，天然维生素 K 有两种，维生素 K_1 和维生素 K_2。人类维生素 K 的来源主要有两个方面，一方面通过肠道细菌合成产生维生素 K，此途径所产生的维生素 K 占总量的 50% ~ 60%。另一方面是从食物中获取，这种维生素 K 的来源占 40% ~ 50%。绿叶蔬菜如花边甘蓝、菠菜、西蓝花等维生素 K 含量比较高。其生理功能为促进血液凝固、参与骨骼代谢。

成年人从食物中摄取每公斤体重 1 ~ 2mg 的量便足够。缺乏维生素 K 会减少机体中凝血酶原的合成，从而导致出血时间、凝血时间延长，即便是轻微的创伤或挫伤也可能引起血管破裂，出血可在皮下、肌肉、脑、胃肠道、腹腔、泌尿生殖系统等器官，严重者可造成贫血甚至死亡。摄入过量的维生素 K 可引起新生儿黄疸、溶血性贫血、正铁血红蛋白尿和卟啉尿症等。

（二）水溶性维生素

1. 维生素 B 是 B 族维生素的总称，为水溶性维生素，具体又分为维生素 B_1、维生素 B_2、维生素 B_6 等。它们协同作用，调节新陈代谢，维持皮肤和肌肉的健康，增进免疫系统和神经系统的功能，促进细胞生长和分裂（包括促进红细胞的生成，预防贫血）。

（1）维生素 B_1：广泛分布于成年人体内，心脏、肝脏中含量较高。维生素 B_1 主要生理功能为参与物质代谢、促进胃肠蠕动、对心脏调节作用等。对于胃肠道疾病患者或者手术后患者应注意维持维生素 B_1 的正常摄入。我国成年男性、女性每日参考摄入量为 1.4mg/d 和 1.3mg/d。维生素 B_1 广泛存在于天然食物中，谷类食物的种子外皮中含量较为丰富。

（2）维生素 B_2：又叫核黄素，体内的维生素 B_2 储存是有限的，因此每天都需要由食物提供。维生素 B_2 生理功能为：参与体内生物氧化和能量代谢；参与细胞生长代谢；参与维生素 B_6 和烟酸的代谢，该作用是 B 族维生素协调作用的一个典范；参与体内铁的吸收、储存和动员等。建议成年人每日摄取量男性 1.3mg、女性 1.1mg。作为水溶性维生素，维生素 B_2 容易消化和吸收，一般不会蓄积在体内，通常可以经饮食补充。维生素 B_2 广泛存在于各类食物中，通常动物性食物中含量高于植物性食物，如各种动物的肝脏、肾脏、心脏等。维生素 B_2 缺乏会导致口腔、唇、皮肤、生殖器的炎症和溃疡，称为核黄素缺乏病。长期缺乏会导致儿童生长迟缓，轻、中度缺铁性贫血。

（3）维生素 B_6：又称吡哆素，包括吡哆醇、吡哆醛及吡哆胺，是一种水溶性维生素，遇光或碱易被破坏，不耐高温。血液中维生素 B_6 主要存在形式是磷酸吡哆醛，而磷酸吡哆醛主要与蛋白质结合的形式存在。维生素 B_6 主要生理功能包括参与三大营养物质的代谢、参与免疫系统和神经系统功能、参与核酸和 DNA 的合成、参与某些神经介质和激素的合成等。我国成年人维生素 B_6 适宜摄入量为 1.2mg/d。一般机体主要从食物中摄取维生素 B_6，另外人体肠道中细菌等微生物，可合成维生素 B_6，但其量甚微。维生素 B_6 的食物来源很广泛，动物性、植物性食物中均含有。通常肉类、全谷类产品（特别是小麦）、蔬菜和坚果类食物中含量较高。动物性来源的食物中维生素 B_6 的生物利用率优于植物性来源的食物。

（4）维生素 B_{12}：又称钴胺素或氰钴素，是一种由含钴的卟啉类化合物组成的 B 族维生素。食物中的维生素 B_{12} 与蛋白质结合，进入人体消化道内，经胃酸、胃蛋白酶及胰蛋白酶的作用，维生素 B_{12} 被释放，并与胃黏膜细胞分泌的一种糖蛋白内因子（IF）结合。维生素 B_{12}-IF 复合物在回肠被吸收。维生素 B_{12} 的贮存量很少，为 2～3mg，主要在肝脏。其主要生理功能为：作为甲基转移酶的辅因子，参与蛋氨酸、胸腺嘧啶等的合成；保护叶酸在细胞内的转移和贮存。

人体维生素 B_{12} 需要量极少，只要饮食正常，就不会缺乏，应注意胃肠道疾病患者消化吸收障碍。维生素 B_{12} 缺乏时会产生贫血、眼睛及皮肤黄染等。我国成年人膳食维生素 B_{12} 适宜摄入量为 2.4μg/d。维生素 B_{12} 主要食物来源为动物性食物，特别是食草动物的肝脏、心脏、肾脏；其次是肉、蛋、奶类；另外发酵的豆制品如腐乳、豆豉等食物中也含有；人体结肠细菌也可合成部分维生素 B_{12}。

（5）维生素 B_3 或烟酸：是人体必需的 13 种维生素之一，是水溶性维生素，属于维生素 B 族。烟酸广泛分布于体内各组织，其中肝内浓度最高，血液中较少。烟酸主要生理功能：烟酸是构成人体烟酰胺腺嘌呤二核苷酸及烟酰胺腺嘌呤二核苷酸磷酸的重要成分，作为递氢体或电子载体参与体内呼吸链的氧化还原反应；借助辅酶 I 形式参与蛋白质核糖基化作用，协助 DNA 复制、修复和细胞分化凋亡；调节脂代谢等。

我国居民膳食烟酸的推荐摄入量男性为 14mgNE/d，女性为 13mgNE/d。烟酸缺乏可以起癞皮病。烟酸广泛存在于动、植物食物中，良好的来源为动物肝脏、肾脏、瘦肉、全谷、豆类等。烟酸除了直接从食物中摄取外也可以在体内由色氨酸转化而来，平均约 60mg 色氨酸转化 1mg 烟酸。

（6）泛酸：广泛分布于体内各组织，其中肝脏、肾上腺、肾脏、大脑、心脏和睾丸中泛酸的浓度较高。泛酸是辅酶 A 的辅基，辅酶 A 是碳水化合物、脂肪和氨基酸代谢过程中许多可逆乙酰化反应的一个重要辅酶。泛酸通过辅酶 A 在细胞代谢中发挥作用。其主要生理功能为：泛酸在体内转变成辅酶 A（CoA）或酰基载体蛋白（ACP）参与脂肪酸代谢反应；泛酸及其衍生物还可以减轻抗生素等药物引起的毒副作用等。

我国成年人膳食建议泛酸摄入量为 4～7mg/d。泛酸缺乏会导致血压下降、心跳加速；疲劳、头疼、恶心、呕吐；还会引起胃酸缺乏、腹泻等消化道症状。泛酸的食物来源主要有绿叶蔬菜、牛奶、豆浆、未精制的谷物、玉米、豌豆、花生、坚果、蜜糖、瘦肉、动物内脏等。

2. 维生素 C 又称 L- 抗坏血酸，是一种水溶性维生素，水果和蔬菜中含量丰富。食物中的维生素 C 被人体小肠上段吸收。一旦吸收，就分布到体内所有的水溶性结构中。浓度最高的组织是垂体、肾上腺，贮存量最多的是骨骼肌、肝脏和脑。主要生理功能是参与羟化作用、参与体内氧化还原反应、解毒和清除自由基、抗癌等。

我国成年人维生素 C 推荐摄入量为 100mg/d。维生素 C 缺乏症又称坏血病，因缺乏维生素 C 引起，临床特征为出血和骨骼病变。人体自身不能合成维生素 C，所有维生素 C 必须经食物摄取。维生素 C 主要存在于绿色蔬菜和新鲜水果，比如橙子、柚子、猕猴桃、菠萝等含维生素 C 较多。维生素 C

还可以清除体内自由基，淡化皮肤色素沉着，预防心血管疾病和动脉粥样硬化。

二、微量元素

人体中存在量极少，低于人体体重0.01%的矿物质称为微量元素。人体每日对微量元素的需要量很少，但对机体来说必不可少。分子生物学研究揭示，微量元素通过与蛋白质和其他有机基团结合，形成酶、激素、维生素等生物大分子，发挥着重要的生理生化功能。与人体健康相关的微量元素有十几种，例如铁、铜、锌、钴、锰、铬、硒、碘、镍、氟、钼、钒、锡、硅、锶、硼、铷、砷等。

（一）铁

成年人体内铁含量为3～5g。除了以血红蛋白形式存在外，还有约10%分布在肌肉和其他细胞中，它是酶的构成成分之一。另外有一部分"贮存铁"，以铁蛋白和含铁血黄素的形式存在于肝脏和脾脏中，约占体内铁总量的20%。人体器官组织内铁的含量，以肝脏、脾脏含量最高。体内铁都是与蛋白相结合，由于游离铁离子有细胞毒性，所以无游离的铁离子。铁的主要生理功能：参与血红蛋白、肌红蛋白等的成分组成；参与氧气和二氧化碳的运输；维持血液酸碱平衡等。

人体长期缺乏铁，会导致缺铁性贫血。症状表现为食欲减退、面色苍白、心悸头晕、免疫功能下降、容易疲乏、注意力不集中、记忆力减退等。中国居民膳食营养铁的推荐摄入量男性15mg/d、女性20mg/d。铁广泛存在于各种食物，主要存在于动物肝脏，其他比如鱼、谷物、菠菜等也会少量含有。

（二）铜

铜与人体健康息息相关，是人体不可缺少的微量元素。胃、十二指肠、小肠上段是吸收铜的主要部位。铜的生理功能包括参与体内某些酶的组成、促进体内其他微量元素的吸收、促进神经系统发育、参与机体生长发育等。

人体内铜含量为100～150mg。长期缺乏铜会导致以下疾病：贫血、骨骼改变，可能会导致冠心病、白癜风、神经系统兴奋性增高等。世界卫生组织建议，为了维持健康，成年人每公斤体重每天应摄入 0.03mg 铜。含铜量较高的食物包括动物内脏、海产品、坚果类等。

（三）锌

锌在生物体内广泛存在，是生物体生长发育必需的微量元素。锌参与代谢过程，可促进各个部位的生长发育，锌也因此被誉为"生命之花"。锌无法在体内产生，因此只能靠膳食补充，我国部分群体中存在锌缺乏状况。锌的主要生理功能包括参与生物体生长发育、保护皮肤黏膜完整、增强免疫力、参与形成酶的活性中心、维持正常生理功能等。

中国营养协会推荐我国成年男性、女性锌的推荐摄入分别为 12.5mg/d 和 7.5mg/d。含锌量高的食物有瘦肉、猪肝、鱼类、蛋黄等。其中含锌量最高的食物是牡蛎。根据多年的检测发现，动物性食品普遍含锌量比较高，每 100g 动物性食品中含锌 3 ~ 5mg。植物性食物中，含锌量普遍偏少。每 100g 植物性食品中锌含量仅 1mg 左右。含锌量较高的植物性食物有豆类、花生、小米、萝卜、大白菜等。贝壳类食物的含锌量是非常高的。锌缺乏后可能会产生机体免疫力下降、食欲下降、儿童生长发育迟缓等。

（四）硒

硒遍布人体各组织器官和体液，肾脏中浓度最高。在组织内硒主要以与蛋白质结合的复合物形式存在，包含硒半胱氨酸残基的蛋白都称为硒蛋白。硒的主要生理功能包括形成硒蛋白；抗氧化、延缓衰老；保护细胞和组织，维持其正常功能；抗肿瘤作用；提高机体免疫力等。

中国营养协会制定我国居民硒的每天摄入量应为 60μg。富含硒的食物有鱼、虾、乳类、动物肝脏、肉类、坚果类（如花生、瓜子）等。黄油、鱼粉、龙虾、蘑菇、猪肾、大蒜等食物虽然含有一定的硒元素，但吸收率不太理想。营养学家提倡补充有机硒，如硒酸酯多糖、硒酵母、硒蛋、富硒蘑菇、富硒麦芽、富硒天麻、富硒茶叶、富硒大米等。多数肝病、糖尿病患者体内存在硒缺乏的现象，浅表性胃炎患者体内含硒量往往低于健康人群。特别指出，硒过量会导致中毒现象。

（五）碘

碘是人体所必需的微量元素之一，是合成甲状腺激素的主要原料。甲状腺激素调节机体代谢水平，尤其在神经系统生长和发育以及代谢过程中起十分重要的作用。碘摄入不足时会导致以地方性甲状腺肿和地方性克汀病为代表的碘缺乏病。碘缺乏是全球范围内最普遍的微量元素缺乏之一。根据世界卫生组织估计，全球仍有约37%的学龄儿童（2.85亿）、近20亿人存在碘摄入不足。

碘的主要生理功能：①参与能量代谢。在蛋白质、脂类与碳水化合物的代谢中，甲状腺素促进氧化和氧化磷酸化过程。②促进代谢和身体的生长发育。所有的哺乳类动物都必须有甲状腺素以维持其细胞的分化与生长。发育期儿童的身高、体重、肌肉、骨骼的增长和性发育都必须有甲状腺激素参与。③促进神经系统发育。④垂体激素作用。碘代谢与甲状腺激素合成、释放及功能作用受促甲状腺素（TSH）的浓度调节；TSH的分泌则受血浆甲状腺激素浓度的反馈影响。

我国成年人碘推荐摄入量为120μg/d。食物中含碘量最高的是海鲜类产品。海带、紫菜、发菜、海参、海蜇、鱼、虾、蟹等都含有较高量的碘。海洋生物体内的含碘量比陆地生物高几倍到几十倍。花生、核桃、杏仁、大米、白面都含有一定量的碘，此外蛋、奶制品及肉类的含碘量也较高。

（六）铬

铬是机体蛋白质、脂类和碳水化合物正常代谢所必需的微量元素之一。铬存在于人体各处，主要以三价铬形式存在。铬有助于激活机体进行各种代谢所需的酶。铬的主要生理功能：人体必需的微量元素；能活化某些酶，并能抑制脂肪酶和胆固醇合成，调节脂类和糖代谢；铬是体内葡萄糖耐量因子的必要组成成分，能增强胰岛素的作用，降低血糖，改善糖耐量异常。

我国成年人铬的推荐摄入量为30μg/d。铬的最好来源是肉类，尤以肝脏和其他内脏为主，是生物有效性高的铬的来源。啤酒酵母、未加工的谷物、麸糠、硬果类、乳酪也提供较多的铬；软体动物、海藻、红糖、粗砂糖中的铬含量高于白糖。蔬菜水果中也含有少量铬。

（七）氟

氟是人体内重要的微量元素之一，是牙齿的保护伞。氟化物以氟离子的形式，广泛分布于自然界。正常人体内氟总含量为 2～3g，人体内 99% 的氟存在于骨骼和牙齿。氟的主要生理功能：牙齿和骨骼不可缺少的矿物质，少量的氟有助于骨骼和牙齿的正常发育，可以促进牙齿珐琅质对细菌酸性腐蚀的抵抗力，有明显的预防龋齿的作用；同时，氟对骨骼的健康，尤其是预防骨质疏松症颇有帮助。

中国营养学会公布的氟的安全和适量摄入量为成年人每日 1.5～4.0mg。食物中氟的丰富来源有海味和茶叶；良好来源有沙丁鱼、虾、大马哈鱼等鱼类；一般来源有大豆、鸡蛋、牛肉、菠菜等；微量来源有猪肉和全小麦等。缺氟对身体有明显危害，首先受害的是牙齿——龋齿，主要表现为牙齿被腐蚀出现溶洞（窟窿）、牙痛等。此外，氟还与生长发育、甲状腺功能及血液系统的正常生理活动密切相关。

（八）硅

硅在地球上广泛存在。人体内每千克体重约含硅 240mg，主要存在于皮肤、毛发、指（趾）甲、软骨与动脉壁中，各种氨基多糖（硫酸软骨素、肝素和透明酸）也含有硅。硅的生理作用：硅是生物体组织，特别是结缔组织、软骨组织正常生长发育的必需微量元素之一；硅参与骨的钙化作用，在钙化初始阶段起作用，食物中的硅能增加钙化的速度，尤其当钙摄入量低时效果更为明显；胶原中氨基酸约 21% 为羟脯氨酸，脯氨酰羟化酶使脯氨酸羟基化，此酶显示最大活力时需要硅等。

膳食中大部分的硅不易被吸收，推荐摄入量每天为 5～10mg。各种食物都含有丰富的硅，因此通常不会缺乏。硅的最佳来源是全谷粒的纤维部分，其次是肝脏、肺、肾脏、脑等脏器和结缔组织。谷物被磨成高精度的产品（如精米白面）后，其大部分硅丢失。在心血管疾病长期发病率相差两倍的人群中，其饮用水中硅的含量也相差约两倍，饮用水硅含量高的人群患病较少。

（九）锰

广泛分布于生物圈内，但是人体内含量甚微。成年人体内锰的总量为 200～400μmol，分布在身体各组织和体液中。肝脏、胰腺及肾脏中含有少量锰，但具有非常重要的生理作用。锰的主要功能包括：可影响骨骼的正常生长和发育；缺锰后，葡萄糖耐受异常，葡萄糖利用率下降，使胰岛素合成与分泌降低；锰是维持正常脑功能必不可缺元素；具有抗衰老抗肿瘤等作用。

中国营养学会制定了锰的安全和适宜的摄入量参考指标，成年人每人每天均为 4.5mg。锰的丰富食物来源：糙米、米糠、香料、核桃和麦芽等。良好来源：干菜豆、花生、土豆、大豆粉、向日葵籽、小麦粉和全谷粒（大麦和高粱等）。缺乏锰可能会产生运动失调症。在骨质疏松、糖尿病、动脉粥样硬化、癫痫、创伤愈合不良的患者中，存在膳食锰摄入少，血锰、组织锰低的问题。

（十）钴

钴是中等活泼的金属元素，有二价和三价二种化合价。钴的生理功能以维生素 B_{12} 的形式体现出来。钴的主要生理功能：参与维生素 B_{12} 和维生素 B_{12} 辅酶的形成；刺激人体骨髓的造血系统，促使血红蛋白合成及红细胞数目增加；与其他微量元素协同发挥作用等。

人体对钴的生理需要量不易准确估计。钴缺乏者较少见，但经常注射钴或暴露于过量的钴环境中，可引起钴中毒。儿童对钴的毒性敏感，应避免使用每千克体重超过 1mg 的剂量。含钴丰富的食品有牛肝、蛤肉类、小羊肾、火鸡肝、小牛肾、鸡肝、牛胰、猪肾及其他脏器。含钴较多的食物有瘦肉、蟹肉、沙丁鱼、蛋和干酪。

随着近年来循证医学和精准医学的迅速发展，临床营养的理念不断得到发展。微量元素作为人体必不可少的营养素，也越来越得到临床营养学家们的关注。在未来，临床营养不仅在于补充营养，而且还可调节机体代谢、维护机体重要器官功能、提高救治率等。而微量营养素则会在其中发挥越来越重要的作用。

（史立军）

第七节　水电解质平衡

体液是机体的重要组成部分，包括细胞外液和细胞内液，主要成分是水和电解质，其含量与性别、年龄及胖瘦有关。细胞内液是细胞内各种生物化学反应进行的场所，细胞外液则是细胞生活的具体环境，称为内环境。细胞外液又分为血浆和细胞间液等，各部分液体之间不断进行物质交换，体内水的容量和分布以及溶解于水中的电解质浓度都由人体调节功能加以控制，使细胞内和细胞外体液的容量、电解质浓度、渗透压等能够维持在一定范围内，这就是水与电解质的平衡。

老年人由于机体的自然老化，常带来各脏器功能退化，特别是体内稳定机制的渐进性衰退。同时，随着年龄的增长，机体的组成成分发生相应改变，主要表现为肌肉减少、脂肪增多和体液容量减少。在正常情况时，机体的老化状态对体液代谢的影响尚不明显，但当体内外环境发生急剧变化，尤其是发生急性疾病时，老年人常常不能较快、较好地进行调整或适应，从而极易发生水与电解质的紊乱。临床诊疗过程中，如果不能及时发现和处理这种体液失衡，将导致疾病恶化，甚至危及老年患者的生命。

一、体液的分布及化学成分

正常成年人的体液总量占体重的 50%～60%，但有相当大的个体差异性，主要取决于体内脂肪的含量。肌肉组织含水量较多（75%～80%），脂肪组织含水量较少（10%～30%）。通常男性的体脂含量少于女性，因此成年男性的体液量约为体重的 60%，而成年女性的体液量约占体重的 50%，男性和女性均有 15% 的变化幅度。儿童的脂肪较少，故体液量占体重的比例较高，新生儿可达体重的 80%。随着年龄增大，体内脂肪也逐渐增多，14 岁以后体液所占比例与成年人相差不多，35 岁起体内脂肪特别是向心性分布的脂肪逐渐增多，但 75 岁以后则因进食量的减退而逐步减少，此时由于结缔组织、胶原组织、免疫细胞特别是骨骼肌等蛋白质成分的减少，脂肪的含量表现为相对增加。老年男性的体液量下降至体重的 52% 左右，老年女性下降至体重的42% 左右。血清肌酐和尿肌酐可反映肌肉组织的量，其数值随年龄的增加而下降。作为营养评价指标之一的肌酐身高指数 [CHI=（实测尿肌酐值 / 由身高预测的尿肌酐值）×100] 也随年龄的增长而下降（表 1-10）。

表 1-10　不同年龄的肌酐身高指数

年龄组 / 岁	患者例数	肌酐值 /（mg·d^{-1}）	肌酐身高指数
25 ~ 34	73	≤ 1 862	10.6
45 ~ 54	152	≤ 1 689	9.6
65 ~ 74	68	≤ 1 409	8.0
75 ~ 84	29	≤ 1 259	7.2

　　体液可分为细胞内液和细胞外液两部分。男性细胞内液约占体重的40%，绝大部分存在于骨骼肌中；女性肌肉不如男性发达，其细胞内液约占体重的 35%。在功能上，细胞外液可以认为是一个独立的系统，一个在漫长的动物演化过程中逐渐形成的体内封闭的内在环境。细胞外液量比较恒定，约为体重的 20%。细胞外液包括血浆、细胞间液和淋巴、骨和致密结缔组织中的水以及跨细胞液（脑脊液、胸腹腔液、滑膜腔液、消化道分泌液）。其中，血浆和细胞间液是最重要的两个部分，彼此之间不断地进行物质交换，对维持机体水和电解质平衡具有重要作用。老年人体液容量减少主要是细胞内液和血容量的减少，细胞间液容量变化不大。老年人细胞内液的绝对值由体重的 40% 降至 30%，细胞外液占比较年轻人大，这种情况被认为是由于身体细胞数量减少，细胞代谢降低及细胞内液的低张性使水分向细胞外转移等所致。老年人的血容量可减少 20% ~ 30%。老年人脂肪组织相对增加，非脂肪组织与水分相对减少，间接影响了体液总量，所以体瘦的老年人体内含水量较多，脂肪较少，能较好地耐受急性水、电解质丢失，但对慢性消耗性疾病的耐受则较差，而体胖的老年人则相反。

正常体液的主要成分为水，并含有两大溶质，一类是无机物，如钠、钾、钙、镁、氯、HCO_3^-、HPO_4^{2-}、SO_4^{2-} 等电解质，以及 CO_2、O_2 等；另一类是有机物，如蛋白质、脂肪、碳水化合物、激素、酶等以及多种代谢产物和废物。正常情况下，细胞内、外的各种成分是稳定的，保持平衡状态，经口摄入和从碳水化合物、脂肪、蛋白质等氧化而得到的水分总量必须与从肾、肺、皮肤和胃肠道丢失的水分总量相等，各组织脏器的代谢过程方得以正常进行，机体的生命得以延续。表 1-11 列举了血浆和细胞内液中重要的阳离子和阴离子。

表 1-11　正常（平均）血浆和细胞内（骨骼肌）的电解质浓度

电解质	原子量	化合价	当量	浓度			细胞内液浓度 / $(mEq \cdot L^{-1})$
				mg/dl	mEq/dl	mmol/L	
阳离子							
Na^+	23	1	23	326	142	142	14
K^+	39	1	39	16	4	4	140
[a] Ca^{2+}	40	2	20	10	5	2.5	4
Mg^{2+}	24	2	12	2.5	2	1.0	35
总阳离子	—	—	—	354.5	153	149.5	193
阴离子							
Cl^-	35.5	1	35.5	369	104	104	2
[b] HCO_3^-	61	—	22	55	25	25	8
$H_2PO_4^-$ HPO_4^{2-}	31	1.8	17	4	2.3	1.3	40
SO_4^{2-}	32	2	16	1.5	0.94	0.47	20
蛋白质	—	—	—	7 000	15	0.9	55
[c] 有机酸				15	5.76	5.5	68
总阴离子	—	—	—	7 437.5	153	137.17	193

注：[a] 包括离子钙和结合钙离子；[b] 按总二氧化碳计；[c] 包括乳酸、枸橼酸等。

成人平均每日由各种消化腺分泌的消化液总量可达 6～8L。消化液主要由有机物（多种消化酶、黏液、抗体等）、离子和水组成。在胃中，H^+ 为主要阳离子，Cl^- 为主要阴离子；在小肠中 Na^+ 为主要阳离子，HCO_3^- 为主要阴离子。胃肠道各段的分泌液都含有一定量的 K^+，一般胃液中的 K^+ 浓度比血清中高 2～5 倍，小肠液中 K^+ 浓度则与细胞外液的大致相等。由于胃肠道各段分泌液中电解质浓度存在差异（表 1-12），所以丢失不同部位的消化液时，发生电解质紊乱的特点差别很大。因此，参照丢失胃肠分泌液的部位和数量，就可对水与电解质紊乱的性质和程度作大体估计，并进行必要的处理，避免或减轻电解质和酸碱紊乱。老年人的胃肠运动功能减退，蠕动少而且力量弱，各种消化酶分泌减少，直接导致消化功能下降。创伤后的肠黏膜屏障损害，影响营养素的消化吸收，而且容易导致细菌和毒素移位，从而引发或加重感染。

表 1-12　胃肠分泌液和排泄物的电解质成分

单位：mEq/L

胃肠分泌液	Na^+	K^+	Cl^-	HCO_3^-
唾液	9	25.8	10	12～18
胃液（空腹）	60(10～115)	10(1～35)	85(8～150)	0～15
胰腺瘘	141(115～150)	4.6(2.5～7.5)	76.6(55～95)	121
胆道瘘	148(130～160)	5.0(2.8～12)	101(90～118)	40
空肠吸引（小肠分泌液）	111(85～150)	4.6(2.3～8.0)	104(45～125)	31
回肠吸引	117(85～118)	5.0(2.5～8.0)	105.8(60～127)	—
回肠造瘘（近期）	129(106～143)	11.0(6～29)	116(90～136)	—
回肠造瘘（远期）	46	3.0	21.4	—
盲肠造瘘	79(45～135)	75(5～45)	45(18～88)	—

二、体液平衡及渗透压的调节

将两种浓度的溶液用半透膜隔开，水分子可以自由通过半透膜而溶质不能通过，水分子就会从溶液浓度低的一侧，通过半透膜向溶液浓度高的一侧移动，直至半透膜两侧的溶液浓度相等，这种运动称之为渗透。渗透不能一直进行下去，当半透膜两侧的渗透力相等就会停止，这种渗透力称为渗透压。

细胞膜是半透膜，对不同物质的通透作用不同。水、CO_2、O_2、尿素能自由通过细胞膜。营养物质如葡萄糖、氨基酸等，代谢产物如肌酐、尿酸等，电解质如 Cl^- 及 HCO_3^- 等也有较高的通透性。但 Na^+、K^+、Ca^{2+}、Mg^{2+} 等不容易通过，蛋白质的通透性最差。由于水可以自由地通过细胞膜，细胞外液与细胞内液水分的交流主要取决于渗透压，特别是电解质产生的渗透压，即晶体渗透压。与组织间液量相比，血浆量虽少得多，但流速很快，而且毛细管壁的透过性很高，所以除蛋白质外，血浆和组织间液的水和溶解于其中的晶体物质，相互之间持续进行交换，并维持相对稳定。血管内外液体的净移动力量（即有效滤过压）=（毛细血管静水压 + 组织液胶体渗透压）-（组织液静水压 + 血浆胶体渗透压）。如果有效滤过压为正值，表示有液体从毛细血管滤出；如果为负值，则表示有液体被重吸收回毛细血管。正常情况下，由于组织胶体渗透压和组织静水压都非常低，血浆中的液体穿过毛细血管壁进入组织间主要依靠毛细血管内较高的静水压；而组织间液回流入毛细血管内则主要依靠血浆蛋白质所产生的胶体渗透压，因此体液流动的方向主要取决于这两种相反的力量综合作用的结果。细胞内液和细胞外液的渗透压相等，为正常血浆渗透压 290～310mOsm/L。保持渗透压的稳定，是维持细胞内液、细胞外液平衡的基本保证。

体液及渗透压的稳定由神经 - 内分泌系统调节。体液的正常渗透压通过下丘脑 - 垂体 - 抗利尿激素系统来恢复和维持，血容量的恢复和维持则是通过肾素 - 醛固酮系统。两系统共同作用于肾脏，调节水及钠等电解质的吸收及排泄，从而达到维持体液平衡、保持内环境稳定的目的。失水时血浆渗透压升高，通过刺激渗透压受体，产生口渴反应，机体主动增加饮水，同时抗利尿激素分泌增多，作用于肾脏远曲小管及集合管，加强水分的再吸收，尿量下降，减少水分丢失。醛固酮通过调节钠盐经远曲小管、肠黏膜等的再吸收和钾排出维持细胞外液电解质的稳定。

胃肠道、皮肤、肺及肾脏是水与电解质出入人体的四个途径。老年人唾液及胃液分泌减少，胃肠道血流量降低，胃黏膜有某种程度的萎缩，胃酸分泌减少，胃排空时间延长，肠蠕动减弱。老年人随着年龄增加，皮肤的生理功能逐渐减退。真皮上层的微小血管密度减少，皮脂腺和汗腺分泌减少。角质层含水量较低，皮肤的水合作用低于其他各年龄。老年人肺活量平均由4.76L 下降到 3.48L，通过呼吸排出的水分减少。肾脏是体液及渗透压调节的主要脏器，从 40 岁左右开始，肾脏的结构和功能逐渐发生退行性病变，由年轻人的 250～270g 降至 80 岁时的 180～200g，而丧失的主要是肾皮质，这就造成肾单位减少、可辨认的肾小球数量减少。不仅如此，70 岁后发生透明质化及硬化的肾小球也迅速增加。肾小球丛的分叶化丧失，减少了有效滤过面积；肾小管基底膜在老化中也出现增厚现象，上述原因导致功能性肾单位减少 1/3，有效肾血流量下降 47%～73%。随年龄增加，老年人的肾小管浓缩功能减弱，肌酐清除率下降 25%～70%。老年人由于肾小管对抗利尿激素的敏感性降低，尿浓缩功能减退，更容易产生脱水。由于抗利尿激素释放受抑制或髓袢溶质转运受损，稀释功能减退，老年人对水的负荷耐受性差，对合并心血管疾病或中枢神经系统疾病患者易导致肺水肿、充血性心力衰竭或脑水肿。老年人口渴中枢反应迟钝，尽管血浆渗透压浓度升高至 323mmol/L以上，很多老年人仍无口渴感，致使饮水量减少，容易引起脱水。老年人视上核及室旁核常发生肥大，对渗透浓度的反应较青年人敏感，在急性感染、创伤、手术后及精神打击下容易出现抗利尿激素过量分泌而引起水钠潴留。老年人肾素基础水平降低，对肾素的反应能力也下降，致使血浆醛固酮水平降低，导致远曲小管对钠的重吸收和钾的分泌功能障碍。随着年龄增长，肾小管上皮细胞 Na^+-K^+-ATP 酶数量减少，酶活性也降低，使肾脏的适应性调节能力降低。因此，老年人易发生低钠血症和高钾血症。老年人由于机体成分的改变，肺、肾脏及神经内分泌系统储备和代偿能力减低，其水分迅速排出的能力明显较年轻人差，易导致水电解质失衡。

三、体液容量及电解质失衡

　　细胞外液容量的维持，依赖于细胞外 Na^+ 浓度，机体 Na^+ 总量增加会导致细胞外液容量增加，而机体 Na^+ 总量减少则会导致细胞外液容量减少。老年人常见的体液容量失衡是容量欠缺，亦即脱水。各种疾病状态下都可发生，可引起血压下降、脏器灌注不足、血栓形成等严重心脑血管并发症，病死率较高。多种疾病可导致 Na^+ 丢失，体液容量减少，一般来说，Na^+ 的丢失会同时通过肾外和肾脏途径发生（表 1-13）。

表 1-13 Na^+ 丢失的肾外和肾脏原因

肾外途径丢失	肾脏途径丢失
经胃肠道丢失	**正常肾脏丢失 Na^+**
呕吐	利尿药
腹泻	肾上腺功能不全
鼻胃管引流	肾素分泌减少
肠瘘	
出血	
跨细胞丢失	**肾脏疾病丢失 Na^+**
急性胰腺炎	慢性肾疾病
肠梗阻	急性肾损伤应用利尿药期间
腹膜炎	梗阻解除后利尿
小肠梗阻	肾移植
胸腔积液	失盐性肾病
	小管间质性病变
经皮肤丢失	
大量出汗	
烧伤	
炎症性皮肤病	
囊性纤维化	

临床上体液代谢失调分为低渗性、等渗性和高渗性缺水三种类型。低渗性缺水往往发生于电解质（盐）丢失量超过水丢失量，电解质丢失过多导致血浆渗透压下降，水从细胞外液向细胞内液转移以保持渗透压平衡。等渗性不足时由于盐和水按比例丢失，例如每丢失 1L 的水，伴随 154mmol 的 Na^+ 和 154mmol 的 Cl^- 丢失，血浆渗透压不变，细胞内液和细胞外液之间没有水的转移。但是，等渗性缺水完全是从细胞外液丢失，从而导致容量不足，因

此，等渗性液体丢失更容易引起循环衰竭。高渗性缺水是水丢失量超过盐丢失量，血浆 Na^+ 和渗透压升高，水从细胞内液向细胞外液转移，饮水减少、出汗过多、血糖升高导致的尿排水排钠增加，均可以导致高渗性缺水。由于老年人肾脏浓缩功能与渴感差，最容易发生高渗性缺水。老年人发生高渗性脱水，一般当血钠浓度超过 160mmol/L 时才出现症状，其意识状态与高钠血症的程度相关，并伴肌肉无力。绝大部分神经系统症状和体征是由于大脑脱水和脑血管牵拉损伤造成的。急性发作时可表现为恶心、呕吐、昏睡、易激惹和虚弱，继续进展可导致惊厥和昏迷。高钠血症的治疗应与纠正原发病同步进行，治疗过程中应行血钠监测，并防止因纠正过度造成细胞水肿，导致严重神经功能损害。老年人高渗性缺水液体的计算与成年人略有不同，其计算公式如下：

缺失量（L）= 体重（kg）× 0.52（女性 0.42）×（血清钠 −140）/140

国外老年科住院患者低钠血症发生率为 10%～20%。低钠血症是指相对于钠，水的比例增大，可分为缺钠性低钠血症、稀释性低钠血症和消耗性低钠血症。老年住院患者中大多数是由于使用利尿剂引起，其他原因包括老年慢性肾上腺皮质功能减退、失盐性肾病、肝硬化等。由于中枢神经系统疾病、肺部疾病、恶性疾病或药物原因所致的抗利尿激素分泌失调综合征，可引起抗利尿激素的异常分泌，从而引起水分潴留，造成稀释性低钠血症。慢性消耗性疾病如晚期肿瘤、结核等可导致消耗性低钠血症。患者血清钠 > 125mmol/L 时，一般没有症状。低钠血症的主要表现在神经系统，且与低钠血症的严重程度和进展快慢有关。胃肠道症状，如恶心，可以是最早的临床表现，随后会出现头痛、打哈欠、精神倦怠、昏睡、烦躁不安、定向力障碍、共济失调。当血清钠 < 125mmol/L 时，反射会受到抑制，进展快的患者可出现癫痫发作、昏迷、呼吸停止、永久性脑损害，甚至死亡。在国外住院患者中老年患者高钠血症的发生率为 1.5%，病死率为 42%，主要原因为肾脏疾病、多发性骨髓瘤等导致肾脏浓缩能力下降、老年人口渴中枢敏感性降低、药物所致的意识或定向障碍以及因担心尿失禁而自主限制饮水等导致的水摄入不足。轻度高钠血症中，精神状态改变较为常见，如昏睡、意识模糊。严重高钠血症者，可以生癫痫发作或

昏迷。对于住院患者,治疗措施即为预防措施。

血钾（K^+）是人体细胞内主要的阳离子,细胞内钾的浓度为 140～150mmol/L,而正常血清钾的浓度为 3.5～5.5mmol/L。维持细胞内较高的钾浓度对很多细胞的功能至关重要,包括细胞生长、核酸和蛋白质合成、细胞体积的调节、pH 以及酶的激活等。所有动物细胞内的高钾浓度都是通过细胞膜上的 Na^+-K^+-ATP 酶维持,该酶的活性受多种激素影响。肾脏是排出钾离子的主要途径,通常来说,钾离子由尿排出,称为尿钾排泄,排钾情况与饮食摄入量相关。另一个途径是结肠,在肾功能下降的情况下,结肠的排钾能力增强。老年人体内钾总量及血清钾浓度均轻度下降,肾脏保钾能力也减低,因此很容易发生低钾血症。当伴有严重的细胞外液减少时,低钾血症的一系列临床症状有时可能很不明显,如脱水,但纠正缺水后,由于钾被进一步稀释,则可能出现低血钾的一些症状,无力、手足抽搐、痉挛、瘫痪、便秘、尿潴留等。体弱的老年患者,低钾症状不易识别,可依血钾浓度和心电图特征进行识别。老年人肾素-血管紧张素-醛固酮系统活性减低以及肾小球滤过率降低,发生高血钾的危险性增加,更容易发展为严重的高血钾症。老年人高钾血症常见于以下几种情况:消化道出血,红细胞破坏后释放的大量钾被吸收;补钾过多;酸中毒时,衰老的肾脏对酸中毒的反应缓慢,使血钾进一步增多;保钾利尿药可影响肾脏对钾的排泄。临床表现主要是高血钾对心肌、骨骼肌的毒性作用所引起的一系列症状,但其症状常被原发病或合并的其他电解质紊乱症状所掩盖,心电图改变和血钾浓度具有密切的相关性。对老年患者钾失衡的治疗应与病因治疗同步进行,否则难以获得好的治疗效果。

钙（Ca^{2+}）是体内含量最丰富的二价离子。70kg 的成年人含有 1.2～1.3kg 的 Ca^{2+}。其中 99% 以羟基磷灰石 $[Ca_{10}(PO_4)_6(OH)_2]$ 的形式贮存于骨骼,剩余的 1% 分布于牙齿、软组织、血清和细胞中。血清钙浓度为 2.25～2.75mmol/L。约半数的 Ca^{2+} 以离子形式存在,约 40% 的 Ca^{2+} 与蛋白质结合（主要是白蛋白）,剩余 10% 的 Ca^{2+} 与阴离子（磷酸根、碳酸氢根和枸橼酸根）结合。只有离子钙和与阴离子结合的 Ca^{2+} 才能在肾小球滤过,与蛋白质

结合的 Ca^{2+} 不能被滤过。只有离子钙具有生理活性，在细胞代谢功能中起重要作用，例如神经肌肉收缩、酶的活化、血液凝固和细胞生长。因此，低钙或高钙血症都可能导致严重的细胞功能障碍。老年人低钙血症多为慢性，原因为维生素 D 和钙缺乏，如食物摄入不足、阳光照射减少、胃肠功能减弱导致维生素 D 吸收不良，干细胞损害时维生素 D 不能转化为 $1,25-(OH)_2D_3$，慢性肾功能不全时影响 $1,25-(OH)_2D_3$ 在肾脏的合成，以及生长激素减少等因素，使体内总钙减少，骨骼系统趋于脱钙，导致骨质较年轻人疏松，但是肾小管吸收钙的功能似乎不受年龄老化的影响，从而能维持血清钙的相对稳定。低钙血症常见于急性坏死性胰腺炎、肾衰竭、胰腺及小肠瘘、甲状旁腺功能低下等患者。临床表现取决于低钙血症的严重程度及其发病持续时间。此外，相关疾病如碱性 pH、低镁血症和低钾血症，可能会导致低钙血症的症状和体征突然发作。通常，这些症状与神经肌肉系统、心脏和中枢神经系统有关，如肌无力与疲劳、口周和脚趾刺痛、Q-T 间期延长、心律失常、低血压、精神状态改变、易激惹等。高钙血症主要发生于甲状旁腺功能亢进症、肾衰竭、维生素 D 中毒、噻嗪类利尿药应用、维生素 A 过多等患者。高钙血症的症状和体征取决于 Ca^{2+} 水平升高的快慢和严重程度。根据血清 Ca^{2+} 水平，分为轻度（2.6～2.9mmol/L）、中度（3.0～3.5mmol/L）和重度（> 3.5mmol/L）高钙血症。轻度高钙血症在年轻人中可以没有症状，但在老年人中，由于先前存在神经和认知功能障碍，则会表现得较为明显。随着高钙血症严重程度的增加，肾脏和神经系统的表现恶化，可出现脱水、多尿、烦渴多饮、肾源性尿崩、嗜睡、昏睡、昏迷、神志不清等症状，甚至发展为肾衰竭并危及生命。

镁离子（Mg^{2+}）是人体细胞内含量第二的阳离子，仅次于 K^+。70kg 成年人体内大约含 25g 镁。其中，约 67% 存在于骨骼中，约 20% 存在于肌肉中，约 12% 存在于其他组织如肝脏等，仅有 1%～2% 存在于细胞外。血浆中，Mg^{2+} 以游离（60%）和结合（40%）的形式存在，约 10% 与 HCO_3^-、乳酸、枸橼酸、磷酸结合，30% 与白蛋白结合。仅游离和非蛋白结合形式的 Mg^{2+} 可经肾小球滤过。Mg^{2+} 在细胞代谢中起重要作用，参与多种酶的活化，如磷酸激酶、磷酸酶。Mg^{2+}-ATP 酶也参与 ATP 的水解，为多个离子泵供能。此外，Mg^{2+} 在蛋白合成和细胞容量调控中起重要作用。老年患者长期使用利尿剂、高血糖引起的高渗性利尿同时对镁在肾小管重吸收具有抑制作用，均可引起尿中镁排出量增多。频繁呕吐、腹泻及长期胃肠减压导致的胃液丢失、各种原因所致的低蛋白血症、长期摄入不足或营养支持时未予补充镁制剂均可导致低镁血症的发生。临床表现大部分与神经肌肉系统和心脑血管系统相关，如肌束震颤、反射亢进、心动过速、心肌收缩力减低。低镁血症与低钾或低钙血症的临床表现常不易区分，主要诊断依据为血清镁 < 0.75mmol/L。高镁血症是指血清中 Mg^{2+} > 1.125mmol/L，肾功能正常者并不常见。老年人由于肾功能随年龄增长而下降，或大量使用含 Mg^{2+} 的药物和维生素，更容易受到 Mg^{2+} 毒性的影响。高镁血症的临床表现与血清中 Mg^{2+} 水平相关，主要表现为恶心、呕吐、肌无力、心动过缓、低血压、呼吸麻痹，甚至心跳骤停等。

正常成年人每日需水量约 35ml/kg，但老年人多存在心功能不全、肾功能不全等特殊疾病，应依据具体情况适量限制和减少水摄入量，老年人每日需要的总水量约 30ml/kg。老年人术后引起的应激反应，以及由此而导致的抗利尿激素和醛固酮的分泌，体内出现水钠潴留的情况比青壮年、成年人明显且时间较长。一般术后 2 ~ 3 天无异常丢失时，水的日补给量不应超过 35ml/kg。老年人在腹泻、发热、疾病、感染或应用利尿剂、缓泻药等情况下会增加液体需要量，相反，液体过载常见于肾功能衰竭重症老年患者，此时，应限制液体摄入量。注意避免输液过量、过快而导致心力衰竭、肺水肿。临床医师应根据患者的具体情况、液体排出量及心肾功能等，对老年患者的液体输注予以调整。老年人钾、钠、镁、钙等元素的需要量与成年人相同，但老年人的肾脏功能减退，且经常合并充血性心力衰竭、高血压、肝硬化、肾脏疾病和代谢性骨病等，因此，在补充电解质时要考虑到这些因素。要重视对电解质平衡的监测，以调整入量。

（赵志威）

第八节 肠道微生态

人体是由自身细胞和微生物组成的超级生物体，在口腔、肠道、皮肤、泌尿生殖道和上呼吸道均存在大量微生物，这些微生物寄居在相应部位，形成相对稳定的群落，并与人体相互影响、相互作用，构成具有共生关系的统一体，称为微生态系统。其中，肠道是人体最庞大和最重要的微生态系统。肠道微生物不仅能激活和维持肠道生理功能，还与多种全身性疾病的发生发展密切相关，影响着人体健康。肠道微生态系统的核心部分是肠道菌群，肠黏膜结构及功能对系统的正常运行也有很大影响。

一、肠道微生物的组成与功能

（一）肠道微生物的组成

自出生后肠道微生物就开始在人体肠道定植，3 岁以后达到稳定水平，但肠道微生物会随着年龄、宿主生活环境、疾病状态等的改变而动态变化，并保持相对平衡。肠道微生物种类繁多，包括细菌、古生菌、真菌和病毒等。其中，肠道内细菌总数大约有 100 万亿个，重量可达 1 ~ 2kg，约占人体菌群的 78%，为人体细胞总数的 10 倍，主要由厚壁菌、拟杆菌、放线菌和变形杆菌 4 个门类的细菌组成。正常成年人肠道菌群主要（90% 以上）是专性厌氧菌（包括双歧杆菌属、拟杆菌属、消化球菌属、乳杆菌属、梭杆菌属等），另外还有兼性厌氧菌和需氧菌（包括肠球菌属、肠杆菌属、埃希菌属、克雷伯菌属等）。

根据对人体的影响，肠道中的细菌又可分为有益菌、中性菌和有害菌 3 类。

1. 有益菌 有益于人体健康的细菌，能够产生一些利于人体健康的物质如维生素、短链脂肪酸等，在维持肠道屏障、改善肠道环境、调节免疫、抑制有害菌生长方面发挥有益作用，主要包括乳酸杆菌、双歧杆菌、嗜热链球菌等。

2. 中性菌 肠道中数量最多的细菌，能够维持肠道菌群的结构，对人体并无害处，但在人体免疫力低下时，有些细菌可大量繁殖，成为机会致病菌，对人体健康造成危害，尤其是当它们通过血液循环扩散到身体其他部位时。

3. 有害菌 危害肠道健康的细菌，如果大量繁殖，会破坏肠道微生态系统的平衡。此外，有害菌还能分泌各种毒素，引起腹泻、呕吐、便秘等。肠道中的有害菌还可以通过血液循环到达身体其他部位，造成严重的感染，甚至危及生命。

（二）肠道微生物的生理功能

肠内正常菌群在维持肠道内环境稳定和调节人体多种生理功能方面具有重要作用，主要表现在以下几方面：

1. 营养作用 有益菌有利于宿主进一步吸收利用各种营养物质，它们可以在营养物质不足时通过优势生长的方式竞争性地消耗致病菌的营养素，还可利用其特有的某些酶类如半乳糖苷酶等弥补宿主消化酶的不足，帮助人体分解上消化道未被充分水解吸收的营养物质。肠道微生物还可以合成大部分水溶性 B 族维生素（如钴胺素、叶酸、生物素、烟酸、泛酸、吡哆醇、核黄素和硫胺素等）以及维生素 K。肠道细菌如拟杆菌和梭菌还可分解食物残渣中的碳水化合物和肠道上皮细胞分泌的糖蛋白，产生乙酸、丙酸和丁酸等短链脂肪酸，降低肠道 pH 值，从而促进钙、铁和维生素 D 的吸收。双歧杆菌还能将胆固醇转化成类胆固醇，降低血清胆固醇和甘油三酯，改善脂质代谢紊乱。

2. 生物屏障 肠道正常菌群与肠黏膜上皮细胞相互作用紧密结合，形成肠道的生物屏障，可阻止致病菌和条件致病菌接触肠道细胞。一些肠道有益菌如双歧杆菌、乳酸杆菌还可以产生多种抑菌物质抑制革兰氏阴性菌，产生的外糖苷酶可降解肠黏膜上皮细胞的复杂多糖，影响致病菌的定植，从而有效抑制肠内致病菌和有害菌，使肠道受病菌攻击的概率降低。此外，双歧杆菌、乳酸杆菌等有益菌产生的酸性代谢产物（如乙酸、乳酸和短链脂肪酸等）还能降低肠道局部 pH 值，产生具有广谱抗菌作用的物质如过氧化氢、细菌素等，抑制肠道致病菌及条件致病菌的生长，减少有害物质的产生，降低内毒素的作用，并且酸性物质对肠道有刺激作用，可促进肠蠕动将有害菌和有害物质排出体外。

3. 免疫作用　肠道黏膜表面的有益菌能够活化肠黏膜内的相关淋巴组织，使肠道分泌型免疫球蛋白 A（sIgA）合成增加，提高消化道黏膜的免疫功能。肠道存在有益菌的抗原识别位点，在淋巴集结上发挥免疫佐剂作用，诱导 T 淋巴细胞、B 淋巴细胞和巨噬细胞产生细胞因子，通过淋巴细胞再循环活化全身免疫系统，使机体特异性和非特异性免疫功能增强。

4. 内分泌调节　肠道菌群与内分泌系统可以相互作用，肠道菌群能直接或间接产生和分泌内分泌激素，并且受内分泌激素调节，影响宿主代谢、免疫和行为。研究发现，许多参与宿主激素（如肾上腺素、去甲肾上腺素、5- 羟色胺、多巴胺和褪黑素等）代谢的酶可能是从细菌的基因水平转移进化而来。儿茶酚胺能促进细菌对宿主组织的附着并影响细菌的生长和毒性，性激素如雌二醇和雌三醇可降低细菌的毒力。短链脂肪酸是肠道微生物代谢的核心产物，能调节胰高血糖素样肽 -1 和酪酪肽，而无菌小鼠肠道肽类激素（包括胆囊收缩素、胰高血糖素样肽 -1 和酪酪肽）分泌减少会影响营养素摄入和能量代谢。

5. 抗肿瘤作用　有益菌能够增强宿主的免疫功能，特别是可以激活巨噬细胞、NK 细胞和 B 淋巴细胞，促使这些细胞释放免疫活性物质如 IL-21、IL-26、TFN 和 IFN 等，从而发挥抑制肿瘤的作用。动物试验发现，在微生态被破坏的动物中，抗化学药物诱发癌症的能力远高于微生态正常的动物，微生态正常的动物抗辐射能力高于微生态被破坏的动物。肠道腐生菌在分解食物时可产生许多有害物质，如芳香族氨基酸降解产生的酸和对甲醛、色氨酸作用产生的甲基吲哚、胺、硫化氢等，这些都是潜在的致癌物质。肠道有益菌如双歧杆菌、乳酸杆菌能够转化和利用某些有害物质，减少有害物质在体内的积累，减少肝脏和血液毒性。厌氧棒状杆菌被发现可以激活人体内免疫细胞，提高吞噬能力，可抗癌抑癌。

二、肠道微生态失衡

受年龄、环境、饮食、用药和疾病等因素影响，人体会发生肠道微生态失衡。肠道微生态失衡，又称肠道菌群失衡，是指由于肠道菌群组成的改变、细菌代谢活性的变化或菌群在局部分布的改变而引发的失衡状态，主要表现为肠道菌群种类、数量、比例、定位转移（移位）和生物学特征上的变化。肠道微生态失衡可引起一系列病理生理改变，从而导致疾病。肠道微生态失衡与人类多种疾病的发生发展密切相关。

（一）肠道微生态失衡的影响因素

导致肠道微生态失衡的因素多种多样，主要如下：

1. 环境因素 研究者发现，与瑞典儿童相比，苏联时期的爱沙尼亚儿童存在更丰富的肠道菌群，说明环境因素对肠道菌群的数量和种类会产生影响。引起肠道菌群失衡的环境因素还有污染的大气和水源、房屋装修散发的甲醛、苯以及汞和铅等重金属污染等。

2. 饮食 机体摄入的食物进入消化系统以后，可直接改变肠道正常菌群的定植环境，影响其生长繁殖，从而影响肠道微生态的平衡。食物中的脂肪、氨基酸以及碳水化合物等营养物质会对肠道菌群的结构产生影响。素食者的肠道优势菌群为产气荚膜梭菌与多枝梭菌，而肉食者多为普拉氏梭杆菌。有些不健康的饮食结构会直接引起肠道微生态失衡。研究发现，高脂饮食可显著下调正常小鼠肠道内的双歧杆菌、大肠杆菌、真杆菌和类杆菌的菌群密度，但肠道菌群总密度却未见明显改变。长期摄入过多肉类或蔬菜、进食过多熏烤或油炸类食品以及腐败变质等被细菌污染的食物，会使肠道内的有益菌减少、有害菌增多、条件致病菌"变坏"，从而造成肠道菌群失衡。此外，肠道菌群的主要能量来源为食物中的膳食纤维，如果饮食中缺乏膳食纤维，肠道菌群将会被"饿死"，菌群的多样性显著下降，导致肠道菌群失衡。

3. 药物 服用抗生素、激素、细胞毒性药物、免疫抑制剂和抗肿瘤等药物都会对肠道菌群造成不利影响，引起菌群失衡，特别是长期使用抗生素的患者，肠道菌群失衡普遍发生。应用抗生素时，虽然致病菌的新陈代谢会受到影响，但人体内正常菌群中对抗生素敏感的细菌也会受到影响，使得菌群密度下调，而对抗生素不敏感的菌群则大量繁殖，成为优势菌群，引起微生态失衡，其中表现最灵敏的就是肠道菌群。任何形式的抗生素均会对肠道微生态产生影响，应用时间与微生态紊乱的程度呈正相关。

4. 精神因素　工作高度紧张繁忙、频繁参加酒宴应酬、过重的精神压力均会导致焦虑、抑郁等情绪，从而发生神经内分泌系统功能失调，肠道生理功能紊乱，肠道微生态失衡。

5. 疾病　人体是由多个器官和系统组成的协作统一体，作为功能单位的每一个器官的功能失调均会对整体产生影响，进而影响到内环境，间接对肠道微生态造成影响。除了肠道的急慢性感染、炎症性肠病等原发于肠道的疾病，全身性疾病如感染性疾病、恶性肿瘤、肝肾功能受损、代谢综合征和结缔组织病等慢性消耗性疾病也会引起肠道菌群失衡。例如肾病患者的肌酐、尿素氮水平增高，可影响肠道的消化吸收功能，肠腔内潴留的氨基酸和蛋白质刺激大肠杆菌大量增殖，从而出现肠道微生态紊乱；胆汁在肠道 pH 的调节中具有重要作用，并且胆汁内的胆盐具有肠道去垢作用，能有效抵抗肠道致病菌的定植，因此，当胆汁的分泌及排泄受到影响，会间接影响肠道 pH 和细菌的定植力，引发肠道微生态失衡。

6. 其他　癌症、放疗、化疗、胃肠道改道手术后、营养不良、免疫功能低下等均可导致肠道菌群失衡。

（二）肠道微生态失衡的表现

肠道微生态失衡在临床上可表现为腹泻、腹胀、便秘、腹痛和消化不良等，少数患者还伴有发热、恶心、呕吐、水电解质紊乱、低蛋白血症，严重者可出现休克。肠道微生态失衡按严重程度可分为三度。

1. 一度失衡　也称潜伏型微生态失衡，肠道菌群变化较轻，只能从细菌定量检查上发现菌群组成有变化，细菌总数正常或稍减少，无明显临床表现，去除病因后可自行恢复。

2. 二度失衡　也称局限微生态失衡，肠道细菌总数减少，出现多种慢性疾病的表现如慢性肠炎等，去除病因后无法自行恢复。

3. 三度失衡 也称菌群交替症或二重感染，肠道细菌总数极度减少，正常菌群被少数非定植菌群取代并过度增殖，肠道功能发生紊乱，病情急且重，需要积极治疗。多发生在长期大量应用抗菌药物、免疫抑制剂、激素、细胞毒性药物、射线照射后的患者，或患者本身患有恶性肿瘤、糖尿病、肝硬化等疾病。

（三）肠道微生态失衡的诊断依据

肠道微生态失衡的诊断依据主要包括：

1. 具有能引起肠道微生态失衡的原发性疾病。

2. 有肠道微生态失衡的临床表现。

3. 有肠道微生态失衡的实验室依据

（1）粪便镜检球 / 杆菌比值：缺乏正常参考值，建议采用康白标准（3 : 7）。

（2）双歧杆菌与肠杆菌（B/E）DNA 拷贝数的对数值：粪便定量 PCR 检测 B/E 值 < 1。

（3）粪便菌群培养或涂片：非正常细菌明显增多，甚至占绝对优势。

（4）粪便细菌指纹图谱等新技术检测可以明确肠道微生态改变。

（5）宏基因组测序技术分析肠道菌群变化。

（四）与肠道微生态失衡相关的疾病

肠道菌群的状况与机体的健康状态息息相关，当肠道菌群状况良好时，肠道微生态保持平衡，能够保证肠道的正常功能，保持身体的良好状态，产生正常的免疫反应；而肠道菌群状况不佳时，肠道微生态发生失衡，有害菌会产生毒素，可使人体的多个器官和系统发生疾病。

1. 肠易激综合征 肠易激综合征的特点之一是肠道微生态失衡。肠易激综合征患者肠道中促炎菌群如肠杆菌科等相对丰富，而乳酸杆菌和双歧杆菌相应减少，肠道菌群的多样性和稳定性降低。肠道微生态失衡引发肠易激综合征的机制是感染、炎症、饮食和药物等因素引起肠道紧密连接和通透性发生变化，导致肠道微生物发生改变，引起炎症细胞浸润、免疫细胞功能变化、细胞因子释放，从而造成肠易激综合征的发生或恶化。

2. 炎症性肠病 肠道菌群在炎症性肠病中发挥关键的致病作用。慢性炎症可改变肠道的氧化和代谢环境，从而引起微生态失衡。研究显示，结肠炎能刺激产生 γ- 干扰素，从而吞噬先天免疫细胞产生活性氧，这些活性氧最终形成无氧呼吸产物，而兼性厌氧菌可利用这些产物生长，导致菌群多样性下降，失调的菌群能促进真菌特别是念珠菌生长，引起甲壳质和 β 葡聚糖抗原呈递细胞激活辅助性 T 细胞 1（Th1），加剧炎症。

3. 慢性便秘 便秘患者的肠道内常出现专性厌氧菌减少，潜在致病菌和真菌增加，这些菌群变化可改变短链脂肪酸和 5- 羟色胺，引起胃肠动力障碍。

4. 胃部疾病 胃内除了幽门螺杆菌（属变形菌门），还可检测到拟杆菌门、放线菌门、梭杆菌门和厚壁菌门等多种细菌。幽门螺杆菌在慢性胃炎和消化性溃疡发病过程中的主导作用已受到重视，而研究发现链球菌属、奈瑟菌属、嗜血杆菌属、普氏菌属和卟啉单胞菌属在胃炎的发生发展中也可能起一定作用。幽门螺杆菌可能与其他种属细菌共同作用诱发胃癌。

5. 结直肠癌 研究发现，肠道微生物本身和其代谢产生的致癌物质可直接或间接地刺激肿瘤组织的发生。解没食子酸链球菌、脆弱拟杆菌和粪肠球菌与结肠癌的发生有一定相关性。作用机制可能是肠道菌群失衡引起肠壁通透性增加，导致细菌移位，引发慢性炎症，释放细胞因子和趋化因子，影响细胞内信号转导通路，从而激活癌基因或抑制抑癌基因。

6. 肝脏疾病 肠道菌群的紊乱与多种肝脏疾病相关。肝硬化患者存在不同程度的肠道菌群失衡，大肠杆菌等病原菌增加和小肠细菌过度生长。肠道菌群失衡引起肠壁通透性改变，使得内毒素和细菌进入门静脉循环，激活免疫，从而导致肝脏损伤及全身炎症。临床上除表现为菌群失调常见症状外，肝硬化症状也可加重，并可诱发内毒素血症、自发性腹膜炎、肝性脑病等并发症。此外，肠道菌群失衡还可引起脂质沉积和能量代谢紊乱，导致胰岛素抵抗，促进肠道乙醇合成、食物胆碱代谢和内毒素释放，对非酒精性脂肪性肝病的发生发展起促进作用。而在酒精性肝病患者中，摄入乙醇也可导致肠道微生态构成和代谢紊乱，促进内毒素生成，引起细菌 DNA 进入肝

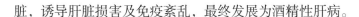

脏，诱导肝脏损害及免疫紊乱，最终发展为酒精性肝病。

7. 胰腺炎　发生急性胰腺炎时肠道微生态结构失衡，致病菌过度繁殖，肠道屏障功能破坏以及细菌或内毒素移位，使胰腺炎症状加重，出现重症胰腺炎概率增大。肠道微生态失衡是胰腺炎患者继发感染和死亡的重要因素。

8. 多器官功能衰竭　多器官功能衰竭是指机体在经受严重损害后，短时间内发生两个或两个以上器官功能障碍，甚至功能衰竭的综合征。肠道菌群失衡可导致细菌和内毒素移位，引发内毒素血症和内源性感染，由于是源自患者身体内部的感染，毒素来源难以切断，肝脏及肠道的白细胞系统处于激活状态，从而引起并促进炎症介质的瀑布反应，造成组织广泛损伤，导致多器官功能不全，甚至多脏器功能衰竭。

9. 代谢性疾病　肠道微生态在肥胖、糖尿病及代谢综合征等疾病的发生发展过程中起重要且复杂的作用。肠道微生物不仅影响人体对食物能量的吸收，还可通过调节机体能量存储、宿主基因表达、肠肽激素分泌、胆碱和胆汁酸代谢及调节内源性大麻素系统等机制引起肥胖、糖尿病及相关代谢性疾病。

10. 心血管疾病　三甲胺 N- 氧化物（trimetlylamine oxide，TMAO）是一种促动脉粥样硬化和促血栓形成的代谢物，由肠道菌群代谢富含胆碱、肉碱等营养成分的食物中的三甲胺产生，可以增加动脉粥样硬化前清除受体分化抗原 36 和清道夫受体 A 的表达，造成胆固醇在细胞内的堆积，进而引起动脉粥样硬化和相关心血管疾病的发生发展。

三、老年人的肠道微生态

人体的肠道菌群并非一成不变，其随着年龄的增长而变化。从婴幼儿时期双歧杆菌和乳酸菌作为优势菌属，发展为多种优势菌群共存的平衡稳定的菌群模式。但随着增龄，老年人肠道微生态的多样性和稳定性下降，分解蛋白质的细菌增加而分解糖的细菌减少；主要菌群丰度减少，次要菌群丰度增加；厚壁菌门与拟杆菌门的比值降低，乳杆菌和双歧杆菌的相对丰度逐渐减少，尤其是在 60 岁以后更明显。致病菌比例升高，益生菌比例降低，使得肠道的代谢吸收功能减弱、肠黏膜的修复屏障功能受损、免疫系统功能下降，全身性感染风险增加。肠道有益菌代谢产生的短链脂肪酸减少，后者可直接调节人体的代谢和吸收。

由于老年人饮食结构单一以及肠道功能退化、大肠肌纤维萎缩、肌层变薄、肌张力减低、便秘等改变，导致肠道菌群失衡，肠道微生态的稳定性下降。肠道菌群失衡，可启动或加重多种靶器官的功能障碍。

四、肠道微生态失衡的防治

（一）积极治疗原发病，纠正诱发因素

治疗肠道感染性疾病以及代谢综合征、结缔组织病等慢性疾病，改善肝脏和肾脏功能，避免滥用抗生素，保护肠道正常菌群。做好各种创伤的处理和围手术期的管理。原发病不治愈，肠道菌群失衡的发生难以防止，发生后也不易被纠正。

（二）调节人体免疫功能和营养不良状态

健康机体的原生菌能阻止外来菌的入侵，但机体如果处于饥饿、营养不良、免疫功能低下等状态，容易发生肠道菌群失衡。营养支持、提高机体免疫力对肠道微生态失衡的治疗有积极意义。

（三）调整饮食结构

合理饮食可以保护和调节肠道微生态。老年人由于咀嚼、吞咽以及消化能力减弱，导致饮食不均衡，膳食纤维的摄入不足。可溶性膳食纤维是有益菌的培养基，对维持肠道微生态的平衡具有极其重要的作用。多吃谷物、笋、薯类、芹菜等富含膳食纤维类食物有益于维持肠道菌群平衡。酸奶等人造含菌食品也可帮助调节肠道菌群，保证有益细菌的数量和分布。

（四）合理应用肠道微生态调节剂

微生态调节剂是利用对宿主有益无害的活的正常微生物或促进其生长的物质制成的制剂。根据作用机制不同，可分为益生菌、益生元及合生剂三类。

1. **益生菌** 又称微生态制剂，是利用对宿主有益无害的正常菌群制成的制剂。肠道微生态制剂被人体摄入后可附着于肠黏膜上，与有害菌竞争肠道黏膜的黏附点，抑制有害菌的生长与繁殖，促进肠道微生态平衡，调整紊乱的肠道微生态，调节肠道功能。目前常用的益生菌有乳酸杆菌、双歧杆菌、地衣芽孢杆菌、肠球菌、布拉氏酵母菌等。应用时需注意避免与敏感抗生素同时使用。

2. **益生元** 一类能选择性刺激宿主肠道内原有的一种或几种有益细菌生长繁殖和 / 或其活性的寡糖类物质，如乳果糖及果寡糖等，这些糖类不被人体消化和吸收，也不被肠道菌群分解和利用，只能被肠道有益菌如双歧杆菌、乳杆菌等利用，通过促进有益菌的繁殖，抑制有害细菌生长，从而达到调整肠道菌群的目的，并可降低血氨。

3. **合生剂** 是益生菌与益生元同时并存的制剂，服用后到达肠腔可使进入的益生菌在益生元的作用下，再行繁殖增多，使之更好地发挥益生菌作用。

目前，微生态调节剂在临床上已经广泛应用于炎症性肠病、肠易激综合征、急性感染性腹泻、抗菌药物相关性腹泻、便秘、肝硬化肝性脑病、代谢综合征和危重症患者等。

（冯景辉）

第九节　老年胃肠道疾病特点及营养需求

营养是机体摄取、消化、吸收和代谢食物，并利用食物中的营养素和其他对身体有益的成分构建组织器官、提供身体活动所需能量和调节各种生理功能，维持正常生长发育和防治疾病的过程。营养在人类的健康、疾病和长寿中起着重要作用。合理的营养可以减少疾病，增进健康，延长寿命。如何通过科学营养延缓衰老、防治各种老年病，从而促进老年人健康长寿和提高生存质量，是目前医学界重要的研究课题。随着年龄增长，老年人的胃肠道生理病理改变以及营养需求和成年人是有差异的，合理的营养支持对改善老年人营养状况十分必要，特别是对患有胃肠道疾病的老年人。

一、老年胃肠道生理性改变

随着年龄的增加，消化系统从结构到功能发生一系列衰老与退化性改变。这些变化不仅使老年人易发生消化系统疾病，同时又会影响老年人营养物质的摄取、消化、吸收及利用。临床中常把一些正常老化表现误诊为老年消化系统疾病，或将一些老年消化系统疾病误以为正常老化。随年龄增加，消化系统会出现如下改变：

（一）口腔

口腔在消化系统中的主要功能是通过咀嚼启动和进行初步消化，随着年龄的增长老年人可出现基础唾液分泌量的明显改变，非刺激性唾液分泌可能减少，但刺激性唾液分泌没有改变。约40%的健康老年人自觉口干。牙齿长期磨损，导致牙齿松动与脱落，牙龈萎缩。随着增龄，咀嚼肌出现萎缩，咀嚼力量明显减弱，尤其在牙齿全部脱落患者更加明显。由于口腔黏膜过度角化、增厚，舌乳头上的味蕾数减少，造成味觉的敏感性下降，从而导致老年人进食的兴趣和食欲下降，使食物变得乏味，在一定程度上限制了老年人摄食的种类。

（二）食管

老年人食管可出现收缩力下降、蠕动减弱、食管黏膜萎缩、食管下部括约肌张力减弱、松弛迟缓、排空能力下降及排空时间延长等。80岁以上老年人中约40%可出现食管运动功能异常，少数患胃肠道疾病的老年人可表现为胸闷、胸痛、进食哽咽、停滞感或其他进食困难表现，也可出现食物嵌塞食管等现象。

（三）胃

传统观念认为，老年人胃酸分泌减少及胃内 pH 值下降，但近年来有研究表明，大多数健康老年人仍保持胃酸分泌，胃酸分泌能力并不降低。胃蛋白酶的分泌也与年龄无关。但一些非酸性物质的分泌功能减弱，包括胃黏膜前列腺素含量下降，碳酸氢盐和黏液分泌减少，再加上老年人微血管硬化，这些改变削弱了胃黏膜的防御功能。同时，老年人胃黏膜萎缩变薄、变白，胃腺体组织萎缩，上皮细胞数量减少，胃黏膜老化，胃液分泌和胃黏膜血流量均减少，胃蠕动功能减退，同样的损伤后，老化的胃黏膜修复缓慢。因胃肠道蠕动功能减弱，老年人胃液体排空时间明显延长。上述的多种改变可导致胃内容物与胃黏膜直接接触增加，但因保护屏障减弱，使老年人更容易出现胃黏膜损伤，甚至发生溃疡及相应并发症。

胃炎分为 A 型胃炎（胃体胃炎）和 B 型胃炎（胃窦胃炎），在我国 B 型胃炎占绝大多数。B 型胃炎的主要病因是幽门螺杆菌（Hp）感染，因 Hp 感染后可刺激胃泌素分泌，而 B 型胃炎不累及胃底胃体的壁细胞，因此，B 型胃炎的老年患者胃酸分泌并不减少，甚至是增加的。但 Hp 感染在萎缩性胃炎的致病机制中起重要作用，萎缩性胃炎患者大多数存在既往或近期 Hp 感染。因老年人 Hp 感染易引起胃腺减少，最终进展为萎缩性胃炎，并且这种胃上皮细胞减少是不可逆的。

萎缩性胃炎会导致胃酸分泌减少，而胃酸减少和缺乏具有重要的临床意义。这种病理改变会导致一些依赖胃酸才能吸收的物质如铁和钙在胃酸缺乏时吸收减少。另外，胃酸最主要的功能之一是在酸性环境下抑制上消化道细菌生长。当胃酸缺乏时，细菌生长可引起腹部不适、呕吐、腹泻以及吸收不良，导致体重减轻。

（四）肠道

营养物质吸收的主要场所在小肠，老年人小肠表面积减少，吸收功能下降。患有胃肠道疾病的老年人功能受限，表现为对脂肪吸收的储备能力下降，当食用过多脂类食物时易发生脂肪泻。同时小肠刷状缘葡萄糖转运酶活性下降，从而导致小肠对葡萄糖的吸收功能下降。患胃肠道疾病的老年人对碳水化合物的吸收能力下降。有研究发现，老年人小肠黏膜上皮细胞胞浆中的 1,25- 二羟维生素 D 受体密度下降，表现为患胃肠道疾病的老年人对维生素 D 吸收减少，从而影响小肠对钙的吸收。另外，对维生素 B_{12}、叶酸及微量元素铜、锌的吸收均有减少。乳糖不耐受是由于体内缺乏乳糖酶，在小肠刷状缘乳糖酶活性明显降低，导致乳糖消化吸收障碍，饮用牛奶后出现腹胀、腹泻等症状。老年人群中普遍存在乳糖酶不足或缺乏尤在于胃肠道疾病患者，如果长期避免摄入这类乳制品，容易导致骨质疏松的发生。

随着年龄的增长，结肠黏膜萎缩，对水分的吸收下降，黏膜分泌减少，运动减慢，粪便在结肠通过时间延长，同时直肠壁弹性下降，肛门外括约肌张力下降，肛门内括约肌变薄，导致老年人易发生便秘。另一个便秘的机制主要为老年人结肠钙离子通道出现变化，同时合并肠肌层神经丛退行性改变，引起乙酰胆碱这种兴奋性神经介质减少，导致便秘发生。长期便秘，会伴有排便时腹压增高，而老年人结肠纤维蛋白弹性减低，因此老年人易患结肠憩室病。一部分结肠憩室病会出现憩室炎、出血甚至穿孔等严重并发症。此外，近期有研究发现，老年人结肠息肉的发病率上升，一部分会导致结肠癌。

（五）消化腺

老年人肝脏主要表现为肝脏体积变小、肝实质细胞减少、重量减轻、受损后代偿能力下降，肝细胞损伤后恢复缓慢；肝血流量减少；肝解毒功能下降，肝细胞色素 P450 酶活性下降，影响药物代谢，易引起药物性肝损害。肝功能减退，合成白蛋白能力下降，球蛋白含量相对增加，进而影响血浆胶体渗透压，出现水肿，同时由于老年胃肠道疾病患者消化吸收功能差，易引起蛋白质等营养物质缺乏。胆囊增龄性改变为胆囊及胆管弹力纤维和胶原纤维增生，胆道变厚，弹性下降，黏膜萎缩，胆囊常下垂，胆汁减少而黏稠，内含大量胆固醇，易发生胆石症和胆囊炎。随着年龄的增大，胰腺减轻，胰腺实质萎缩伴胰管扩张，腺泡间结缔组织增生。胰酶的分泌随年龄增长而减少，因胰酶中含多种消化酶、碳酸氢盐和离子，对消化食物起重要作用，因此老年人易出现消化不良。

（六）肠道血流

老年人内脏血流随着年龄增长而减少，导致内脏供血不足出现缺血缺氧。肠道供血不足的常见表现为腹痛。有研究显示，老年人肠道益生菌明显减少，其他细菌增多，可导致炎症性肠病的发生。

总之，由于健康老年人消化系统有强大的储备能力，只要摄取充足的营养物质，完全能够代偿，一般不会出现营养素缺乏。但当老年人患有全身性疾病或消化系统疾病时，胃肠功能储备减少而容易出现失代偿，发生消化功能异常及营养不良。对此，我们应积极找出病因并给予治疗，而不能笼统地归结于器官老化。

二、老年胃肠道疾病特点

胃肠道疾病在老年人群中比较常见，以下是老年胃肠道疾病的特点。

（一）多种疾病共存

患胃肠道疾病的老年人常同时合并心脏、大脑、肺、肾脏等重要脏器疾病，老年急性胃肠炎患者可出现频繁恶心、呕吐，常引起水、电解质及酸碱失衡，合并心脏疾病患者也可诱发心律失常、心绞痛，甚至出现休克，因此在处理老年消化道疾病时，应及早识别并发症，并给予及时正确的治疗，以防止多脏器功能衰竭的发生。

（二）药物的相互作用

因老年人的器官功能均有不同程度衰退，在药代动力学上，药物的代谢、吸收和排泄都存在一定障碍，使药物在机体内代谢时间延迟，长期使用可导致药物蓄积，严重可导致中毒，在用药方面应酌情减量或避免使用。

（三）病程持续较长

因消化系统疾病常呈慢性反复性发作，甚至迁延至老年，部分患者在进入老年期时才发病，常被忽视，当疾病恶化或出现并发症才发现。因老年人机体修复功能低下，胃肠道疾病恢复较年轻人慢。

（四）临床症状不典型

老年人由于胃肠功能减退，蠕动减慢，当出现上消化道病变时，可能无典型的恶心呕吐症状，呕血、黑便甚至便血等症状出现也较晚；另外老年人痛阈升高，对疼痛耐受力强，如果发生消化道溃疡穿孔、急性阑尾炎等引起的急性腹膜炎，都有可能不出现临床症状，或仅有轻微症状；因老年人感受器敏感性下降，患病后常缺乏典型的症状与体征，即使老年人合并严重感染，体温有可能并不升高，白细胞计数也有可能在正常范围内波动。

（五）易出现衰弱合并营养不良

患胃肠道疾病的老年人易出现食欲不振、进食和吞咽困难等问题，同时因发生胃肠道疾病，可能出现营养素缺乏，进一步增加衰弱风险。

三、老年营养需求及膳食对策

老年患者所需的能量，以老年人轻体力活动为例：60～64岁老年男性每日应供给能量 2 100kcal，女性为 1 750kcal；65～79岁老年男性每日应供给能量 2 050kcal，女性为 1 700kcal；80 岁及以上老年男性每日应供给能量 1 900kcal，女性为 1 500kcal。这表明，随着年龄的增长应减少能量的供给。一旦能量供给大于身体消耗就会导致脂肪堆积，造成肥胖，给身体健康带来危害。建议合理补充每日营养素比例：蛋白质 15%～20%、碳化合物 45%～60%、脂肪 20%～35%。

老年人能量需求既要满足基本的营养需求，又要避免营养过剩。营养素是指食物中可给人体提供能量、机体构成成分和组织修复及生理调节功能的化学成分。人体所必需的营养素有蛋白质、脂肪、碳水化合、矿物质、维生素和水，前三者称为宏量营养素，矿物质和维生素称为微量营养素。

（一）蛋白质

老年人由于体内细胞衰亡，蛋白质以分解代谢为主，对蛋白质的吸收、利用下降，所以低蛋白血症的发生率较高。而蛋白质又是构成机体组织细胞及血红蛋白、酶、激素、抗体等许多重要物质的成分，对老年人极其重要。当合并胃肠道疾病时，蛋白质摄入不足、伴有吸收障碍，易出现负氮平衡，所以低蛋白血症的发生率较高，器官蛋白质合成代谢与更新障碍，从而加重老年人器官的衰老。

老年人蛋白质的需要量为男性 65g/d、女性 55g/d。构成人体蛋白质的氨基酸有 8 种，鱼、肉、蛋、奶等动物蛋白及大豆蛋白质的氨基酸模式与人体

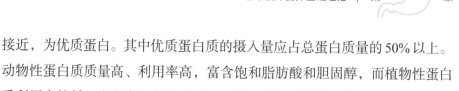

接近，为优质蛋白。其中优质蛋白质的摄入量应占总蛋白质量的50%以上。动物性蛋白质质量高、利用率高，富含饱和脂肪酸和胆固醇，而植物性蛋白质利用率较低，应注意蛋白质搭配。老年人肝、肾功能降低，大量蛋白质可能加重肝脏和肾脏的负担，建议蛋白质摄入不宜过多。合并肝、肾功能障碍的老年患者，更应严格控制蛋白质摄入量，监测氮平衡。

（二）脂类

老年人体内脂肪组织呈下降趋势。合并胃肠道疾病的老年人脂酶活性下降，胆汁酸减低，对脂肪的消化、吸收功能下降，摄入过多的脂肪不利于消化系统、心血管系统的健康，故应控制脂肪的摄入。脂肪供能应占全天总能量20%～35%，老年患者可适当补充脂肪乳剂，但需要量建议每公斤体重小于1g。胆固醇的摄取量每日应小于300mg。

脂肪的食物来源主要为各种植物油、动物脂肪组织以及肉类。因动物的瘦肉中也含有脂肪，如猪肉在非常瘦的状态下也有20%左右的动物脂肪，所以老年人食用肉类需适量。脂肪酸包括不饱和脂肪酸和饱和脂肪酸两大类。其中不饱和脂肪酸可以降低血清中胆固醇及其他脂类的含量，预防动脉粥样硬化，抑制血栓的形成。植物油中都含有多不饱和脂肪酸，特别是橄榄油、菜籽油，花生油和大豆油也各有益处。饱和脂肪酸在动物以及植物油脂中均存在，近年研究发现饱和脂肪酸能降低高密度脂蛋白和免疫功能，甚至有致癌与促衰老作用。因此提出，膳食中饱和脂肪酸、单不饱和脂肪酸和多不饱和脂肪酸的适当比例应小于1∶1∶1。

（三）碳水化合物类

碳水化合物是老年人所需热量的来源，主要由碳、氧、氢元素组成，亦称糖类化合物，包括单糖、双糖、低聚糖、多糖和无效碳水化合物如膳食纤维。碳水化合物主要以粮食为来源，在体内易转化为甘油三酯，致使血脂增高，引起老年人高脂血症、动脉硬化等疾病。如果碳水化合物摄入不足，尤其是易患胃肠道疾病的老年人对于碳水化合物的利用率低，为提供能量，会导致蛋白质分解增加，消耗体内蛋白质。因此，碳水化合物摄入比例宜控制在进食总量的45%～60%，其中单糖总量不应超过10%，建议单糖以果糖为宜。老年人的碳水化合物供给量应根据个体差异进行适当调整。合并肥胖的老年人应限制主食摄入，增加瓜果、蔬菜的补充。无肥胖的老年人，如果体力活动量较大，可适当增加主食供给量。老年人摄入的碳水化合物应以淀粉为主。同时，老年人的膳食中应注意供给一定量的无效碳水化合物，如膳食纤维和果胶，不易被吸收，能刺激肠道蠕动，改善老年人便秘症状的同时又可降脂和降低结肠癌的发生风险。膳食纤维建议不少于 25g/d。

（四）维生素

维生素在老年人的膳食中同样占有极为重要的地位。维生素既不参与构成人体细胞，也不为机体提供能量，但却是机体某些酶类的辅酶，对维持正常的生理功能、促进生长发育、调节及延缓衰老有极其重要的作用。虽然机体的生理需要量较少，但大多数维生素不能在体内合成，也无法在体内组织储存，必须经食物供给。维生素分为水溶性维生素与脂溶性维生素，目前认为人体必需维生素包括维生素 A、维生素 D、维生素 E、维生素 K、维生素 C、维生素 B_2、维生素 B_6、烟酸、泛酸、叶酸、维生素 B_{12}、胆碱、生物素。其中维生素 E 是抗氧化维生素，在人体抗氧化功能中起重要作用。老年人抗氧化能力下降，可增加非传染性慢性病的危险。由于老年人进食量减少，容易出现维生素摄入不足，故膳食搭配应多样化，多食用新鲜绿叶蔬菜和各种水果，以及粗粮、鱼、豆类及牛奶。

（五）矿物质

矿物质在人体内参与许多主要的生理活动，是生命必需元素，包括有机物质和无机物质，有机物质包括碳、氢、氧、氮，其余各元素均无机矿物质。矿物质又分为常量元素和微量元素，常量元素包括钙、磷、钾、钠、硫、氯、镁等七种。目前必需微量元素包括铁、锌、硒、碘、铬、铜、钼、钴。所有这些物质均不能在体内合成，只能通过食物供给。老年人对钙的利用和贮存能力降低，同时伴有维生素 D 缺乏，骨质疏松发病率增加，建议每日食物钙的摄入量 600mg，预防骨质疏松。因牛奶含钙量丰富且易吸收，建议老年人可适量饮用牛奶。患胃肠道疾病的老年人可出现钾离子的紊乱，钾离子异常可导致心律失常，膳食中每日钾摄入量建议 3 ~ 5g，瘦肉、豆类和蔬菜富含钾。老年人应适当限制钠盐，钠盐摄入量以每天 5～6g 为宜。另外某些微量元素，如锌、铬等对维持正常糖代谢也有重要作用。

（六）水和电解质

因老年人对脱水与失水的反应减低，失水 10% 会引起机体功能紊乱，失水 20% 即可威胁生命。老年人可因肠道增龄性改变而发生便秘，当患有严重胃肠道疾病时还可发生电解质紊乱，建议老年人每日饮水量以 1 500ml 左右为宜，饮水量与年龄无关。饮食中可适当增加粥类、汤类、蔬菜水果汁、白开水或清茶，既能补充相应的营养又能补充相应的水分。尽量避免睡前大量喝水，否则易影响夜间睡眠。

根据生理变化以及胃肠道疾病的特点，老年人所食用的食物要易于消化，饮食清淡，限制食盐、油脂等摄入，膳食制作以炖、蒸、煮为主，避免油炸。粗细应合理搭配，以补充机体内缺失的维生素、矿物质、膳食纤维，保证营养摄入的均衡。避免食用口味过重食物、生冷坚硬食物，减轻对胃肠道的刺激。食盐量大可影响心脏和肾脏功能，糖分过高易引起高血糖或肥胖。由于老年人的口腔增龄性改变，建议少量多餐，一次进食量不宜过多，一日可进餐 4～6 次，且饮食种类宜多样。结合老年人膳食结构特点，中国营养学会老年营养分会制定了中国居民平衡膳食宝塔，结合老年人的生理特点，把老年人膳食的原则转换成各类食物的重量，以便于老年人在日常生活中参照执行。老年人膳食宝塔共分为五层，最底层为谷类食物，细粮、粗粮、薯类比例 2：1：1，老年人平均每日吃 200～350g 谷类食物。蔬菜和水果为第二层，每日蔬菜量 400～500g，水果量 200～400g。肉、禽、蛋、鱼等动物性食物位于第三层，每日 150g。奶类和豆类食物为第四层，每日应饮用液态奶 300g，大豆类及坚果 30～50g。第五层塔顶是食盐和烹调油，每日食盐不超过 5g，烹调油 20～25g。膳食宝塔特别强调老年人每日至少饮水 1 200ml。老年人因其生理特点易出现营养不良，对老年人群进行膳食指导，减少老年人营养不良的发生，保证老年人营养摄入的均衡，有效维护老年人身体健康。

（杨 硕）

第

二

章

老年胃肠道疾病患者
营养风险筛查与评估

第一节 营养风险筛查

随着人口老龄化进程的加速，老年人的营养状况成为一个突出问题。自2002 年欧洲学者提出营养风险（nutrition risk，NR）这一概念以来，老年患者的营养状态与临床结局之间的关系日益受到科学界的重视。营养风险是指因营养因素对患者结局发生负面影响的风险。欧洲肠外肠内营养学会（European society for parenteral and enteral nutrition，ESPEN）指出，营养风险和临床结局密切相关，营养不良导致老年人易出现衰弱、跌倒、感染等不良事件，是影响老年住院患者预后的独立危险因素。早期筛查营养风险并及时干预是改善老年患者临床预后的重要措施。因此，ESPEN 和中华医学会肠外肠内营养学分会（Chinese society for parenteral and enteral nutrition，CSPEN）均建议对所有老年人应常规进行营养风险筛查，美国营养师协会也建议将营养筛查及评估纳入国家慢性疾病管理中，有助于老年人群体整体健康的改善。

营养筛查是利用简单、有效的工具对患者营养状况进行初步评价的过程。所应用的筛查工具应具有简便易行、适用范围广、有良好的临床有效性、最好具有循证医学基础等特点，可由多学科团队中的医生、护士、营养师、康复师及其他健康服务人员单独或共同协作完成。

一、营养筛查的概况

规范化的营养管理是一个连续的过程，包括营养筛查与评估、营养干预、监测、院外随访等多个环节。美国肠外肠内营养学会（American society for parenteral and enteral nutrition，ASPEN）和 CSPEN 均把营养筛查列为营养规范化诊疗的第一步，要求入院后 48 小时内进行营养筛查。

目前，医务工作者已日益重视营养风险的筛查，但对于选择何种筛查工具仍存疑惑。传统的老年人营养评定是通过对病史以及一系列临床指标进行采集而实现的。具体内容包括：①患者的基本情况，包括家庭构成、文化程度、宗教信仰、运动方式及频率等可能影响营养状况的一般信息，还包括是否患有影响营养状况的疾病，如肿瘤、慢性肺部疾病、肝硬化等。②进食情况，包括患者的饮食习惯、日常食物的种类、选择食物的自主性及近期饮食的改变等方面。一般采用 24 小时回顾法连续调查 3 ~ 7 天，以判断患者膳食入量状况。另外也应关注老年人的社会支持系统和精神心理状态，因老年人常常伴发痴呆、抑郁等疾病会导致其外出购物能力下降，从而影响老年人对食物的选择，进而影响营养的摄入。③体重及体成分测量，包括身高、体重、体重指数（body mass index，BMI）、上臂围、肱三头肌皮褶厚度等，这些测量简单且无创，是常被用于评估老年人营养状况的指标。需要强调的是，非自主性体重减轻是营养不良的一个强力信号，因此了解患者近期体重的变化情况非常重要。体成分测量一般为基于分子水平的二元模式，将人体大致分为脂肪组织和非脂肪组织进行测定。目前推荐使用的测定方法为多频生物电阻抗法。④实验室指标，包括血浆白蛋白、前白蛋白、血红蛋白等，持续的血浆白蛋白减低是提示营养不良的一个很好指标。⑤临床检查，通过体格检查来发现营养素缺乏的体征。

传统筛查方法的优缺点很明显。第一，通过询问病史可以了解老年人的一般情况，筛查出影响营养状况的因素，这一点非常实用，但耗时长，不适合门诊患者；第二，体成分测量等物理指标虽然是客观数据，但却因其操作复杂、缺乏老年人的参考值、易受身体有无水肿等因素影响，应用受限；第三，肱三头肌皮褶厚度、上臂围和上臂肌围等人体测量指标，缺乏中国正常参考值，加之测量误差较大，且与临床结局无确定关系，因此其临床应用价值不高；第四，实验室指标虽可反映老年人的营养状况，但单一指标如血清白蛋白、前白蛋白等均不能完全体现营养状态。因此传统营养评估方法的这些特点决定了其作为筛查工具的局限性，而实际工作中需要快速、敏感、特异、易用的筛查工具。

一段时间以来，营养风险筛查的实施状况不能令人满意，一方面是医疗机构对这项工作重要性的重视程度不够，另一方面是操作者并不了解应选用何种评价工具进行筛查。目前，这些问题正在逐渐解决，几种常用的工具已被国内外大量的研究证实可用于老年人的营养风险筛查。这些工具不仅可快速评估老年人的营养状况，且不需要进行实验室检查，主要包括：简易营养评定法简表（mini nutritional assessment-short form，MNA-SF）、营养风险筛查2002（nutrition risk screening，NRS2002）、老年营养风险指数（geriatric nutritional risk index，GNRI）等工具。《老年患者肠外肠内营养支持中国专家共识》建议，对老年患者首先利用快速简易筛查方法以发现患者是否存在营养不良或营养不良风险，并以此决定是否进一步进行全面的营养评估。

快速简易筛查实施简便，包含询问下述两个问题：是否有非意愿性体重下降？与平时体重相比，6个月内体重下降≥10%或3个月内体重下降≥5%；与平时进食相比，经口摄食量是否减少？答案如符合其中任意一条，就需要使用MNA-SF进行营养不良筛查或使用NRS2002量表进行营养风险筛查。

二、常用营养风险筛查工具

目前，在临床工作中应用的营养筛查工具有很多种，如主观全面评估（subjective global assessment，SGA）、营养不良通用筛查工具（malnutrition universall screening tool ，MUST）、MNA-SF、营养风险指数以及NRS2002等。它们各具特色，且具备简便易行、适用范围广、良好的准确性和特异性等特点，为各大权威指南及共识所推荐。下面就常用的几种筛查工具分别做简单介绍。

（一）主观全面评估

SGA是美国肠外肠内营养学会推荐的临床营养状况评估工具。其特点是以详细的病史与临床检查为基础，省略人体测量和生化检查。该量表简单、方便，能够节省时间，可由任何医疗护理专业人员在床边使用，并可检测出高营养风险，这些优点使SGA在临床上得到了一定程度的应用。但SGA作为营养风险筛查工具也有一定局限性，如SGA更多反映疾病状况，而非营养状况；且SGA侧重反映慢性或已存在的营养不良，不能及时反映患者营养状况的变化。同时，该工具是一个主观评估工具，不同评估人员得出的结论会存在一定误差，因此作为常规营养筛查工具并不实用。具体筛查内容详见本章第二节。

（二）简易营养评估

1. 简易营养评估 简易营养评估（mini nutritional assessment，MNA）是 1994 年由 Guigoz 等开发的一个专为老年人设计使用的营养评估工具，包含 18 个相关问题，由 4 部分组成：人体测量学指标、自我健康状况报告、饮食相关问题、临床健康状况。根据上述各项评分标准计分并相加，可进行营养不良和营养风险评估。MNA 结果以记分的形式表述，总分 30 分。得分 < 17 分为营养不良，17 ~ 23.5 分为具有营养不良风险，> 23.5 分为营养良好。MNA 经常既作为营养筛查工具又作为营养评估工具使用。MNA 快速、简单、易操作，一般 10 分钟即可完成，主要用于老年患者的营养评估。MNA 经过了大量标准效能和可靠性验证，尤其是多项在社区老年人群中展开的研究，结果显示 MNA 的敏感性和特异性均较高，目前 MNA 已广泛应用于全球老年人群的营养评估中。具体筛查内容见本章第二节。

2. 简易营养评定法简表 由于 MNA 条目繁多，不利于老年人记忆，2001 年 Rubenstein 等人将 MNA 量表进一步简化为 MNA-SF。MNA-SF 由完整版 MNA 中的 6 个问题组成。实际应用时第一步应用 MNF-SF 进行营养不良和营养不良风险的筛查，然后再参考 MNA 完整版进行营养不良评估。

MNA-SF 有两个版本，一个包含体重指数（BMI），另一个是当 BMI 难以测量时用小腿围替代 BMI。MNA-SF 筛查结果采取记分方式记录，得分 ≤ 11 分考虑有营养不良风险，12 ~ 14 分考虑营养状况良好。

MNA-SF 在实际应用时非常省时方便，与 MNA 相比，MNA-SF 与患者的死亡率有更高的相关性。但与营养评估工具对比，MNA-SF 特异性较差（见表 2-1）。

表 2-1　MNA-SF

	0分	1分	2分	3分
近 3 个月体重丢失	> 3kg	不知道	1 ~ 3kg	无

续表

	0分	1分	2分	3分
BMI/(kg·m⁻²)	< 19	19 ~ 21	22 ~ 23	> 23
近3个月有应激或急性疾病	是		否	
活动能力	卧床或坐轮椅	能活动、但不愿意	外出活动	
精神疾病	严重痴呆抑郁	轻度痴呆	没有	
近3个月有食欲减退、消化不良、咀嚼吞咽困难等	食欲严重减退	食欲轻度减退	食量没有改变	
患者得分:(　　)分				
结果:正常营养状态(12 ~ 14 分),营养不良风险(8 ~ 11 分),营养不良(0 ~ 7 分)				

注:针对卧床或昏迷等体重指数难以测量的患者,可用小腿围替代体重指数。测量方法:仰卧位,屈膝90°,充分暴露被测部位,选小腿最粗部位测量,在该处的上下两侧再做测量,精确到0.1cm。计分方法:小腿围 < 31cm 计 0 分,小腿围 ≥ 31cm 计 3 分。

(三)营养不良通用筛查工具

MUST 由英国肠外肠内营养协会多学科营养不良咨询小组开发,该工具主要用于蛋白质-热量营养不良及其风险的筛查,强调的是对营养不良的敏感性,能更有效地识别营养不良患者。MUST 还可预测老年住院患者的病死率和住院时间,即使是无法测量体重的卧床老年患者,MUST 也可进行筛查。该工具的优点在于易于操作和快速完成,一般可在 3 ~ 5 分钟内完成,并适用于所有住院患者和不同医疗机构,适合不同专业人员使用,如护士、医生、营养师、社会工作者和学生等,适合不同年龄段人群营养不良及其发生风险的筛查。

但 MUST 也有几点不足之处:① MUST 在临床使用过程中完成率低;②体重指数测量和计算复杂,对于老年人来说更是如此,而且其中针对老年人体重指数的界值偏低;③ MUST 包含了一定量的主观指标,在一定程度上影响了评估的准确性。作为新近发展起来的营养风险筛查工具,需进一步研究证明其预测性和有效性。

操作方法及标准　MUST 包括 3 个方面评估内容:体重指数(BMI)、体重变化、疾病所致进食量减少,通过 3 部分评分得出总分,分为低风险、中风险、高风险三级。

MUST 评分标准将 BMI 分为 3 级：> 20kg/m², 18.5 ~ 20kg/m², < 18.5kg/m²，三者分别评 0 分、1 分、2 分；过去 3 ~ 6 个月体重下降程度分为 3 级：< 5%、5% ~ 10% 和 > 10%，分别评 0 分、1 分、2 分；如果由于疾病原因导致近期禁食时间可能不少于 5 天，加 2 分。将以上分数相加，0 分为低营养风险状态，需定期进行重复筛查；1 分为中等营养风险状态；2 分为高营养风险状态；> 2 分表明营养风险较高，需要由专业营养医师制定营养治疗方案。具体评分见表 2-2，临床评价及处理见表 2-3。

表 2-2　MUST 评分标准

评分项目	分值		
	0 分	1 分	2 分
BMI/(kg·m⁻²)	> 20	18.5 ~ 20	< 18.5
过去 3 ~ 6 个月体重下降程度	< 5%	5% ~ 10%	> 10%
疾病原因导致近期禁食时间			≥ 5d
合计总评分			

表 2-3　临床评价及处置指引

评分	处理	复查
0 分(低风险)	常规处理：无需营养干预	医院：每周一次 护理院：每月一次 社区：每年一次
1 分(中风险)	观察处理：连续 3 天记录饮食及液体摄入量，必要时给予饮食指导	医院：每周一次 护理院：每月一次 社区：每 1 ~ 6 个月一次
≥ 2 分(高风险)	治疗：营养师会诊，先普通食品，后强化食品或补充性营养支持，监测、评估治疗计划	医院：每周一次 护理院：每月一次 社区：每月一次

（四）营养风险指数

1. 营养风险指数　营养风险指数（nutritional risk index，NRI）是美国

退伍军人协会肠外营养研究协作组于 1991 年开发的，主要用于临床腹部大手术和胸外科术前患者全肠外营养支持效果的评价。根据血清白蛋白浓度，体重减少百分比进行营养风险评估。NRI 的敏感性和特异性很好，可预测患者的并发症、病死率和住院时间。

2. 老年营养风险指数　GNRI 是由营养风险指数衍生而来的专门针对老年人的营养筛查工具，而营养风险指数主要针对年轻人群。

无论是 SGA，还是 MUST 和 MNA 的营养不良筛查，均含有部分主观指标。尤其 MNA 量表的内容多达 18 项，工作人员很难在短期内快速完成评估。而 GNRI 是一种基于体重、身高和血清白蛋白水平的非常简单、客观的评估方法，可以在电子病历系统中自动计算。其优点是可操作性良好、不需要特别仪器设备、不需要搬动患者、比较切合临床实际、有利于临床推广、有利于及时发现老年患者的营养风险。GNRI 计算公式如下：

GNRI=[1.489× 血清白蛋白（g/L）]+[41.7×（体重 / 理想体重）]。

其中理想体重使用 Lorentz 公式计算如下（身高单位 cm）：

男性理想体重=身高–100–[（身高–150）/4]

女性理想体重=身高–100–[（身高–150）/2.5]

GNRI 结果分为：重大风险（得分 < 82 分）、中度风险（82 ≤得分 < 92 分），低度风险（92 分≤得分≤ 98 分）、无风险（得分 > 98 分）。经对 GNRI 进行营养不良标准效度研究，显示 GNRI 的敏感性 95%，特异性 67%，GNRI 与体重指数、上臂围、小腿围及血清白蛋白相关。

（五）营养风险筛查 2002

NRS2002 是 ESPEN 于 2002 年提出并推荐使用的营养筛查工具。该工具是迄今为止唯一以 128 个随机对照研究作为循证基础的营养筛查工具，信度和效度在欧洲已得到验证。包括四个方面的评估内容，即人体测量、近期体重变化、膳食摄入情况和疾病的严重程度。NRS2002 评分由三部分构成：营养状况评分、疾病严重程度评分和年龄调整评分（若患者 > 70 岁，加 1 分），三部分评分之和为总评分，总评分为 0 ~ 7 分。若 NRS2002 的评分≥ 3 分，可确定患者存在营养不良风险。NRS2002 突出的优点在于能预测营养不良的风险，并能前瞻性地动态判断患者营养状态变化，便于及时反馈患者的营养状况，并为调整营养支持方案提供证据，这是其他方法所缺乏的。有研究显示，应用 NRS2002 能发现存在营养风险的患者，给予营养支持后，临床预后优于无营养风险的患者，改善临床结局，如缩短患者住院时间等。NRS2002 简便、易行，能进行医患沟通，通过问诊的简便测量，可在 3min 内迅速完成。因无创、无医疗耗费，故患者易于接受。

NRS2002 是一种非特异性营养风险筛查工具，适用于一般成年住院患者及老年患者，目的是及时发现存在的或潜在的营养风险患者。具体操作步骤分初筛和终筛两部分，见表 2-4 和表 2-5。

表 2-4 NRS2002 住院患者营养风险初筛表

筛查项目	筛查情况	
BMI < 20.5kg/m^2	是（ ）	否（ ）
过去 3 个月是否有体重丢失	是（ ）	否（ ）
过去一周是否有饮食摄入减少	是（ ）	否（ ）
是否有严重疾病（如接受强化治疗、ICU）	是（ ）	否（ ）
如果有任何一项筛查情况为"是"，进入第二步营养监测 如果所有筛查情况均为"否"，每周复查 如果患者需做大手术应考虑预防性营养支持		

表 2-5 NRS2002 营养筛选复筛表

营养受损状况		疾病严重程度	
目前评分	营养状况（请勾出）	评分	患者营养需要（请勾出）
没有（0 分）	正常营养状况	没有（0 分）	正常营养需要量
轻度（1 分）	□3 个月内体重丢失 > 5% □在之前的一周中摄入量为正常的 50% ～ 75%	轻度（1 分）	臀部骨折□ 慢性疾病伴随急性并发症□ 肝硬化□　COPD□ 长期血透□ 糖尿病□ 肿瘤□

续表

	营养受损状况		疾病严重程度	
中度 (2分)	□2个月内体重丢失 > 5% □BMI 为 18.5 ~ 20.5kg/m² 　及一般状况差 □在之前的一周中摄入量 　为正常的 25% ~ 50%	中度 (2分)	大的腹部手术□ 脑卒中应激状况□ 血液系统的恶行肿瘤□	
重度 (3分)	□1个月内体重丢失 > 5% □BMI < 18.5kg/m² 及一 　般状况差 □在之前的一周中摄入量 　为正常的 25% ~ 50%	重度 (3分)	头部损伤□ 骨髓移植□ ICU 患者□	
年龄:如果 ≥ 70 岁者,加 1 分				
营养评分 + 疾病评分 + 年龄评分 = 总分			患者总分( )分	
其总分 ≥ 3 分,患者有营养风险,需要进行营养治疗;总分 < 3 分,每周要重新筛查,如患者被安排大手术,则要考虑预防性的营养治疗计划				

　　营养不良以及营养不良风险在临床上普遍存在,需要一种合适的营养风险筛查方法用以指导患者的营养支持治疗。NRS2002 作为迄今为止唯一一个有循证基础的营养风险筛查工具,在欧洲已经大规模应用,在国内也有相关研究证明其大规模应用于临床筛查的可行性。有代表性的是中华医学会肠外肠内营养学分会主持的中国首次大城市大医院住院患者应用 NRS2002 进行营养风险筛查,对大城市三级甲等医院 15 098 例住院患者进行筛查的报告显示,结合中国人 BMI 正常值,NRS2002 适用于 99% 以上的住院患者。这一结果显示了 NRS2002 作为营养风险筛查工具适用性广的特点。

　　NRS2002 的不足之处在于患者因卧床无法测量体重,或有水肿、腹水等影响体重测量,以及意识不清无法回答评估者的问题时,该工具的使用会受到限制。同时,使用者也须经过一定的培训。近年国外的一些研究显示,不经过培训的使用者得到的结果信度较低。因此,推荐 NRS2002 的使用者须进行专门培训。NRS2002 作为营养风险筛查工具强调的是存在营养风险的特异性。大量的研究显示,NRS2002 的敏感性较低（48.1%）而特异性较高（87.3%）。

（六）简化的营养食欲问卷

简化的营养食欲问卷（simplified nutritional appetite questionnaire，SNAQ）是在食欲量表基础上派生出来的，主要用于评定社区人群体重减轻的风险。SNAQ 由 4 个问题组成，分别关于食欲、味觉、饱腹感以及进食的频率。每个问题的回答有从"非常差"到"非常好"的选项（表 2-6）。

表 2-6 营养评价问卷简表（SNAQ）

评分项目	分值				
	A	B	C	D	E
食欲状况	非常差	差	一般	好	非常好
进食中何时出现饱腹感	进食几口就出现	吃到餐食的 1/3 时	吃到餐食的 1/2 时	基本吃光餐食时	很少觉得有饱腹感
对食物的味觉	非常差	差	一般	好	很好
正常的进餐数量	每日少于一餐	每日一餐	每日两餐	每日三餐	每日三餐以上

注：A=1 分，B=2 分，C=3 分，D=4 分，E=5 分；评估结果以评分方式表述，总分 20 分，得分 ≤ 14 分时可以预测老年患者未来体重下降，表示 6 个月内有很大风险体重减轻至少 5% 以上。

有研究者对住院 / 社区的年龄 ≥ 65 岁老年患者以 MNA 为参照进行标准效度验证，SNAQ 筛查营养不良的敏感性和特异性分别是 71% 和 74%。以体重下降为参照对 SNAQ 进行内容效能验证，研究显示如果以体重下降 5% 为参照，SNAQ 的敏感性 81%，特异性 76%；以体重下降 10% 为参照，SNAQ 的敏感性 88%，特异性 84%。未来对 SNAQ 效能的验证还需要大量的研究。

三、老年营养筛查的指导性意见

营养是老年人的基础性问题，涉及临床多个学科，由于生理、心理、经济、社会等因素，老年人的营养风险显著增加，是影响临床预后的独立危险因素，诊断不及时可能会继发严重的不良后果。故需采用合适的营养筛查工具评估患者的营养状况，及时给予营养支持治疗，以改善临床结局。实践中老年人营养不良常被低估，诊断率低，针对营养不良的干预不足。

现有的筛查工具和评估工具各有特点，每种工具针对不同环境中老年患者的效度验证仍需大量的临床试验证实，不同的疾病状态可能需要不同的营养评估工具。一项纳入83项研究、32种筛查工具的Meta分析显示，每一种筛查工具都有其优势和不足，没有一种单一的筛查工具适用于所有患者，其中MUST适用于所有成年人，MNA-SF对老年人更加适用，NRS2002和MUST能够较好地预测成年患者的临床预后（住院时间、病死率、并发症等）。临床常用的营养筛查工具及特点见表2-7。

表2-7　临床常用的营养筛查工具

筛查工具名称	适用对象	优点	不足
微型营养评估-简化版（MNA-SF）	老年人 社区人群	省时方便；与患者死亡率有更高的相关性；可作为MNA的初筛试验	评价指标不够全面；敏感性低；漏诊率高
营养不良通用筛查工具（MUST）	用于筛查成人患者 适用于不同医疗机构 适用于所有的住院患者	简单快速；适用范围广；对老年住院患者的病死率和住院时间有较高的预测价值	特异性和针对性相对较弱；完成率低；计算复杂
简化的营养食欲问卷（SNAQ）	评定社区人群体重减轻的风险	简短、易行	效度有待验证
老年营养风险指数（GNRI）	专为老年人设计 适用于住院老年患者	简单、客观、可操作性良好；适用于住院老年患者的营养状况分类和营养相关并发症的识别	会因患者的水肿情况和应激对患者血清白蛋白浓度的影响而使其应用受限
营养风险筛查2002（NRS2002）	住院患者	可预测营养不良的风险；前瞻性地动态判断患者营养状态变化，为调整营养治疗方案提供依据	使用者需要经过培训

因此，临床上进行营养风险筛查时，应根据被筛查对象的实际情况及所在医疗机构的实际条件选择适当的筛查工具。及早使用合理的营养筛查工具对老年人进行营养筛查，并针对存在营养风险的患者积极进行必要的营养干预治疗，对改善患者的预后非常重要。

近几年，国内外多个指南给出了营养风险筛查的指导性意见。其中，2016 年美国肠外肠内营养学会和欧洲代谢与临床营养学会等就如何进行营养不良诊断形成初步共识，认为营养不良诊断应基于营养筛查为前提，指出患者近期体重下降是最重要指标。2018 年全球（营养）领导人制定的营养不良诊断标准共识（GLIM）确定了营养不良诊断两步法。第一步需使用经过临床有效性验证的筛查工具进行营养筛查，明确患者是否有营养风险或营养不良风险。目前欧洲肠外肠内营养学会推荐的筛查工具包括应用于社区人群的营养不良通用筛查工具，针对住院患者的 NRS2002 以及主要应用于老年人的 MNA-SF。中华医学会肠外肠内营养学分会诊疗指南中，推荐应用NRS2002 作为住院患者的营养筛查工具。中华医学会肠外肠内营养学分会老年学组的老年住院患者营养支持专家共识同时推荐 NRS2002 及 MNA-SF 作为老年患者的营养筛查工具；建议对所有老年人，包括超重和肥胖者，无论其病因如何，均应常规进行营养筛查，明确是否存在营养不良或营养不良风险；建议所有预期生存期 > 3 个月的老年住院患者都应接受营养筛查；对存在营养风险的老年人，推荐从疾病严重程度、进食情况、实验室检查、体重及体成分测量、老年综合评估等方面，对患者营养状况进行全面评估，并对营养不良老年人进行个体化营养干预，有助于预防和避免不良预后。

（邰　旭）

第二节 营养评估

我国人口老龄化趋势越来越明显，老年患者的比例不断增加，其中有近一半患者存在营养不良或营养不良风险。营养不良会造成住院时间延长、增加患者病死率及医疗费用等。因此，对老年患者进行合理地营养筛查、评估，并及早针对其影响因素进行干预，可明显改善患者的预后，提高患者的生存质量。

为了减少老年患者因营养不良导致的一系列医疗问题，中华医学会老年医学专业分会组织专家制定了"老年医学科临床营养管理指导意见"，旨在提高临床医生对老年住院患者营养不良及营养风险的认识水平，规范临床实践，正确实施营养支持，进而改善患者的临床结局，其中对老年患者的营养评估给出了明确的指导和建议。

一、营养评估的定义及现状

营养评估是指通过人体测量、实验室检查及多项综合营养评定方法等手段，判定机体营养状况、确定营养不良程度，其临床意义在于通过客观指标判断患者是否需要进行营养干预，并对临床营养支持的疗效进行跟踪观察。在临床工作中，营养筛查通常是对患者进行营养评定的第一步，通过NRS2002、MNA-SF、MUST等工具量表快速筛查出患者是否存在营养风险及营养不良风险。营养评估是在营养筛查的基础上对患者营养状况的进一步评定，主要方法包括病史采集、体格检查、生化指标检测、人体数据测量、工具量表等。目前国际上多个指南对营养评估进行了明确要求，例如欧洲肠外肠内营养学会（ESPEN）营养评估指南建议医护人员按以下步骤对住院患者进行营养评估：①入院早期即开始营养评估；②如果评估结果为阳性，即提示患者存在营养不良风险，应及时制定个体化营养支持方案；③在营养评估和干预过程中必须完成相关临床指标的监测工作，动态观察营养支持的效果；④应及时告知患者、家属及其他医护人员营养评估结果。

我国于 2017 年制定了《老年人营养不良风险评估》的国家卫生标准，其参考了临床营养风险筛查方法和全国居民营养健康监测数据，遵循科学性、系统性、循证性、可操作性的原则，同时注重与国际标准协调，结合中国老年人群的具体情况，适用于老年人群的营养不良风险评估。评估标准以客观指标为主，具有可操作性、规范化、标准化的特点。评估标准分为三个部分，基本情况、初筛和评估（表 2-8），如果初筛提示无营养不良风险则无需进一步评估，这样可以最大限度地提高筛查效率。该标准主要适用于社区老年人群，对疾病相关因素的评估较为笼统。因为老年住院患者生理、心理适应能力下降，营养不良风险因素复杂多变，所以必需结合老年住院患者的特点，从不同角度构建营养不良风险评估系统。

表 2-8 老年人营养不良风险评估表

基本情况					
姓名		年龄 / 岁		性别	
身高 /m		体重 /kg		体重指数（BMI, kg/m²）	
联系电话					
初筛					
	0 分	1 分		2 分	3 分
1. BMI/(kg·m⁻²)	BMI < 19 或 BMI > 28	19 ≤ BMI < 21 或 26 < BMI ≤ 28		21 ≤ BMI < 23 或 24 < BMI ≤ 26	23 ≤ BMI ≤ 24
2. 近 3 个月体重变化 /kg	减少或增加> 3	不知道		1 ≤减少≤ 3 或 1 ≤增加≤ 3	0 <减少< 1 或 0 <增加< 1
3. 活动能力	卧床	需要依赖工具活动		独立户外活动	–
4. 牙齿状况	全口 / 半口缺	用义齿		正常	–
5. 神经精神疾病	严重认知障碍或抑郁	轻度认知障碍或抑郁		无认知障碍或抑郁	–
6. 近 3 个月有无饮食量变化	严重增加或减少	增加或减少		无变化	–
总分 14 分，< 12 分提示有营养不良风险,继续以下评估；≥ 12 分提示无营养不良风险,无需以下评估					

评估				
	0 分	0.5 分	1 分	2 分
7. 患慢性病数 > 3 种	是	–	否	–
8. 服药时间在 1 个月以上的药物种类 > 3 种	是	–	否	–
9. 是否独居	是	–	否	–
10. 睡眠时间	< 5h/d	–	≥ 5h/d	–
11. 户外独立活动时间	< 1h/d	–	≥ 1h/d	–
12. 文化程度	小学及以下	–	中学及以上	–
13. 自我感觉经济状况	差	一般	良好	–
14. 进食能力	依靠别人	–	自主进食稍有困难	自主进食
15. 一天餐次	1 次	–	2 次	3 次及以上
评估				
	0 分	0.5 分	1 分	2 分
16. 每天摄入奶类；每天摄入豆制品；每天摄入鱼/肉/禽/蛋类食品	0 ~ 1 项	2 项	3 项	–
17. 每天烹调油摄入量	> 25g	–	≤ 25g	–
18. 是否每天吃蔬菜水果 500g 及以上	否	–	是	–
19. 小腿围	< 31cm	–	≥ 31cm	–
20. 腰围　男	> 90cm	–	≤ 90cm	–
女	> 80cm	–	≤ 80cm	–
小腿围 / cm		腰围 /cm		

年龄超过 70 岁总分加 1 分，即年龄调整增加的分值：0 分，年龄 < 70 岁；1 分，年龄 ≥ 70 岁
初筛分数（小计满分 14 分）： 评估分数（小计满分 16 分）： 量表总分（满分 30 分）：

注：a）若初筛总分 ≥ 12 分提示无营养不良风险，无需评估；

　　b）若初筛总分 < 12 分提示有营养不良风险，需继续评估；

　　c）若营养不良风险评估总分（初筛 + 评估）≥ 24 分，表示营养状况良好；

　　d）若营养不良风险评估总分（初筛 + 评估）< 24 分，当 BMI ≥ 24kg/m² （或男性腰围 ≥ 90cm，女性腰围 ≥ 80cm）时，提示可能是肥胖 / 超重型营养不良或有营养不良风险；

　　e）若营养不良风险评估总分（初筛 + 评估）为 17 ~ 24 分，表示有营养不良风险；

　　f）若营养不良风险评估总分（初筛 + 评估）≤ 17 分，表示营养不良。

　　老年住院患者常伴有痴呆、脑卒中等神经系统疾病，并可能存在不同程度的认知功能障碍，因此无法配合复杂的营养评估。同时，部分老年患者常合并躯体功能障碍，无法准确获得其体重、身高及体重指数等客观身体数据，导致营养评估存在一定的困难。此外部分医务人员对老年患者营养评估、治疗的认识不足，易导致其只关注患者的基础疾病治疗，而忽略营养治疗，增加营养不良的发生率。目前学术界尚未形成营养不良的标准定义和统一诊断标准，为了明确有无营养不良或危险因素，需要对患者进行全面的营养评估，但限于人力和财力等因素，进行综合、全面的营养评估难度较大，能否借助更具可操作性的营养筛查和评估量表完成诊断成为亟待解决的问题。因此医务人员应关注老年患者营养相关问题，开展正确的营养筛查和评估，了解患者的营养状况、明确营养需求，为实施科学的营养干预提供依据。

二、营养评估的内容

　　全球各地营养学会或中心发布了很多针对老年住院患者营养评估相关的方法和工具量表，但研究人员尚未对住院患者营养不良以及营养风险的最佳评估标准达成统一意见。目前没有任何一种独立的营养评估方法可以判断患者的营养状况，需要结合主观和客观指标进行综合营养评估，包括患者的饮食、病史、临床状况、体格检查、人体测量结果、实验室数据等。营养状态的评估应与病情、治疗效果、体力状态及生活质量评估同时进行。

（一）膳食调查

一般通过前瞻性和回顾性方法进行膳食调查，了解患者每日营养素的摄入量，包括膳食结构、饮食习惯、饮酒及营养补充剂、食物过敏史等。

（二）疾病和用药史及营养相关临床症状

与营养相关的既往病史如糖尿病、脑卒中、胃大部切除术等，药物史如华法林、质子泵抑制剂、维生素服用情况等，营养相关临床症状包括消化道症状、咀嚼功能、吞咽功能等。

（三）体格检查

除临床常规体格检查外，还应注意营养缺乏病的相关体征，如蛋白质与能量营养不良导致的消瘦和浮肿、维生素 B_1 缺乏病（脚气病）等相应表现。人体测量是患者营养状况评价的重要组成部分，主要包括身高、体重、肱三头肌皮褶厚度、小腿围等指标的测定，属于非创伤性检查，容易获得，但准确性受到水肿、肥胖和皮肤弹性等因素的影响。通过简单工具测量后得出的相关数据初步判断患者是否存在营养不良。例如亚洲人 BMI $< 18.5 \text{kg/m}^2$ 即可诊断慢性营养不良。但是，BMI 受到患者年龄、疾病严重程度等因素影响，并且难以预测将来的营养状况变化。另外，肱三头肌皮褶厚度是测定机体内脂肪储备情况的常用指标，若该指标测算值 $< 60\%$ 表示患者目前存在重度营养不良。上臂肌围是反映骨骼肌储备情况的指标，也能较好地反映机体内蛋白质含量及贮存变化。人体测量是营养评价中最常用的方法之一，但也有其局限性，此方法敏感度较低，不能反映短时间内机体营养状态失调的情况，也不能确定机体营养素缺乏情况。

（四）实验室指标

评价营养状况的实验室指标包括血浆白蛋白、转铁蛋白、前白蛋白和视黄醇结合蛋白等。当机体处于感染和炎症期时，建议同时检测 C- 反应蛋白。由于住院患者在应激状况下，分解代谢亢进，短时间内即可出现血浆蛋白浓度降低。半衰期较长的白蛋白和转铁蛋白可反映人体内蛋白质是否缺乏，而半衰期短、代谢量少的前白蛋白和视黄醇结合蛋白则更敏锐地反映蛋白质的储备情况，因而可反映短期营养支持的效果。

值得注意的是，所有实验室检查项目对患者营养不良的诊断均是非特异性的，需要结合检查结果与临床资料进行综合评估。血浆前白蛋白和视黄醇结合蛋白是急性营养不良早期诊断的敏感指标。代谢产物测定指标包括 3-甲基组氨酸、尿羟脯氨酸、血及尿肌酐等，由此可计算出肌酐-身高指数、尿羟脯氨酸指数、氮平衡等。在患者肾功能正常情况下，肌酐-身高指数是衡量机体蛋白质水平的一项灵敏指标，若该指数＜90%，应考虑营养不良。免疫功能通常使用总淋巴细胞计数及迟发性皮肤超敏反应强烈程度来进行评价，上述方法不适用于患者正接受化疗药物或类固醇药物治疗阶段，且后者影响因素多，故临床应用时应综合分析。

（五）老年综合评估、吞咽功能等其他营养相关指标

吞咽功能直接反映患者的进食能力，握力反映人体上肢肌肉的力量和功能，与骨骼肌增长和减少有密切关系，可用于监测患者手术前后肌力的变化或长期随访。生活质量可以反映营养功能的变化。营养不良是老年患者综合问题中的重要指标，除了评估营养不良相关指标外，还应包括老年人常见的躯体功能状态、精神心理状态、衰弱以及肌少症评估、疼痛、多重共病、睡眠障碍等多重综合因素，均可对营养不良产生影响。

（六）人体成分检测

MRI、双能 X 线检查（dual energy X-ray absorptiometry，DEXA）、CT等影像学技术的应用使人体成分测量、分析有了可量化的数据，也使营养评估更准确、可靠、直观。DEXA 能检测人体脂肪及瘦体组织分布情况。当患者存在营养不良合并器质性病变时，影像技术对营养评估的优势更为明显，特别是合并水钠潴留时，CT、MRI、超声检查可测量并量化，而实验室检查及人体测量的方法不能体现患者真实的营养状况。目前影像学技术在营养评估中的应用还刚刚起步，一方面技术和方法学方面还不够完善，另一方面临床应用的效果和价值还需要更多的循证医学资料佐证。临床营养学和影像学专家还需加强合作，进一步共同研究探索。

CT 具有分辨率高、定位准、可重复、安全方便等优点，CT 扫描法测量

脂肪面积是评价脂肪区域性分布较准确的方法之一，也是应用于临床营养评估的重要方法。与 CT 相比，MRI 没有电离辐射危害，测量脂肪组织的准确性仅次于 CT，不存在对脂肪、空气等难以鉴别的问题。在 MRI 图像中，人体的皮下脂肪组织、大网膜脂肪组织、肠系膜脂肪组织、肌间脂肪组织、骨骼肌、骨骼剩余质量等都可以清晰分辨，结合图像中区域面积，可计算骨骼肌质量、骨质量。超声在人体中传播时可产生不同的声像，可测定局部或全身的非脂肪量或脂肪量，可以在轴向剖面直接给出受试者肱二头肌厚度、股四头肌厚度、腹部的内脏脂肪厚度、皮下脂肪厚度等资料，有利于临床医师对患者营养状态的评估。

（七）复合性营养评估工具

目前尚无任何一种单一指标可准确反映老年患者的营养状况，因此，一些复合性营养评估工具应运而生，其中以 SGA、MNA、患者主观整体评估（patient-generated subjective global assessment，PG-SGA）的应用最为广泛。这些评估工具多以问卷形式为主，集合了机体组织测量参数、患者饮食情况、疾病严重程度等评估指标，提高了住院患者营养状况监测和评估的准确性和特异性。

三、营养评估工具及量表

老年人营养不良患病率异质性大，确诊率低，营养不良的干预不足。针对老年患者营养不良问题，临床上已经开发出多种营养评估工具，每种工具各有特点，对不同环境中老年患者的效度验证仍需大量的临床试验证实。营养评估工具与营养筛查工具不同，其是一类多维度、综合的评估工具，需要由有资质的卫生专业人员（如营养师、研究人员、护士或者医生）进行评估。

（一）微型营养评估

微型营养评估（MNA）是 1994 年开发的一个专为老年人设计、使用的营养评估工具，问卷包括 4 个方面 18 项问题：①人体测量（近 3 个月体质量下降情况、上臂围、小腿围、体重指数）；②综合评定（药物、活动、独立生活能力、神经精神、心理、疼痛）；③膳食情况（食物摄入量的改变、餐次、蛋白质食物、果蔬、饮料和自主进食）；④主观评价（自己对健康和营养的评价）。MNA 的评分标准可靠，衡量尺度明确，与传统营养状况评估方法（BMI、上臂中点环围、小腿围等）有较好的一致性。但 MNA 中有部分评估项目过于复杂和专业，调查者需要专业培训。另外，MNA 未重视种族差异性，饮食方式项目的设计未考虑到亚洲人的饮食习惯（见表 2-9）。

表 2-9　微型营养评估（MNA）

营养筛查	分数
1. 既往 3 个月内是否由于食欲下降、消化问题、咀嚼或吞咽困难而摄食减少 0= 食欲完全丧失 1= 食欲中等度下降 2= 食欲正常	
2. 近 3 个月内体重下降情况 0= > 3kg 1=1 ~ 3kg 2= 无体重下降 3= 不知道	
3. 活动能力 0= 需卧床或长期坐着 1= 能不依赖床或椅子,但不能外出 2= 能独立外出	
4. 既往 3 个月内有无重大心理变化或急性疾病 0= 有 1= 无	
5. 神经心理问题 0= 严重智力减退或抑郁 1= 轻度智力减退 2= 无问题	
6. 体重指数 BMI/(kg·m^{-2}):体重(kg)/ 身高 ^{2}(m^2) 0 :BMI < 19 1 :19 ≤ BMI < 21 2 :21 ≤ BMI < 23 3 :BMI ≥ 23	

营养筛查	分数
筛检分数(小计满分 14): ≥ 12 分表示正常(无营养不良危险性),无需以下评价 ≤ 11 分提示可能存在营养不良及营养不良风险,请继续以下评价	
一般评估	
7. 独立生活(无护理或不住院) 0= 否 1= 是	
8. 每日应用处方药超过 3 种 0= 是 1= 否	
9. 褥疮或皮肤溃疡 0= 是 1= 否	
10. 每日可以吃几餐完整的餐食 0=1 餐 1=2 餐 2=3 餐	
一般评估	
11. 蛋白质摄入情况 * 每日至少一份奶制品　A)是 B)否 * 每周两次或以上蛋类　A)是 B)否 * 每日肉、鱼或家禽　A)是 B)否 0=0 或 1 个"是" 0.5=2 个"是" 1=3 个"是"	
12. 每日食用两份或两份以上蔬菜或水果 0= 否 1= 是	
13. 每日饮水量(水、果汁、咖啡、茶、奶等) 0 : < 3 杯 0.5 :3 ~ 5 杯 1 : > 5 杯	

营养筛查	分数
14. 进食能力 0= 无法独立进食 1= 独立进食稍有困难 2= 完全独立进食	
15. 自我评定营养状况 0= 营养不良 1= 不能确定 2= 营养良好	
16. 与同龄人相比，你如何评价自己的健康状况 0= 不太好 0.5= 不知道 1= 好 2= 较好	
17. 中臂围 /cm 0 ：< 21 0.5 ：21 ~ 22 1 ：≥ 22	
18. 腓肠肌围 /cm： 0 ：< 31 1 ：≥ 31	
一般评估分数（小计满分 16）： 营养筛检分数（小计满分 14）： MNA 总分（量表总分 30）：	
MNA 分级标准： 总分 ≥ 24 表示营养状况良好 总分 17 ~ 24 为存在营养不良的危险 总分 < 17 明确为营养不良	

MNA 既是营养筛查工具又作为营养评估工具使用。临床工作中通常应用 MNA-SF 量表进行营养筛查，对存在营养不良风险的患者再进行全面 MNA 评估，MNA 经过了大量标准效能和可靠性验证，其敏感性和特异性均较高，因此 MNA 已广泛应用于全球老年人群的营养评估。有研究显示，MNA 存在很好的诊断和预测能力，其能在患者出现严重的体重下降之前诊

断营养不良并且能够监测患者的营养状态。但也有资料指出，MNA 对衰弱的老年人群的营养不良风险存在过度诊断的问题。MNA 不能用于预测患者未来是否发生营养不良，也不适用于认知功能障碍和使用管饲进行肠内营养的老年人群。

（二）主观综合营养评估

主观综合营养评估（SGA）是美国肠外肠内营养学会（ASPEN）首推的用于临床的营养评估工具，评估内容比较详细，在多项前瞻性研究中，均被证实有较好的信度和效度，能很好地预测临床结局。其反映的不是营养状况，而是疾病的严重程度。SGA 基于患者的体格检查和临床病史来判断其营养状况，主要包括体重改变、活动能力、与营养相关的疾病、饮食改变、胃肠道症状、体格检查几个方面，根据这几个方面的评分分为重度营养不良、中度或可疑营养不良、营养良好，为临床营养治疗提供指导和参考（表 2-10）。

表 2-10　主观综合营养评估（SGA）

指标	A 级（营养良好）	B 级（轻中度营养不良）	C 级（重度营养不良）
近期体重下降	近 6 个月内体重无下降或近 6 个月体重下降 > 10%,但近 1 个月内体重又恢复	近 6 个月内体重持续性下降达 5% ~ 10%	近 6 个月内体重下降 > 10%
饮食改变	无	摄食量减少或流质饮食	摄食严重减少或呈饥饿状态
胃肠道症状	无胃肠道症状	轻度胃肠道症状持续时间 < 2 周	重度胃肠道症状持续时间 > 2 周
活动能力改变	无限制	正常活动受限;或虽不能正常活动但卧床或坐轮椅时间不超过半天	活动明显受限,仅能卧床或坐轮椅;或大部分时间卧床,很少下地活动
应激反应	无发热	近 3 天体温波动于 37 ~ 39℃	体温 ≥ 39℃ 持续 3 天以上
肌肉消耗	无	轻度 ~ 中度	重度

指标	A 级(营养良好)	B 级(轻中度营养不良)	C 级(重度营养不良)
皮下脂肪丢失	无	轻度~中度	重度
水肿	无	轻度~中度	重度

注：上述 8 项中，至少 5 项属于 C 或 B 级者，可分别评定为重度或中度营养不良。

　　SGA 操作简易，重复性强，不需要复杂的实验室检查。其评估内容包括了患者近半年体重及近期饮食变化情况，现存的消化道相关症状，活动情况及是否有乏力症状，疾病情况下患者营养需求量的变化。SGA 是一个多维度营养评估工具，包括体重下降的病史、饮食摄入的改变、持续存在的胃肠道症状（＞ 2 周）、身体功能改变（最佳状态、次佳状态、非卧床状态、卧床状态）、共患疾病及其对营养需求的影响（低、中、高）、患者的生理学特征（皮下脂肪水平低、肌肉萎缩、踝关节和／或腰骶部水肿以及腹腔积液）。其评估结果不以积分系统进行表述，而是由专业人员将患者评定为营养状态良好（SGA A）、轻 - 中度营养不良（SGA B）、严重营养不良（SGA C）3 类。SGA 最初是针对所有年龄段患者设计的，但是目前仅针对住院老年患者的营养不良评估经过验证。ESPEN 与 ASPEN 均支持使用 SGA 进行老年人营养评估。SGA 与 BMI、肱三头肌皮褶厚度等指标具有较好的评估一致性，将其用于预测腹部大手术患者术后并发症具有良好效果。它的不足之处在于偏重主观判定，没有考虑到内在蛋白质水平因素的影响。在使用过程中不如 MNA 客观，因此不太适用于干预及随访研究。

　　患者主观综合营养评估（PG-SGA）是专门针对肿瘤患者设计的，在 SGA 的铺垫下发展起来的一种营养评估方法。目前在多个国家经临床证实可用于肿瘤患者的营养评估，是一种有效针对肿瘤患者的特异性营养状况评估工具，PG-SGA 评分越高表明患者的营养状况越差，需要进行营养干预。PG-SGA 由患者自我评估及医务人员评估两部分组成，具体内容包括体重、摄食情况、症状、活动和身体功能、疾病与营养需求的关系、代谢方面的需要、体格检查 7 个方面，总体评估结果包括定量评估及定性评估两种。定性评估将肿瘤患者的营养状况分为 A（营养良好）、B（可疑或中度营养不良）、C（重度营养不良）三个等级。根据患者的具体营养不良程度进行有针对性的营养干预治疗。

（三）营养评估与营养不良诊断

2018 年 9 月 ASPEN 杂志 Journal of Parenteral and Enteral Nutrition 以及 ESPEN 杂志 Clinical Nutrition 分别在网站发表了题为"营养不良诊断的 GLIM 标准：来自全球临床营养学团体的共识报告"的文章，正式发表了酝酿 2 年多的针对营养不良评定（诊断）的全球领导人发起的营养不良（Global Leadership Initiative on Malnutrition，GLIM）评定标准共识。旨在达成临床诊断营养不良的全球性共识，此标准将营养不良作为疾病，对指导世界各地的临床诊断和医疗保险有重大意义。GLIM 共识提出两步骤流程：营养不良的筛查、评估、诊断和程度分级。其中诊断标准包括至少 1 项营养不良表型标准和 1 项病因学诊断标准，并根据营养不良表型指标分为中度和重度（表 2-11）。

表 2-11　GLIM 全球营养不良诊断标准

表型标准			病因标准	
非意愿性体重下降	低 BMI/(kg·m^{-2})	肌肉量减少	进食减少或吸收降低	疾病/炎症
近 6 个月内 > 5% 或 6 个月及以上 > 10%	< 18.5(< 70 岁) 或 < 20(≥ 70 岁)	通过人体成分检测证实肌肉量减少	摄入能量 ≤ 目标量超过一周，或摄入减少超 2 周，或胃肠道疾病阻碍进食	急性疾病/创伤或慢性病

GLIM 营养不良表型标准指标量化，在临床实践中可操作性较强，但不同地区 BMI 参考值存在差异；小腿围、握力在一定程度上可作为肌肉质量的评估指标，亚洲肌少症诊断及治疗共识中针对肌少症推荐的小腿围和握力的界值可作为 GLIM 标准的参考；病因学标准中关于炎症评价指标的选择还有待更多的资料。

营养评估是实施营养支持的前提，通过营养评估能了解营养干预的效果，以便不断地完善营养支持方案。通过以上对临床常用的一些营养评估方法应用效果的总结和分析，可早期判断老年住院患者是否存在营养不良或营养风险，有助于营养干预方案的合理制订和实施。采用简便、客观、有效的工具综合评估和动态监测患者的营养状况不仅有利于临床营养支持合理化，也有利于改善住院患者的临床结局，最终目的是使患者获益。

因此，医护人员不应只关注老年住院患者的基础治疗，必须重视对患者营养评估及营养相关指标的动态监测，根据疾病特点、膳食摄入情况，综合考虑患者生理生化指标水平、营养知识水平和躯体功能等因素，合理选择最适用的方法或评估工具。今后的研究应结合老年患者健康特点，开发适合老年患者住院期间使用的本土化营养评估工具。

（马丽芳）

第三节　临床营养诊疗流程

一、概论

临床营养诊疗是根据临床患者的实际营养需求，制定一系列的特异性医学营养治疗方案。其具体工作由营养医师以及相关学科的临床医务人员共同完成。

营养诊疗流程（nutrition care process，NCP）是为临床营养诊疗顺利实施而采用的标准化工作流程，其目的是使患者的个体化服务标准化和提高质量，同时提高对患者临床结局的可预测性。NCP 的建立并非为给每个患者提供具体的营养诊疗方案，而是为营养诊疗建立一套标准化流程。

标准化营养诊疗流程分为以下四个步骤：营养筛查与评估、营养诊断、营养干预、营养监测与评价。

（一）营养筛查与评估

营养筛查与评估是一种系统的专业方法，通过获取、验证和解释所需的数据以明确营养相关的问题、原因及其意义。这是一个持续的、非线性的、动态的过程，包括原始数据的收集、与指定的标准相比、对患者的状况不断重新评估和分析。营养专业人员根据营养评估数据确定营养诊断。营养筛查与评估主要包括膳食调查、人体测量和人体成分分析、实验室检查、与营养相关的症状及体征、个人史等内容。

（二）营养诊断

营养诊断是介于营养评估与营养干预之间的一个重要步骤。营养诊断语言标准化提高了描述营养问题的一致性，便于营养诊疗的交流和记录，为进一步的科学研究提供了最基本的数据单元和一致的数据组成。

营养诊断不同于常见的医学诊断，医学诊断主要是描述器官／系统的疾病或病理情况（如糖尿病、肿瘤等），而营养诊断则主要描述营养相关问题或能改善营养的相关症状和体征。

（三）营养干预

营养干预是针对个人或团体作出的治疗营养诊断（问题）的具体行动，实施营养干预措施的目的是改善营养相关行为、环境条件或营养健康状况。在营养干预过程中需要营养专业人员同患者以及其他医务人员进行合作。

营养干预主要包括规划和实施两个相关的组成部分。规划涉及优先的营养诊断，与患者和其他医务人员沟通，查询实践指南和政策，建立共同目标，并确定营养处方和具体的营养干预方法。实施营养干预包括沟通和执行诊疗计划，持续收集资料，并根据患者的反应对营养干预规划进行调整。只有两个部分都确实做到后，营养干预才算完成。

营养干预包括四部分内容：食物和／或营养素的给予、营养教育、营养咨询、临床营养诊疗的团队合作。

（四）营养监测与评价

营养监测与评价的目的是量化患者／个案以达到营养诊疗的目标。营养监测与评价追踪患者／个案的结果与营养干预计划以及目标达成的结果。营养诊断及其病因、体征或症状、所用的营养干预方法决定了营养监测指标的选择。与此同时，其他因素如执行环境、人口特性、疾病状态及其严重程度都会影响监测指标的选择。

在营养监测与评价中，营养专业人员应监测患者的病情进展，决定是否继续实施营养干预，并提供营养干预能否改变患者行为或营养/健康状况的证据。营养专业人员通过选择适当的营养诊疗指标，或者比较营养处方、干预目标和/或参考标准的结果，以评估成效。使用标准化的指标能增加终点数据的有效性和可靠性，并利于结果统计、评定。

二、营养筛查与评估

营养风险为机体因各种原因而出现潜在营养问题的可能性，并因为某种疾病的出现而进一步增加营养风险。因此，营养风险的筛查也可以作为营养评估的前站。营养筛查可以由受过培训的护士、技师完成，临床营养师或专职营养人员对有营养风险者开展全面的营养评价。

（一）营养筛查对象

所有年龄 ≥ 65 岁、预计生存期 > 3 个月的老年住院患者都应接受例行营养筛查。

（二）快速简易筛查问题

营养筛查是发现营养风险的重要环节，通过询问近期体重是否下降、饮食/营养摄入是否减少，是否患有影响营养素摄入、吸收、利用的疾病等简单问题，可快速判断患者是否有营养风险。

（三）营养筛查

根据《中国老年患者肠外肠内营养应用指南（2020）》，老年患者营养不良发生率高，推荐常规进行营养筛查，并推荐采用 MNA-SF 和 NRS2002 作为规范化的营养筛查工具。

（四）营养评估

在临床工作中，营养评估是发现和诊断疾病相关营养不良的最终评判工具，也是整个临床营养治疗流程的第一步。由营养专职人员通过获取、分析、评价临床信息，综合判断医疗及营养摄入史、消化吸收能力、体格检查、人体测量及人体成分分析、生化指标、临床表现、主观及客观情况等营养相关问题得出疾病相关的营养诊断。随后根据营养评估结果确定液体及营养素需求、营养治疗途径以及营养监测指标，最终改善患者的临床结局。

（五）定期再评估

住院患者经筛查和评估后确认无营养支持指征，需定期（1周）再评估。再评估内容与营养评估一致，随后可根据患者病情决定再评估时间。

三、营养诊断

营养诊断是营养医师根据患者由于膳食、疾病等原因而引起的营养不良或潜在营养风险而作出的诊断。临床营养工作者在进行详细的营养筛查并运用所有数据进行营养状况的评估后，应对病例给出明确、权威、可记录的营养诊断，明确营养相关问题或需求。研究证实，需要营养诊断的患者发生营养相关并发症的风险比其他患者高（并发症发生率增高、住院时间延长以及患感染性并发症的机会增高）。营养相关的并发症可使住院相关费用显著增加，故必需早期进行营养诊断并及时给予营养干预。

我国目前尚无国家通行的营养诊断系统。美国营养与膳食学会（Academy of Nutrition and Dietetics，AND）于 2003 年推出国际首部基于营养评估的标准营养诊疗流程（NCP），目前已在美国、加拿大、韩国、澳大利亚等全球十余个国家推广应用。NCP 中的营养诊断包括问题、病因、体征及症状几部分。目前美国营养与膳食学会采用的营养诊断包括如下内容：

（一）营养诊断和代码

1. 摄入问题　与能量、营养素、液体、生物活性物质经口或通过营养治疗摄入相关的实际问题。编码用 NI（nutrition intake）表示。

（1）能量平衡问题：实际以及估算的能量变化。

能量消耗增加 NI-1.2

能量摄入过多 NI-1.3

能量摄入不足 NI-1.4

能量摄入过多 NI-1.5

（2）经口摄入或营养治疗问题：相较于患者的营养目标，经口服或营养治疗实际或估算摄入的食物和饮料。

经口摄入食物和饮料不足 NI-2.1

经口摄入过多的食物和饮料 NI-2.2

肠内或肠外营养摄入不足 NI-2.3

肠内或肠外营养摄入过多 NI-2.4

肠内或肠外营养的输注方法不当 NI-2.5

（3）液体摄入问题：相较于患者的目标，实际以及估算摄入的液体量。

液体摄入不足 NI-3.1

液体摄入过多 NI-3.2

（4）生物活性物质摄入问题：实际存在的或可观察的生物活性物质摄入，包括单一及复合的功能食物成分、配料、食品补充剂、酒精。

生物活性物质摄入不足 NI-4.1

生物活性物质摄入过多 NI-4.2

酒精摄入过多 NI-4.3

（5）营养素问题：相较于理想水平，实际以及估算的特殊营养素或某单一营养素的摄入。

营养素需求增加 NI-5.1

营养不良 NI-5.2

蛋白质 - 能量摄入不足 NI-5.3

营养素需求降低 NI-5.4

营养素不平衡 NI-5.5

1）脂肪和胆固醇摄入

脂肪摄入不足 NI-51.1

脂肪摄入过多 NI-51.2

食物脂肪摄入不当 NI-51.3

2） 蛋白质摄入

蛋白质摄入不足 NI-52.1

蛋白质摄入过多 NI-52.2

氨基酸摄入不当 NI-52.3

3） 碳水化合物及膳食纤维摄入

碳水化合物摄入不足 NI-53.1

碳水化合物摄入过多 NI-53.2

碳水化合物种类摄入不当 NI-53.3

碳水化合物摄入不稳定 NI-53.4

膳食纤维摄入不足 NI-53.5

膳食纤维摄入过多 NI-53.6

4） 维生素摄入

维生素摄入不足 NI-54.1

维生素摄入过多 NI-54.2

5） 矿物质摄入

矿物质摄入不足 NI-55.1

矿物质摄入过多 NI-55.2

2. 临床问题 与病理和生理状况相关的营养问题，编码用 NC（nutrition clinical）表示。

（1）功能障碍：影响预期临床结局的生理或功能改变。

吞咽困难 NC-1.1

咀嚼困难 NC-1.2

母乳喂养困难 NC-1.3

胃肠道功能障碍 NC-1.4

（2）生化指标：药物、手术及以上实验数据改变所致的机体代谢营养物质能力的改变。

营养利用障碍 NC-2.1

与营养相关的实验数据的改变 NC-2.2

食物与药物的相互作用 NC-2.3

（3）体重：与平常的体重或理想体重相比，体重的变化情况。

低体重 NC-3.1

非故意性的体重降低 NC-3.2

超重或肥胖 NC-3.3

非故意性的体重增加 NC-3.4

3. 行为 - 环境　与知识、态度或信仰、环境、食物供应及食物安全相关的营养问题。编码用 NB（nutrition behavioral）表示。

（1）知识和信念：观察和记录中所展现出的知识和观念。

关于食物以及营养相关的知识缺陷 NB-1.1

对食物和与营养相关主题的不利观念和态度 NB-1.2

未作好改变饮食与生活方式的准备 NB-1.3

自我监测的缺失 NB-1.4

饮食模式失调 NB-1.5

对营养相关的建议依从性不足 NB-1.6

非预期的食物选择 NB-1.7

（2）体力活动和功能问题：报告、记录、观察中的实际体力活动、自我护理及生活问题质量。

体力活动不足 NB-2.1

过度锻炼 NB-2.2

缺乏自我保护的能力和愿望 NB-2.3

没有准备食物或一日三餐的能力 NB-2.4

低营养质量的生活 NB-2.5

自主进食困难 NB-2.6

（3）食物安全与途径问题：与食物安全和食物获取资源 / 途径相关的实际问题。

不安全食物的摄入 NB-3.1

食物摄入途径有限 NB-3.2

（二）营养不良诊断的分类

由于疾病相关营养不良在临床疾病中占极大的比例，依据营养不良的病因及临床表现进行分类，以便尽早识别与干预。

1. 病因分类

（1）营养缺乏

1）原发性营养缺乏病：又叫膳食性营养缺乏病，因膳食中某种营养素数量不足或结构不合理所致。①食品种类供应不足，如副食品供给困难或蔬菜淡季，容易发生某种维生素缺乏；②不良饮食习惯，如偏食、挑食可影响某些营养素摄取；③食品加工过于精细，使某些营养素遭破坏，如米面加工过度可损失大部分 B 族维生素，烹调方法不合理易造成某些维生素大量破坏。

2）继发性营养缺乏病：称为条件性营养缺乏病，因某种原因致营养素摄取、吸收和利用障碍，或各种应激等因素导致某些营养素需要量增加。①食物摄取功能障碍，如胃肠疾病、神经精神疾病、食欲减退、食物过敏反应、牙齿脱落和妊娠早期等；②营养吸收障碍，如胃大部切除术后、炎性肠道疾病、短肠综合征、胆道疾病等；③营养素代谢、利用障碍，如肝功能异常、糖尿病、甲状腺功能障碍、癌症、放射治疗或长期服用磺胺类药物等；④某些生理因素或体力活动所需营养需要量增加，如生长发育时期、妊娠期、哺乳期及重体力劳动、特殊气候条件和特种作业等。

（2）营养过剩：指由于能量摄入大于消耗所造成的超重、肥胖。

2. 临床分类

（1）营养不足：短期内营养素摄入不足，体内营养素储备下降，但机体组织的功能和形态正常；营养素持续摄入不足将发生隐性营养缺乏病，机体组织功能和形态发生异常，但尚未形成明显的营养缺乏症；进一步恶化就导致临床营养缺乏症，机体组织功能和形态受损。

（2）营养过剩：超过机体代谢负荷，造成机体一系列代谢改变。

（3）营养正常：营养素摄入合适，体内营养素储备与需要量相适应，机体组织功能和形态正常。

2016 年欧洲肠内肠外营养学会（ESPEN）临床营养定义和术语指南列出了营养不良诊断树（图 2-1）。

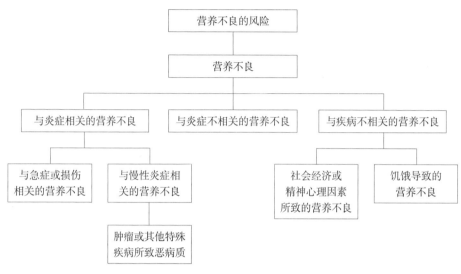

图 2-1　营养不良诊断树

四、营养干预

（一）时机

老年患者在接受营养支持前，应纠正低血容量、酸碱失衡、离子紊乱，维持各器官功能，保证血流动力学基本稳定。根据年龄、营养风险、是否禁食、原发疾病及同一疾病的不同病程、是否伴随其他心、肺、肝、肾疾病等，选择适宜目标量、配方制剂、合适的营养支持途径和给予方法，制定个体化营养支持方案。

终末期老年患者以舒适为目的，而非延长生命，不建议进行营养评估和干预；支持患者饮水和进食但不强求；给予终末期患者和缓照护以减轻痛苦。

（二）目标量

1. 能量　老年患者能量需求因疾病种类和病程而不同。一般老年患者目标量可定为 20 ～ 30kcal/（kg·d）。

2. 蛋白质 一般认为肾脏功能正常的老年患者蛋白质目标量为 1.2 ~ 1.5g/（kg·d），要求优质蛋白占 50% 以上，患有严重肾脏疾病 [肾小球滤过率（GFR）< 30ml/（min·1.73m²）] 未接受透析的患者需要限制蛋白质的摄入，摄入蛋白质的目标量为 0.6 ~ 0.8g/（kg·d），强调补充优质蛋白质。

3. 碳水化合物 中国居民膳食营养素参考摄入量（2013 版）推荐健康人碳水化合物摄入量占总能量的 50% ~ 65%，疾病状态时可适当增减。

4. 脂肪 中国居民老年人膳食指南推荐，老年人摄入总脂肪量应占总能量的 20% ~ 30%，接受肠外营养（parenteral nutrition，PN）治疗的老年患者可考虑适当增加脂肪供能，减少葡萄糖输注，更有益于改善患者的临床结局。

5. 膳食纤维 中国膳食指南推荐膳食纤维每日摄入量为 25g。

（三）营养制剂

1. 标准整蛋白配方 适合大多数老年患者。

2. 氨基酸和短肽类肠内营养制剂 适合消化吸收功能障碍的老年患者。

3. 高能量密度的整蛋白配方 保障老年患者营养充足性，更利于液体管理。

4. 专用医学营养配方制剂 特殊疾病患者可选择专用医学营养配方制剂，如糖尿病患者适用糖尿病专用型配方，肝胆疾病患者宜选含中链三酰甘油（MCT）的配方，慢性肾病患者可选用优质蛋白配方等。

5. 不含乳糖的制剂 老年患者乳糖酶的分泌量减少，易出现乳糖不耐受，含乳糖的制剂易造成腹泻。

6. 富含混合膳食纤维的配方制剂 有利于改善长期接受管饲肠内营养（enteral nutrition，EN）老年患者的肠道功能，减少腹泻和便秘发生；长期足量膳食纤维摄入可以改善临床结局。

7. 优化脂肪酸配方 以中链甘油三酯、单不饱和脂肪酸为主要脂肪来源，既可快速供能，又可减轻肝脏代谢负担，减少脂质过氧化，长期应用有益于降低心血管疾病发生的风险。

8. 匀浆膳 适用于仅咀嚼、吞咽功能障碍但胃肠功能正常的患者。

（四）途径和方法

营养支持途径有 EN、PN 和肠内联合肠外营养支持，肠内营养又包括口服营养补充（oral nutritional supplements，ONS）和管饲。可以根据患者具体情况灵活选择或联合应用普通饮食、ONS、管饲和 PN 等途径。

1. ONS ONS 是存在营养风险或营养不足、常规饮食不能满足机体需求（少于目标量的 60%）的老年患者首选的营养干预方式。ONS 每日 400 ~ 600kcal 和 / 或 30g 蛋白质，餐间分次口服，坚持 30 ~ 90 天，可改善老年患者营养状态和临床结局。对不能摄入普通食物者，建议啜饮（50 ~ 100ml/h）。

2. 管饲

（1）适应证：昏迷、吞咽障碍，经口摄入不能或不足；经口摄入 < 目标量 60%。

（2）管饲类别

1）鼻胃管是最常用的 EN 途径：一般用于患者不耐受口服、严重呛咳、腹部大手术需要完全 EN 者。对于仅需要 2 ~ 3 周的 EN，首选经鼻胃管饲。有定时推入法和持续滴注法，可部分或全量补充 EN。

2）PEG：研究证实，在营养素获取量、营养状态改善、导管移位和重置等方面，经皮内镜下胃造瘘术（percutaneous endoscoplc gastrostomy，PEG）优于鼻胃管，因此对带管 > 4 周或需长期置管进行营养支持，尤其需要长期入住照料机构且预计寿命超过 3 个月的老年患者，推荐使用 PEG。

3）空肠喂养：适用于严重胃食管反流、胃潴留、胃瘫或接受腹部大手术者。吸入性肺炎风险高的患者，应选择经各种途径的空肠置管技术，如鼻空肠管、空肠造口术或经皮内镜下空肠造口（percutaneous endoscopic jejunostomy，PEJ）。

（3）投给方法

1）分次注入：4 ~ 6 次 / 天，每次 250 ~ 400ml。主要用于非危重患者，经鼻胃管或胃造瘘管喂养者。

2）间歇重力滴注：经输注管缓慢重力滴注，4 ~ 6 次 / 天，每次 250 ~ 400ml，每次输注 30 ~ 60 分钟，多数患者可耐受。

3）连续滴注：持续滴入 12 ~ 24 小时或用输液泵保持恒定滴速，尤其适用于危重患者或胃肠不耐受者。

4）输注速度：应充分考虑个体差异、肠道耐受性及需求量。对速度敏感型患者（输注初期）推荐使用输注泵。建议输注量从 10 ~ 20ml/h 开始，根据肠道耐受情况逐步增加。

（4）体位：抬高患者头部和上半身 30° ~ 45°，可减少吸入性肺炎的发生，建议输注后至少 30 分钟方可平卧。

3. PN 全胃肠外营养（total parenteral nutrition，TPN）是胃肠道功能严重障碍或胃肠道具备基本消化吸收功能但患有疾病不能使用胃肠道的老年患者获得营养素和维持生命的唯一手段。入院时营养状态正常的老年患者，EN 不能满足 60% 以上营养需求，建议 7 天后启动 PN。合并中等以上营养不良的老年患者，入院后 72 小时不能正常进食或通过 EN 无法获得足够营养素，建议启动 PN。老年危重症患者 PN 的启动时间：低营养风险（NRS2002 ≤ 3 分或 Nutric 评分 ≤ 5 分），术后 7 天 EN 未能达到 60% 目标喂养量时；高营养风险（NRS2002 ≥ 5 分或 Nutric 评分 ≥ 6 分），进入 ICU 后 72 小时 EN 未达到目标量时。

周围静脉是老年患者 PN 短期应用的首选，PN 营养液渗透压应不超过 900mOsm/L，但需注意预防浅静脉炎的发生。高渗透压（ > 900mOsm/L）或需要长期接受 PN（ > 14 天）者建议通过中心静脉输注；经皮穿刺中心静脉置管（central venous catheter，CVC）或输液港适合危重症患者，锁骨下静脉途径是首选，但使用时间不建议超过 30 天；经外周置入中心静脉导管（peripherally inserted central catheter，PICC）穿刺风险低、感染并发症较少，应为老年患者 PN 输注的主要入径。

（五）干预和调整

1. EN+PN 者　EN 达到目标量 80% 即可停用 PN。

2. ONS+ 管饲者　经口摄入量达到目标量的 50% 可逐渐减少管饲喂养量，达 80% 即可停管饲。

3. 饮食 +ONS 者　ONS 减量至 200kcal/d 后，BMI ≥ 20kg/m^2 或体重每

月增加 1 ~ 2kg，可停 ONS。

4. 疾病康复 管饲由连续输注过渡到间断输注，ONS 由少量多次过渡到餐间口服。

五、营养监测与评价

临床营养专业人员在进行营养干预后，为明确营养干预的效果以及对临床结局的影响，常需要对患者进行营养监测与评价。营养干预前的营养评估与后期的营养监测与评价内容有很多重叠之处。临床营养支持强调个体化治疗，这样才能获得最佳疗效，而且在营养支持过程中需要随时监测，评价效果及脏器功能状态，及时处理并发症，对患者进行反复的评价和再评价，从而判断营养诊断是否发生改变，并科学调整营养支持方案。

（一）营养监测指标

与干预前的营养评估尽量相对应，包括以下几方面：

1. 临床症状体征 患者反应与情绪；生命体征、水肿或脱水；胃肠道耐受性。

2. 营养评估（营养参数）

（1）能量供给的目标量是否达到。

（2）记录体重、BMI 变化，条件允许时应定期测量小腿围、肱三头肌皮褶厚度及握力等。

（3）定期检测白蛋白及 C 反应蛋白等。

3. 实验室安全性指标 定期检测电解质、血糖、血脂（尤其 PN），密切观察神经系统的症状体征，早期识别再喂养综合征。常规监测肝、肾功能，注意心、肺功能变化，患神经系统疾病者要注意评估吞咽功能。

（二）并发症及其防治方法

1. 管饲综合征

（1）堵管：管饲最常见的并发症之一。每次喂养前后冲管。对持续输注者，则每隔 4 小时冲管 1 次。避免饲管喂药与营养液同时输注。营养液使用前摇匀。一旦发现堵管，及时反复低压冲洗管道；也可用胰酶溶解沉淀物；

也可用导丝疏通。使用加温器、应用营养泵、避免捏拧及钳夹导管等能减少堵管的发生率。

（2）腹泻：注意 EN 的温度、速度和浓度。注意无菌操作，做到现配现用。

（3）误吸：卧床者采取 30°～45° 半卧位，并保持至管饲结束后半小时；检查有无腹胀，必要时测腹围；监测肠道动力；选择适宜管径的胃管。人工气道者需定期吸痰和加强口腔护理。定期监测胃残余量（gastric residual volume，GRV），疑有胃轻瘫或胃潴留量大于 200ml 者，可先用促胃肠动力药。如果胃残余量较大（＞ 250ml），应考虑调整 EN 方式或停用 EN。管饲超过 4 周，建议有条件的机构采用 PEG 或 PEJ。

（4）上消化道出血：每次管饲前应回抽检查胃内容物，判断有无消化道出血。重症患者可预防性应用制酸剂。如果出血量小，可继续管饲，出血量较大则应暂时禁食，并按常规方法处理消化道出血。

（5）造口管理：保持导管周围皮肤清洁干燥，定期消毒。当切口渗漏或感染时，按常规方法处理伤口，必要时切开引流。导管移位者可盲插重置或内镜下重置。

2. 再喂养综合征（RFS） 营养不良患者，尤其数月内体重下降＞ 10% 者易发生，其他如长期饥饿或禁食（绝食）、长期嗜酒及消耗性疾病亦是高危人群。对有风险的患者，给予 EN 期间应密切监测其代谢指标变化，营养补充应遵循先少后多、先慢后快、先盐后糖、多菜少饭、逐步过渡的原则。

3. PN 并发症

（1）机械性并发症：熟悉解剖及正确穿刺可预防机械性并发症。

（2）代谢性并发症：包括糖代谢异常、电解质失衡、高脂血症、脂肪超载综合征、过度喂养及容量超负荷等。预防方法包括监测血糖，注意胰岛素用量及速度，避免单瓶输注脂肪乳，脂肪配比应适宜，尽可能避免长期 TPN，尽早恢复进食或 EN，控制感染等。

（3）感染性并发症：血流感染和导管相关感染并发症是老年患者 PN 实施中的重点监测内容，以导管相关性感染最常见。预防措施为导管置入和营养液配制时严格无菌操作，加强导管护理。怀疑发生该并发症时，应立即更换输液器和营养液，持续发热者应拔除导管。

（三）营养评估和营养监测与评价的异同

营养评估和营养监测与评价在有些数据方面是相似或者相关的，但其目的和应用有区别。营养评估数据的目的是确定是否存在营养相关问题，从而为后续治疗制订计划。营养监测与评价数据则是为了评价营养干预的效果。由于某些类型的数据可能用于评估但不用于监测及评价营养干预效果，因此营养评估常常包括更广泛的数据元素或指标。比如有些患者的个人史，会标注与后续的营养监测无直接关系。而食物/营养相关史、人体测量、生化数据、医疗检测、与营养相关的实验室检查结果等指标都不会标注，因为这些指标都同时使用在营养评估和营养监测与评价中。例如，营养评估中的一个指标是身体失能，如果临床工作者认为这与患者的营养诊断和/或营养干预相关的话，就会把它列入营养评价指标。但此项指标并不能通过营养干预来改变身体失能而起到治疗作用，那么在监测与评价中身体失能就不作为影响营养诊疗的指标。另一个例子是既往史的数据不能作为监测与评价指标，因为营养干预不会影响到其医疗诊断的存在。尽管个人史指标在监测与评价中不使用，但会再次评价其对营养诊疗的影响。

（四）如何定义营养监测与评价的价值

根据美国营养与膳食协会的 NCP 描述，标准的营养评估和营养监测评价应包含至少八个不同部分：营养评估和营养监测评价术语的定义、常见指标、测量的方法或推荐资料的来源、营养干预与营养评估、参考资料以及营养监测评价数据。营养诊断来自营养评估和营养监测评价的资料、评价标准、患者营养评估和营养监测评价记录的范例。

1. **定义**　是指定义术语的具体项目，用确定的"常见指标"来评价患者的特征以及是否改变营养干预措施。临床营养专业人员可以选择用或不用这些与术语相关的指标。只能用于营养评价的指标（例如个人史）的后面会标注特异性标记。

2. **测量的方法或推荐资料的来源**　确定临床营养专业人员用于获得营

养评估和营养监测评价的数据或资料来源。

3. 营养干预和营养诊断 可以列出相关的营养诊疗结果。

4. 参考资料 列出引用已发表的测量技术和常用的参考标准。不限制临床营养专业人员一定要使用列出的这些参考标准，也可以使用其他相关的实践标准。应记录在每个患者的病历、质量控制或效果改善以及正式的研究记录中。

临床营养专业人员应认识到营养评价是一个动态过程，随着营养诊疗过程而发展。

六、院外指导

（一）院外营养干预指导

1. 自我营养管理方法 包括记录食物摄入量、营养支持的途径和摄入量、体重。

2. 管饲患者的注意事项

（1）体位：患者进食或 ONS 时，尽可能保持坐位，管饲时保持 30°～45° 半卧位，至少保持到管饲后半小时，以预防误吸。

（2）鼻胃管口径选择：管饲尽可能选择较细的鼻饲管，减少对咽后壁刺激。当管饲超过 4 周时，推荐使用 PEG/PEJ。因故不能使用 PEG/PEJ 者，应每月复诊，更换 1 次鼻饲管。

（3）管道固定方法：妥善固定喂养管，防止脱管。管饲后将胃管开口处夹闭，避免管道滑脱。同时应注意鼻饲管的深度，定期更换鼻饲管。

（4）管道护理：保持造瘘口周围皮肤清洁干燥。管饲前后冲洗管道，持续滴入管饲过程中，应每 4h 冲洗 1 次。管饲过程中严禁注入任何药物，避免堵管。一旦堵管，应及时冲洗；冲洗不成功者，及时就医。若需要经鼻饲管注药，应与管饲营养液分开时段进行。

（5）营养液的配制：所有用具使用前须洗净消毒，操作前须洗手。粉剂应按说明书或医嘱配制，现配现用。营养液配制后暂时不用，可放冰箱冷藏保存，但冷藏 > 24 小时后应弃去不用。管饲时营养液温度不宜过低。

（6）需定时翻身和吸痰的患者：应先实施翻身和吸痰后，再开始管饲。

（7）保持口腔清洁：鼓励患者尽量自己刷牙漱口。

（8）相应并发症的处理

1）便秘：适当增加饮水量和膳食纤维摄入量，必要时应用药物通便。

2）腹泻：轻度稀便应积极寻找原因（如喂养不当、通便药物过量等），并及时纠正。严重腹泻者需及时就医。

3）管饲时出现呛咳：立即停止喂养，抽空胃内所有食物，胃管尾端放入水碗内，结合胃管体外长度判断胃管是否在胃内。如果在胃内，完全恢复正常状态后继续喂养，可疑管道移位者及时就诊。

4）以下情况需及时就医：意外拔管、管道堵塞/断裂、管道移位、消化道出血（抽出鲜红色/咖啡色胃内容物、黑便）、水样便、腹胀、腹痛、呕吐、1天内发生2次以上胃潴留、体重1周增加>2kg和/或合并严重感染等其他病情变化。

5）胃潴留：管饲前先回抽胃液以确认饲管在胃内；判断胃内残留的食物总量，胃残余量>150ml时暂停喂养1顿；存在喂养不当时，如速度、温度、药物及不洁饮食等应及时纠正；暂停喂养两次以上者需及时就医。

（9）随访频率：每2~4周随访1次，如患者突发营养状况改变，请及时到营养门诊或老年科就诊。

（二）院外非营养干预期的随访计划

1. 患者自我营养管理 记录每天摄入食物的种类和量，每天同一时间记录体重变化。

2. 随访 每3个月随访1次，如遇突发情况，营养状况急剧恶化，应及时到营养门诊或老年科复诊。

老年患者的整体营养诊疗流程见图2-2。

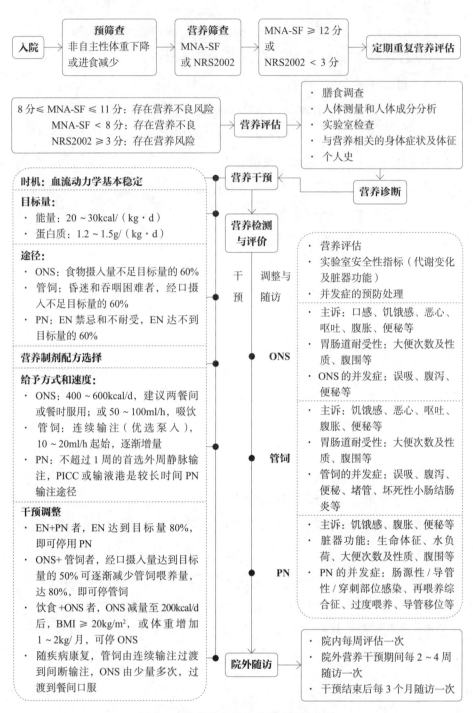

图 2-2 老年患者整体营养诊疗流程图

（王　莹）

第四节 中外老年临床营养筛查与评估指南解读

营养在生活和医学中起着至关重要的作用。近几十年来，营养理念随着医学理论的发展及循证医学证据的积累不断更新，临床营养在患者总体治疗中的地位由补充、支持到现在成为治疗中的重要一环。如何筛查出有营养风险的患者并使之从营养管理中获益成为急需解决的问题，达成一致性的营养相关规范及标准程序成为全球医学专家的共识和努力方向。当前，营养规范化诊疗包括营养筛查、评定和干预等的内容已得到广泛认可。本节将近年来国内外老年营养筛查与评估相关内容进行梳理，为临床相关人员提供参考。

一、营养相关术语

明确和统一营养相关术语的概念和含义对于理解营养筛查和评定的必要性，最终制定和实施全球统一的营养管理规范具有重要意义。

（一）营养不良

2010 年美国肠外和肠内营养学会（ASPEN）将营养不良（malnutrition）定义为"一种急性、亚急性或慢性营养状态，在这种状态下，有不同程度的营养过剩或营养不足，无论是否伴有炎症反应，都导致身体成分的变化和功能的减弱"。2017 年欧洲肠外肠内营养学会（ESPEN）发布的临床营养定义及术语指南中，营养不良定义为"营养摄入缺乏或过剩的状态，可引起体成分（去脂体重）下降和身体细胞量改变，致使生理和心理功能下降及疾病临床结局受损"。2017 年 8 月，国家卫生和计划生育委员会网站公布的国家卫生标准《老年人营养不良风险评估》（WS/T 552—2017）将营养不良定义为"由能量、蛋白质及其他营养素摄入不足或过剩造成的组织、形体和功能改变及相应的临床表现"。2018 年 6 月中华临床营养杂志发表的《营养风险及营养风险筛查工具营养风险筛查 2002 临床应用专家共识（2018 版）》，依据

2016 全国科学技术名词审定委员会《肠外与肠内营养学名词》预公布及结束公示后修正稿，并参考 2017 年 ESPEN 发布的临床营养定义和术语指南，将营养不良即营养不足定义为"由于摄入不足或利用障碍引起的能量或营养素缺乏的状态，进而引起机体成分改变，生理和精神功能下降，导致不良临床结局"。据发生原因可分为 4 种类型：①由饥饿引起的原发性营养不足，可作为独立的疾病诊断；②由于各种疾病或治疗引起的继发性营养不足，作为疾病的并发症诊断及处理；③年龄相关营养不足，包括肌肉减少症和衰弱；④以上原因的不同组合引起的混合型。

美国的定义强调人体物理状态和功能的变化，中国和欧洲对营养不良的定义除人体物理和功能变化外，强调疾病的临床结局。

（二）营养不良风险

2017 年发布的中国国家卫生标准，《老年人营养不良风险评估》（WS/T 552—2017）将营养不良风险（malnutrition risk）定义为"现有的或潜在的因素导致出现营养不良结果的概率及其强度"。

（三）营养风险

2002 年欧洲肠外肠内营养学会营养风险筛查指南将营养风险（nutritional risk）定义为"现存的或潜在的、与营养因素相关的、导致患者出现不良临床结局的风险"。营养风险主要关注营养因素引起不良临床结局的风险，而不是出现营养不良的风险。2013 年 10 月实施的国家卫生标准《临床营养风险筛查》（WS/T 427—2013）将其定义为"现有的或潜在的与营养有关的导致患者出现不良临床结局（如感染相关并发症发生率增高、住院时间延长、住院费用增加）的风险"。营养风险的概念引申出来两方面意义：一方面临床上经筛查有营养风险的患者发生不良结局的可能性高；另一方面有营养风险的患者从营养干预中获益的机会更大。2018 年 6 月中华临床营养杂志发表的《营养风险及营养风险筛查工具营养风险筛查 2002 临床应用专家共识（2018 版）》将营养风险定义为"因营养有关因素对患者临床结局（如感染相关并发症等）发生不利影响的风险，需用营养风险筛查 2002 进行营养风险筛查"。

（四）营养筛查

营养筛查是使用量表化的工具初步判断患者营养状态的过程，是进行营养支持的第一步。应使用一个适当的经过验证的工具对所有接受医疗服务的对象进行风险筛查。目前有许多营养筛查工具在使用，一些经过验证用于预测预后，而另一些用于识别将从营养疗法中获益的对象。常用工具包括筛查营养风险的 NRS2002，筛查营养不良风险的营养不良通用筛查工具和微营养评定简表等。

（五）营养评估

营养评估即营养评定，是针对有营养风险的患者进一步了解其营养状态的过程，由经过培训的专业人员完成，以进一步制定营养支持计划和治疗方案。所有经营养风险筛查确定存在风险的对象都应进行营养评估，其为诊断及进一步措施包括营养治疗提供基础。可使用预定义的评定工具如主观综合评定法（SGA）、患者主观综合评定法（PG-SGA）和微型营养评定法（MNA）。

进行营养风险筛查和评估的目的是通过筛查患者是否存在营养风险和营养不良风险，为下一步诊断营养不良做好前期必备工作，以利于进一步营养干预措施的实施。

二、中外营养筛查与评估指南和老年患者推荐

国际上公认的老年人年龄界定在 65 周岁及以上。2018 年 12 月 29 日修订的《中华人民共和国老年人权益保障法》第一章第二节所称，老年人是指 60 周岁以上的公民。国外营养指南中的老年人多指 65 周岁及以上人群。2015 年国家卫生和计划生育委员会网站公布的国家卫生标准《老年人健康管理技术规范》（WS/T 484—2015）及中华医学会同年发布的《老年医学（病）科临床营养管理指导意见》均针对年龄 65 周岁及以上人群。故在进行临床研究或回顾性分析、系统评价时需明确年龄标准，以免造成结论偏倚。

营养风险及营养不良在各年龄段及各临床情况下均可发生。居家或社区养老和机构养老的老年人、出院后的患者及医院等医疗机构的住院患者均存在不同程度的营养问题。在社区，有无与慢性疾病相关的营养不良可能是决

定个人精神或身体功能的主要因素，而在医院或疗养院，疾病因素具有更大的重要性，与疾病有关的营养不良发挥着重要的作用。

作为常见的老年综合征，营养不良在老年住院患者中发生率极高。有调查研究显示，有 2/3 的老年住院患者有营养不良问题。老年患者已成为我国慢性病管理最主要的目标人群。国内外研究均表明，对有营养风险或营养不良的患者进行临床营养干预治疗可改善其临床结局，如减少并发症、缩短住院时间、减少功能依赖、减少花费、降低感染及死亡率等。

（一）营养筛查

欧洲肠外肠内营养学会指出，营养筛查、评定和干预是营养规范化诊疗关键的三个步骤，美国肠外和肠内营养学会（ASPEN）和中华医学会肠外肠内营养学分会（CSPEN）均把营养筛查列为第一步，要求在入院后 48h 内进行营养筛查。近年来，随着各种营养筛查工具的开发及其广泛研究和对比，不同筛查工具在筛查营养风险和营养不良中显示出不同等效比及各自的优越性。一个良好的筛查工具有以下几个特点：①应用的便捷和简单化；②具有成本效益；③患者的可接受性较强；④临床使用的易适性（使用常规收集的信息，不需要复杂的计算）；⑤可以识别需要营养评估的人；⑥人群特异性；⑦具有标准有效性（与由营养师或老年医生进行的客观评估、全营养评估、MNA 或 SGA 进行比较显示出的优越性）；⑧内容有效性及结构有效性（NSTs 之间和实验室值的比较程度）。另一个额外的特点是，NSTs 可以预测与营养相关的结果。目前在临床应用中并没有对老年患者营养筛查的规范达成一致共识，多数营养学会均认为应对老年患者进行营养筛查，而不论使用何种筛查工具。临床上实施营养筛查时只需要选择上述工具中的任何一种即可，不同地区采用的方法有一定差异，有时需联合多种筛查工具进行评价。

1979 年，Seltzer 和他的同事们通过使用白蛋白和总淋巴细胞计数识别住院营养不良患者，并作为快速营养评估的方法。实际上，这类似于以后的营养筛查，而之后营养筛查工具变得越来越复杂。2002 年 ESPEN 发布了可用于成年住院患者的筛查工具 NRS2002。NRS2002 具体内容及其他筛查工具在本章第一节已详细叙述。ESPEN 2002 年营养筛查指南推荐社区成年人应用营养不良通用筛查工具（MUST），医院应用 NRS2002 系统检测医院内患者营养风险，老年人应用 MNA。MNA 方案的目的是在家庭、疗养院和医院中发现营养不良的存在和老年人营养不良的风险。在这些情况下，老年人营养不良的发生率可能达到显著水平。上述筛查方法将发现许多老年患者的营养不良，但对于体弱的老年人，MNA 筛查更有可能在早期发现营养不良和营养不良的风险，因为它还包括经常影响老年人营养状况的身心方面以及饮食问卷。实际上，这是一种筛选和评估工具的结合，表格的最后一部分是对表格中第一部分项目进行更详细的探索。

2007 年 Shahar Suzana Jr 等人开展的断面研究，旨在确定三种筛查工具 MNA-SF、社区营养不良风险筛查工具和医院营养不良风险筛查工具在健康诊所的有效性。根据人体测量和功能评估对筛选工具进行了验证。测量指标包括体重、身高、臂宽、体重指数、小腿围和上臂中围。采用手灵巧、肌力、工具活动、日常生活和认知状态的问卷进行功能评定。在被验证的筛查工具中，MNA-SF 被认为是最适用于卫生诊所的工具，用于识别营养不良风险较高的老年人。

2011 年 ASPEN 营养筛查、评估和干预指南强烈推荐对住院患者进行营养筛查，选取了数个针对老年人群的各类型研究，但并未对老年人群进行单独推荐。

2015 年中华医学会老年医学分会《老年医学（病）科临床营养管理指导意见》推荐老年人先应用两个快速简易筛查问题：①非自主性体质量下降，与平日体质量相比，6 个月内体质量下降 ≥ 10% 或 3 个月内体质量下降 ≥ 5%；②与日常进食相比，经口摄入减少。符合上述问题中任一条，就要进行 MNA-SF 或 NRS2002 筛查。

2016 年发表的欧洲临床营养定义和术语指南，建议使用 NRS2002 和 MUST。对于老年人，ESPEN 建议使用完整或简短形式的 MNA-SF。

2017 年 11 月发表的《老年患者家庭营养管理中国专家共识》同样建议在养老机构、社区和家庭中使用 MNA-SF 作为首选营养筛查工具。

2018 年 ESPEN 老年患者临床营养和水化指南推荐，在不受具体诊断影响的情况下，以及在超重和肥胖者中，营养不良及其风险应根据患者的情况，在进入老年机构时使用经过验证的工具进行系统和例行筛查，随后定期进行筛查（例如在长期护理的居民中每 3 个月筛查一次，一般情况下每年至少一次），以便及早识别受影响的个体。而且推荐老年人应用 MNA-SF 进行快速、有效筛查。

2018 年全球临床营养界的共识报告 GLIM 营养不良诊断标准中列举了目前常用的营养筛查工具，同样认同 MNA-SF 适用于老年人群。

2019 年的一项研究对巴西老年人居家营养筛查方法进行了系统评价，认为"测定营养健康"（determine your nutritional health，DNH）更适合巴西老年人。这反映了全球不同地区人群的特异性差异及制定统一筛查工具的难操作性。

一项关于社区老年人营养筛查工具有效性的系统评价与荟萃分析总结营养筛查工具的有效性，以发现在社区居住的老年人营养不良的风险，使用"营养不良""老年""社区居住""筛查"等关键词进行了文献检索。查阅文献的时间框架为 2001 年 1 月 1 日至 2018 年 5 月 18 日。老年社区居民的定义为：平均 / 中位年龄 > 65 岁，是社区居民或到医院门诊就诊。所有在社区居住老年人中验证的营养检查工具都包括了用于检测营养不良或营养不良风险的参考标准。共计检索 7 713 篇文献，有 35 篇纳入了系统综述，9 篇纳入了荟萃分析，确定了 17 种营养筛查工具和 10 项参考标准。MNA-SF、MNA-SF-V1 和 MNA-SF-V2 检测社区居住老年人营养不良风险的敏感性和特异性均优于 MNA-LF。临床医生应考虑使用 MNA-SF、MNA-SF-V1 或 MNA-SF-V2 来评估社区老年人是否存在营养不良风险。

2020 年中华医学会肠外肠内营养学分会发布的《中国老年患者肠外肠内营养应用指南》指出，老年患者营养不良发生率高，推荐常规进行营养筛查；推荐使用 MNA-SF 和 NRS2002 营养筛查工具（证据 A，强推荐）。

（二）营养评估

2011 年 ASPEN 营养筛查、评估和干预指南建议对所有经营养筛查确定有营养风险的患者进行营养评估（E 级）。通过营养评估工具确定，营养不良患者比营养状况最佳的患者有更多的并发症和更长的住院时间。研究表明，营养不良患者的死亡率更高。

对患者的营养状况进行评估是通过筛查确定风险后的关键下一步，以便能够实施适当的干预措施。需要对营养状况进行足够全面的评估，而不能单独评估。根据身体组成或生理功能的测量来衡量一个人的营养状况有其局限性。能量、蛋白质和微量营养素的需求均受到很多因素的影响，包括活动水平、环境、疾病状态、药物和其他营养物质的相对摄入。每一项措施都有其优点和局限性，必须结合个人的临床状况加以解释。例如，单次或连续的体重评估很容易获得，然而，某些疾病状态，如心脏、肾脏或肝衰竭，会引起全身水容量大波动，从而改变体重作为营养状态标志的敏感性和特异性。过去广泛使用的一些假定的营养指标，现在被认为在营养状况临床评估中的适用性有限。鉴于营养对健康的重要性和目前可用的营养评估方法的局限性，在评估个人的营养需求时应采用多组分评估。评估需要足够全面，使评估结果能准确反映患者的整体临床状况。

有研究对老年人在家庭医疗环境中应用营养评估工具与生化和免疫指标及人体测量参数进行了比较，结果显示 MNA 以适当的形式预测了老年人营养不良的风险和营养不良的状况，并对人体测量、生化和免疫学参数进行了预测。建议使用 MNA 对老年人进行每年一次营养评估。

Gordon L 等人 2012 年发表的成人营养评估教程指出，不能推荐单一的临床或实验室参数作为综合营养状况的指标，必须从多个领域收集数据。教程描述了一种系统的评估方法，以指导使用营养不良和炎症指标的诊断，这些指标包括内科 / 外科病史和临床诊断、临床体征和体检、人体测量数据、实验室指标、饮食评估和功能结果。

2015 年中华医学会老年医学分会《老年医学（病）科临床营养管理指导意见》指出，在营养筛查后进行营养评估，包括膳食调查、疾病和用药史及营养相关临床症状、体格检查、实验室指标，以及其他指标如肌力、生活质量、营养相关因素等，并明确营养干预的适应证。凡存在以下一项以上的患者可采取营养支持：①预计 3~5 天不能经口进食或无法达到推荐目标量 60% 以上；② 6个月内体质量下降 > 10% 或 3 个月内体质量下降 ≥ 5%；③ BMI < 20kg/m²；④已确定存在营养不良的指征或表现。

2016 年发表的欧洲临床营养定义和术语指南中，ESPEN 建议对所有通过营养风险筛查确定为有风险的患者进行营养评估。可采用评估工具如 SGA、PG-SGA 和 MNA，加快评估程序。同时指出，营养状况评估包括体重、身高、体重指数、身体组成和生化指标。

Emanuele Cereda 等 2016 年发表的荟萃分析显示，筛查工具 MNA 在老年人的营养评估中是合适的，但同时指出没有一种筛查工具能适用于所有医疗环境。

我国 2017 年 8 月发布的国家卫生标准《老年人营养不良风险评估》（WS/T 552—2017），借鉴国外经验，结合中国老年人群的具体情况，制订了适用于老年人群的营养不良风险评估标准（具体内容详见本章第二节），在诊断营养不良后未对严重程度进行分级。

2017 年 11 月发表的《老年患者家庭营养管理中国专家共识》，根据 ESPEN 相关共识，结合我国社区临床营养实际，推荐收集患者如下信息进行营养评价：①临床病史；②饮食状况；③人体测量指标；④实验室检查；⑤社会活动。营养专业人员在资料收集完成后进行综合性评价。

2018 年石汉平等提出营养不良的三级诊断体系，在营养筛查后通过使用营养评估工具发现有无营养不良并判断其严重程度。对营养不良的患者，进一步实施综合测定，从应激程度、能耗水平、炎症反应、代谢情况等进行多维度分析，明确营养不良的类型、病因及对机体的影响，目的在于确定诊断、制定治疗方案。

2018 年 ESPEN 老年患者临床营养和水化指南对于通过筛查被确定为营养不良或有营养不良风险的个人，推荐进行全面营养评估，提供基于营养不良的种类、严重程度、潜在原因以及个人偏好（关于食物、饮料）和资源信息（咀嚼和吞咽能力、饮食依赖性、胃肠功能、疾病的严重程度、一般预后）的营养治疗。通过饮食摄入量监测估计食物和液体摄入量，并将饮食摄入量与个人需求联系。

Toniazzo 等 2018 年发表的老年人营养状况与口腔健康关系的 Meta 分析系统评价，比较老年人的营养状况和口腔健康，结果显示，应用 MNA 或

SGA 评估营养不良或营养不良风险的患者，其功能牙齿单位和平均牙数与营养状况密切相关。该研究证实了现实中开展营养评估的复杂性。同年 ESPEN 关于对多病住院患者的营养支持指南建议营养风险评分（NRS2002）和微型营养评估（MNA-SF）联合应用，将营养风险评估与治疗联系起来，预测营养干预将对可变结果产生积极的影响。这两种工具都是快速的、容易进行的，并显示出高度的内容有效性和可靠性，从而使其适合多病住院患者，包括认知功能障碍患者。如果患者筛查阳性，应进行更详细的评估，并制订治疗计划。

2020 年《中国老年患者肠外肠内营养应用指南》指出，营养不良是属于老年患者综合问题中的重要指标，除了评估营养不良相关指标外，还应包括老年常见的躯体功能状态、精神心理状态、衰弱及肌少症评估、疼痛、共病、多重用药、社会支持、睡眠障碍、视力、听力、口腔、味觉等多重综合因素，以上均对营养不良产生影响。推荐从疾病严重程度、进食情况、实验室检查、体重及体成分测量、老年综合评估等方面，对患者营养状况进行全面评估（证据 C，强推荐）。

全球（营养）领导人制定的营养不良诊断标准共识确定了营养不良诊断两步法。第二步即在筛查阳性基础上，需至少符合表型指标之一和病因学指标之一，才可诊断营养不良，并区分中度和重度两级严重程度。解决了长期以来经过营养评估后诊断营养不良标准不统一的难题，同时也提出了营养筛选工具与新的营养不良诊断标准之间的关联性问题。2020 年发表的一篇文章，比较三种营养筛查工具同应用 GLIM 标准诊断营养不良的关联性，结果显示在 GLIM 标准诊断出的老年住院患者营养不良方面，MUST 优于 SGA 和 NRS2002。希望有越来越多的研究提供 GLIM 在临床实践中的循证医学证据，使全球的营养理念逐渐统一。

营养筛查和评估是营养标准化管理的初始步骤，为营养风险和营养不良患者的营养干预提供必备资料，同时也是老年综合评估的重要内容。掌握营养筛查和评估是对老年人全面管理的重要技术支撑。

（韩　越）　141

第
三
章

老年患者肠外肠内营养支持技术

第一节　老年患者肠外营养支持

　　肠外营养在胃肠道疾病的治疗过程中发挥着重要的作用，为胃肠功能障碍及营养需求高的患者带来了生机，挽救了大量危重症患者的生命。而老年患者由于高龄、基础疾病发病率高，导致其基础代谢水平和应激能力下降，在多数疾病中对营养有着更特殊的需求。因此，在老年患者的肠外营养治疗过程中，要更全面地把握适应证和禁忌证，慎重调整肠外营养的配方，细致地进行营养状态监测及治疗方案调整。

一、老年患者肠外营养的适应证

　　肠外营养的基本适应证是胃肠道功能障碍或衰竭，长时间（大于一周）不能进食或因胃肠道功能障碍导致给予的热量、蛋白及其他营养素不能满足生理需要量，需行补充性肠外营养。根据肠外营养对疾病治疗的重要程度，将肠外营养的适应证分为强适应证和中适应证。

（一）疗效显著的强适应证

　　1. 胃肠道梗阻　各种原因导致的肠梗阻，预计无法在短期内再通者，需进行肠外营养支持。肠梗阻的原因较复杂，对于老年患者，尤其应该注意恶性肿瘤导致的机械性肠梗阻，如：胃癌导致的幽门梗阻、结肠癌导致的结肠梗阻、小肠肿瘤导致的小肠梗阻；以及功能性疾病导致的动力性肠梗阻，如长期便秘导致的粪石梗阻。对于有静脉血栓病史及心房纤颤病史的老年患者还须注意肠系膜栓塞导致的血运性肠梗阻。肠梗阻发生时，患者停止排气排便，多伴有恶心呕吐，无法经口进食，机体的营养需求无法满足，同时由于大量消化液的流失，易造成水、电解质紊乱、酸碱失衡。在给予肠外营养时应注意适当调整电解质的含量，纠正离子紊乱，并密切监测内环境变化。老年肠梗阻患者由于肠道屏障功能的降低，极易导致肠道细菌移位并继发腹腔感染，肠道水肿后继发腹水形成、有效循环血量不足，从而早期易出现感染性休克、低血容量休克等致命并发症，及时的肠外营养支持显得十分必要。

2. 胃肠道功能严重障碍不能使用肠内营养

（1）短肠综合征：小肠被广泛切除后，残存的功能性肠管不能满足机体对营养物质吸收的需要。小肠切除的原因有很多，如肠系膜血栓、肠扭转以及克罗恩病导致的多节段小肠切除等。一般来讲，切除的小肠占小肠全长 50%～70% 时，可引起吸收不良。若残存的小肠小于 100cm 且丧失回盲瓣，可产生严重营养不良症状，出现短肠综合征。此时，小肠可用于吸收营养物质的黏膜面积远远不能满足机体的生理需求；同时因大量消化液的丢失，还可伴发严重且难以纠正的离子紊乱；由于远端回肠的缺失，会影响胆盐和维生素 B_{12} 的吸收，导致严重的腹泻及贫血。肠外营养的支持，配合生长激素和肠黏膜保护剂（谷氨酰胺），可以促进小肠黏膜的代偿性生长，促进小肠黏膜绒毛生长，提高小肠黏膜的吸收能力，经过急性期（术后 2 个月）的全肠外营养支持治疗，可使短肠综合征患者在代偿期（术后 2 个月至 2 年）更快地达到肠道适应。

（2）小肠疾病：自身免疫性肠炎、缺血性肠病、多发肠瘘等导致胃肠道吸收功能障碍，无论是何种原因导致的肠道疾病，在病因治疗的同时均应使肠道得以充分休息，给予适当的肠外营养支持。

（3）放射性肠炎：放射性肠炎是腹腔、盆腔或腹膜后肿瘤经放射治疗后的并发症之一，可累及小肠、结肠及直肠。不同部位肠道受损会出现相应的症状，如腹泻、排便疼痛、便血、里急后重、黏液便等，严重者甚至出现肠梗阻、肠穿孔等。该疾病的治疗多以肠外营养支持辅以肠黏膜保护剂（硫糖铝等）为主，经过肠外营养支持，脱离放射源后，受损肠道得以休息，症状得以缓解，可避免发生严重并发症。

（4）持续大于 1 周的严重腹泻或顽固性呕吐。

3. 急性重症胰腺炎 急性重症胰腺炎常并发腹腔感染、肠梗阻、腹腔出血等，老年患者病死率极高。急性重症胰腺炎的治疗原则通常包括胃肠减压、降低胰腺周围压力、抑酸、抑酶、抗感染及肠外营养支持等，肠外营养支持在这些治疗中尤为重要。其在为机体提供必要营养素的同时，还能为患者补充氮源，调整电解质平衡，是急性重症胰腺炎恢复的基础。但对老年急性重症胰腺炎患者，尤其需要注意在肠外营养治疗的同时，加强对血脂、血糖等生化指标的监测。慎重使用脂肪乳制剂，及时调整肠外营养制剂的糖胰比。在应用肠外营养支持手段的同时，尽量不加重患者的脂质代谢和糖代谢负担。

4. 高分解代谢状态

（1）无法实施加速康复外科（如术晨口服能量补充剂、早期经口进流食等措施）的老年围手术期患者：老年患者多由于基础状态差、恢复能力弱，术后无法采取加速康复外科措施，故多数消化道手术后的老年患者无法早期经口进食，需禁食水，此时肠外营养就显得尤其重要，既为患者提供了满足生理需求的营养支持，同时也可以补充经消化道流失的体液。

（2）严重烧伤、压疮的老年患者：经创面会流失大量的体液，此时如单纯依赖经口进食无法完全满足机体需求，可通过肠外营养支持，补充流失的体液，纠正酸碱平衡失调。

（3）腹腔重症感染的老年患者：此时患者的胃肠道功能差，经口进食只会增加胃肠道负担，达不到营养的目的，因此在抗感染、纠正休克的同时，肠外营养也成为必要的治疗手段。

5. 其他情况

老年危重症患者，出现下列情况时应进行肠外营养：

（1）如果属于低营养风险（NRS2002 ≤ 3 分或 Nutric 评分≤ 5 分）：术后 7d 肠内营养未能达到 60% 目标喂养量时；

（2）高营养风险者（NRS2002 ≥ 5 分或 Nutric 评分≥ 6 分）：进入 ICU 后 72h 肠内营养未达到目标量时。

（二）起到支持作用的中适应证

1. 大手术、创伤的围手术期 营养支持对营养状态良好者无显著作用，相反可能使感染并发症增加，但对于严重营养不良患者可减少术后并发症。严重营养不良者需在术前进行营养支持 7 ~ 10 天，大手术后 5 ~ 7 天内胃肠功能不能恢复者，应于术后 48 小时内开始肠外营养支持，直至患者能有充足的肠内营养或进食量。

2. 肠外瘘 各种原因导致的肠外瘘，实质都是肠道的实际吸收面积不足，营养物质在通过口腔、食管后，未能经过胃肠道的有效吸收就从瘘口排出体外，从而导致营养物质吸收减少，营养流失，进而导致患者营养不良，瘘口愈合困难，形成恶性循环，导致不良预后。同时由于胃肠道瘘所导致的腹腔感染、腹膜炎等问题也加重了这一不良预后。这种情况在本就愈合能力较弱、抗感染能力较差的老年患者身上更是雪上加霜。20 世纪 70 年代以来，肠外营养在胃肠道瘘治疗中的广泛应用改善了这一情况。肠外营养的应用，一方面显著提升了患者的营养状态，另一方面减少了消化液的分泌和食物残渣的漏出，控制了胃肠道瘘并发的腹腔感染，从而使得胃肠道瘘的死亡率从以前的 70% 以上降低到 10% 以下。在控制感染、充分和恰当引流情况下，营养支持已能使过半数的肠外瘘自愈，二次手术成为最后一种治疗手段。肠外营养支持可减少胃肠液分泌，降低消化道瘘的流量，有利于控制感染、改善营养状况、提高治愈率、降低手术并发症和死亡率。

3. 炎性肠道疾病 克罗恩病、溃疡性结肠炎、肠结核等患者处于病变活动期，或并发腹腔脓肿、肠瘘、肠道梗阻及出血等，肠外营养是重要的治疗手段，可缓解症状、改善营养，使肠道充分休息，有利于肠道黏膜修复。

4. 严重营养不良的老年患者 对于因各种原因导致短期内体重丢失 ≥ 10%（平时体重）的患者，如进食或肠内营养不能纠正营养不良状态，则需要补充性肠外营养支持来提高患者的营养状态，如需手术的严重营养不良患者则应于术前 7 ~ 10 天进行肠外或肠内营养支持，直至术后改用肠内营养或恢复进食为止。

5. 重要脏器功能不全

（1）肝功能不全：肝硬化患者因进食量不足致营养负平衡，肝硬化或肝肿瘤围手术期、肝性脑病、肝移植后 1 ~ 2 周，不能进食或接受肠内营养者应给予肠外营养支持。

（2）肾功能不全：急性分解代谢性疾病（感染、创伤或多器官功能衰竭）合并急性肾衰竭、慢性肾衰竭透析患者合并营养不良，因不能进食或不能接受肠内营养治疗的患者，需经肠外营养支持。慢性肾衰竭透析期间可由静脉输注肠外营养混合液。

（3）心、肺功能不全：心力衰竭和肺功能差的患者常合并蛋白质 - 能量混合型营养不良。证据表明，肠外营养能改善慢性阻塞性肺疾病及心力衰竭患者的临床状况和胃肠功能，可能有利于其疾病恢复。配方中应提高脂肪比例、控制葡萄糖总量及输注速率、提供蛋白质或氨基酸 [至少 $1g/ (kg \cdot d^{-1})]$，对于危重肺病患者应用足量谷氨酰胺，有利于保护肺泡内皮及肠道相关淋巴组织、减少肺部并发症。

6. 入院时营养状态正常的老年患者　肠内营养不能满足 60% 以上营养需求，建议 7 天后启动肠外营养。合并中等以上营养不良的老年患者，入院后72 小时不能正常进食或通过肠内营养获得足够营养素，建议启动肠外营养。

二、老年患者肠外营养的禁忌证

（一）胃肠道功能尚存且 5 天内能经口进食或肠内营养者

在以上适应证中介绍了肠外营养的诸多优点，但仍需要辩证看待肠外营养。如果老年患者的胃肠道功能尚存在，而且通过一定的辅助手段可以满足正常的营养需求，这种情况不建议使用肠外营养支持。临床营养支持应秉承"只要肠道有功能，就该充分利用"的原则。这个原则在实际应用过程中应灵活掌握，如高位消化道梗阻、食管癌导致吞咽困难的患者，可通过胃造口、空肠营养管置入等手段来进行肠内营养，这样既可以达到营养的目的，同时也可以保护患者的消化道黏膜；针对接受手术治疗的急性重症胰腺炎患者，可考虑在术中同时留置空肠造口管，这样在术后早期即可由肠外营养向肠内营养过度，早期实施肠内营养，在提高患者营养状态的同时，降低患者的代谢负担、肝肾负担和心脏容量负荷。这种情况下如果仍然盲目的单纯依靠肠外营养反而不能使患者获益最大化。

（二）循环功能不稳定以及严重代谢紊乱的患者

老年重症患者常因基础疾病多伴发内环境紊乱（离子紊乱、酸碱平衡失调、容量平衡失调等），当务之急是及时纠正危及生命的内环境紊乱，纠正酸中毒、纠正离子紊乱、扩容或维持基本生命体征。肠外营养在这种情况下则显得不那么重要，甚至过早、过多的肠外营养治疗措施反而因其增加机体的代谢负担，可能会减慢患者基础疾病的好转。因此，应当在维持水、电解质、酸碱平衡，生命体征趋于平稳后，再开始启动肠外营养支持。

（三）无法通过肠外营养获益的老年患者

肠外营养过程中可能会出现许多并发症，如导管相关并发症、代谢相关并发症等。如果老年患者处于终末期，通过规范的全肠外营养并不能扭转这种局面，适当的对症治疗比肠外营养更合适，只需要满足一般的热量需要，维持水、电解质、酸碱平衡即可。如果预估在肠外营养支持的过程中发生并发症或患者无法耐受情况的可能性较高，对于患者而言弊大于利，同样也应该慎重考虑是否应用肠外营养。

（四）短期内可经口进食或转变为肠内营养的老年患者

短期内（一般小于 1 周）可经口进食或转变为肠内营养的患者不能贸然进行短期肠外营养支持，短期的肠外营养支持不仅起不到营养支持的作用，反而会增加患者的代谢负担。而适当的维持水、电解质平衡加上尽快转变为经口进食（或肠内营养）才能使患者加快康复，且这更加符合生理情况，同时也能促进患者胃肠道功能的恢复。

三、肠外营养的组成及配制

在老年患者的治疗过程中，肠外营养的组成成分和能量需求与普通患者并无大异，主要包含六大营养素：碳水化合物、氨基酸、脂肪乳、水及电解质、维生素和微量元素。但每种营养素的需要量有所变化，这就需要真正理解不同营养素在肠外营养中的作用，从而根据每一个老年患者的具体疾病、机体状态、内环境的改变制定个性化的肠外营养支持方案。足够的能量供给是肠外营养支持的前提，如果没有足够的能量支持，就无法维持患者的正氮平衡。

（一）能量

能量的来源主要是葡萄糖和脂肪乳制剂。早期开展肠外营养时，主要以葡萄糖为能量来源，自 20 世纪 80 年代以来，能量的 50% 左右由脂肪乳制剂提供，这样有利于补充机体所需的必需脂肪酸。老年患者每日能量需要量应综合考虑多种因素：基础能量消耗、基础疾病对能量的消耗、饥饿状态下能量代谢的改变、创伤应激状态下能量代谢的改变。基础能量消耗通常借助 Harris-Benedict 公式来估算：

男 BEE（kcal/d）=660+13.8W+5.0H−6.8A

女 BEE（kcal/d）=655+9.6W+1.85H−4.7A

[W：体重（kg）；H：身高（cm）；A：年龄（岁）]

这个公式是健康状态下基础能量消耗的估算公式，老年患者各种疾病状态下的实际能量需求与该公式的计算值会有一定差异。北京协和医院一项研究显示，热量从 0 增加到 40kcal/（kg·d）的过程中，患者的正氮平衡显著增加，合成代谢旺盛；当热量增加到 40kcal/（kg·d）以上时，氮平衡不再继续增加，而且这个能量水平对于大多数患者来说是过高的，所以推荐能量供给为 20～30kcal/（kg·d）。在创伤应激状态下需适当增加 10% 左右的能量供给；多发创伤、三期压疮、大面积创面感染的状态下需增加 20%～30% 的能量供给；大面积烧伤的患者可视情况增加 40%～100% 的能量供给。

（二）碳水化合物

临床上常用的碳水化合物有葡萄糖、果糖、转化糖等，其中葡萄糖因其便于获取、价格低廉、符合生理等多种优点，成为主要的供能物质，葡萄糖能够提供能量 4kcal/g，而每日的能量需求中，建议葡萄糖的供能占 50% 以上，但不建议单用葡萄糖作为热量来源。葡萄糖的主要代谢产物为丙酮酸和乳酸，单用葡萄糖可使餐后血清胰岛素水平显著升高，游离脂肪酸和酮体减少，另外多余的葡萄糖在肝脏转化为脂肪，促进脂肪肝的形成。推荐葡萄糖的每日供给量为 3～3.5g/kg，以提供每日能量需要的 50%～60%。而在应激状态下，机体本就处于高代谢状态，胰高血糖素分泌增多，血糖反应性上升，此时再大量应用葡萄糖容易导致高渗性脱水、高糖高渗非酮性昏迷，故此时的葡萄糖日供给量应适当降低，推荐每日 2～3g/kg。

果糖是另一种临床中常用的碳水化合物，因其可在无胰岛素参与的情况下直接转化为糖原被机体利用，所以对血糖影响不大，常应用于糖尿病老年患者的肠外营养支持。但脑细胞和红细胞无法直接利用果糖来提供能量，因此果糖不能作为单一能量来源，不能完全替代葡萄糖。

（三）氨基酸

氨基酸是肠外营养中的氮源物质，是机体合成蛋白质的底物，在严重消耗状态下，分解代谢旺盛时，氨基酸也会被分解用以供能并产生酮酸，对机体造成不利影响。所以，首先要保证患者的能量供给，然后才谈得上正氮平衡。由于各种蛋白质的构成不同，需要提供氨基酸种类配比合理的氨基酸制剂，才能很好地为机体合成代谢提供原料。推荐每日氨基酸需要量为 1.2 ~ 1.5g/kg。严重分解代谢状态下氨基酸的需要量会上升，每日氨基酸需要量可增加到 2.0 ~ 2.5g/kg。

氨基酸制剂的种类较多，临床上常用的是复合氨基酸注射液，此种复合型制剂包含了 8 种必需氨基酸和 10 ~ 12 种非必需氨基酸。目前国内的复合氨基酸注射液有许多品种，其成分含量各有差异，需根据患者具体需求进行选择。

（四）脂肪乳

脂肪乳制剂在提供大量能量的同时，还能够提供代谢所需的必需脂肪酸，如亚麻酸、亚油酸、花生四烯酸等。根据脂肪乳制剂浓度的不同，所能提供的能量也不同，临床上常见的有 10%、25% 浓度，分别可以提供热量 1.1kcal/ml、2.5kcal/ml。脂肪乳制剂需提供机体每日所需能量的 40% ~ 50%，推荐剂量为每日 0.7g ~ 1.3g/kg，如伴有高脂血症，脂肪乳制剂的用量需适当减少。北京协和医院临床肠外营养支持方案中，每日补充 50 ~ 100g 脂肪（20% 脂肪乳剂 250 ~ 500ml）作为能量及必需脂肪酸的来源。不同浓度的脂肪乳制剂均可提供单独的长链脂肪酸或同时提供中长链脂肪酸，目前临床中应用最广泛的是中长链结构脂肪乳，其具有氧化产能快、脂肪酸结构合理等诸多优点。另外 ω-3 鱼油脂肪乳富含 ω-3 脂肪酸、二十碳五烯酸（eicosapentaenoic acid，EPA）和二十二碳六烯酸（docosahexaenoic acid，DHA），还有降低炎症反应、降低血栓形成风险、改善组织微循环和保护免疫系统的功能。在老年患者肠外营养中适量加入 10% 浓度的 ω-3 鱼油脂肪乳，在提供能量的同时，对患者炎症反应的抑制也是大有裨益的。

（五）水和电解质

老年患者正常生理需水量为每日 25～30ml/kg。患者的日需水量需要根据多种因素进行调整，量出为入，在保证每日尿量 1 500～2 000ml 的基础上，考虑体表蒸发量、胃肠减压引流量、腹泻患者体液流失量等，有条件的患者可根据中心静脉压变化来调整补液量，没有中心静脉通路的患者则可通过舌苔干燥程度、口渴程度、尿量变化等适当调整液体量。老年患者尤其应该根据心功能调整补液量以及补液速度，建议采用持续输注法将肠外营养分散到 24h 中均匀静脉点滴。表 3-1 列出了每日主要电解质的生理需要量。

表 3-1　成年人每日主要电解质生理需要量

单位：mmol

主要电解质	需要量
钠	100～126
钾	60～80
镁	7.5～12.5
钙	5～10
磷酸盐	10

1. 钠离子　细胞外液中最主要的阳离子，主要参与维持细胞外液的渗透压、调节体内酸碱平衡。每日生理需要量约为4.5g钠盐，无离子紊乱的患者每日给予生理需要量即可，如果伴有离子紊乱，则需适当调整每日补钠量。血清钠浓度可通过动脉血气分析或血离子检验测得，正常血钠值为135～155mmol/L，可按照下列简易公式进行补钠量的计算：

需补充钠量(mmol/L)=[血钠目标值(mmol/L)－血钠测得值(mmol/L)]×体重(kg)×0.6(女性为0.5)

计算得出的需补充钠量加上生理需要量即当日需补充钠量。对老年高血压患者，补钠需谨慎，这类患者更容易出现水钠潴留，加重高血压。应在补钠的同时监测尿量、血压，适当配合给予利尿剂，避免不必要的损害。

2. 钾离子 钾离子是细胞内液中最主要的阳离子，参与细胞内许多重要的生理过程，参与维持细胞的正常代谢，维持神经肌肉组织的兴奋性和心肌细胞的正常功能等。每日生理需要量为 4 ~ 6g 钾盐，血钾的正常值为 3.5 ~ 5.5mmol/L，钾离子紊乱可直接影响心脏的电生理，所以需要密切关注全肠外营养患者的钾离子状况，及时纠正。经外周静脉给予肠外营养时，钾离子的浓度不宜超过 0.3%（相当于 1 000ml 液体中不多于 3g 钾盐），特殊情况下经中心静脉给予高浓度钾离子时需使用心电监测及微电脑控制的输液泵。

3. 钙离子 主要作用是维持神经肌肉的稳定性，正常血钙浓度为 2.25 ~ 2.75mmol/L，较为稳定，但应注意甲状旁腺功能异常的患者，血钙容易波动。

4. 镁离子 镁离子对神经活动的控制、骨骼肌张力的维持等都有重要的作用，长期饥饿、吸收功能障碍、消化液流失都会导致镁离子紊乱。正常血镁浓度为 0.7 ~ 1.1mmol/L，肠外营养中可按照每日 0.25mmol/kg 给予镁离子，相当于 60kg 体重患者给予 25% 浓度的硫酸镁注射液 15ml。

（六）维生素和微量元素

维生素是机体有效利用葡萄糖、脂肪酸进行供能及蛋白质合成的基础，老年患者的 PN 处方中应包括常规剂量的静脉用脂溶性和水溶性维生素，表 3-2 列出了每日维生素的生理需要量。

表 3-2 每日维生素生理需要量

维生素	需要量	维生素	需要量
维生素 A	25 000IU	维生素 C	500mg
维生素 B_1	15mg	维生素 D	100IU
维生素 B_2	5 ~ 10mg	维生素 E	5mg
维生素 B_6	6mg	维生素 K	10mg
维生素 B_{12}	10 ~ 15μg	泛酸	20mg
叶酸	2.5mg	烟酰胺	150mg

目前国内已经有多种注射用复合维生素产品，其中包含了各种水溶性和脂溶性维生素，可满足肠外营养中维生素的日常需要量。

肠外营养中维持微量元素的平衡也是至关重要的问题，微量元素缺乏会导致多种并发症，例如锌缺乏可导致非特异性皮炎，铬缺乏可诱发、加重糖尿病的神经病变。表3-3列出了每日微量元素的生理需要量。

表3-3　每日微量元素生理需要量

单位：mg

微量元素	日需要量
铜	0.3
碘	0.12
锌	2.9
锰	0.7
铬	0.02
硒	0.118
铁	1.0

四、肠外营养的途径

肠外营养的输注途径总体上可分为外周静脉途径和中心静脉途径，两者有不同的适用场景。

（一）外周静脉途径

经外周静脉进行肠外营养具有操作简便、静脉入路容易、无中心静脉置管风险等优点，是老年患者 PN 短期应用的首选。但其限制也比较多，首先外周静脉途径的渗透压要求低于 900mOsm/L，这对于严格限制液体入量的情况非常不便，同时由于限制了葡萄糖的浓度，能量密度就会变低，很难满足日常的能量需求。其次，外周静脉途径还容易出现液体渗漏和静脉炎。因此，外周静脉途径只推荐在低渗液体、低速输注、应用时间不长的情况使用。

（二）中心静脉途径

高渗透压（＞900mOsm/L）或需要长期接受 PN（＞14 天）的患者，建议通过中心静脉输注，中心静脉置管的方法有多种，表 3-4 列举了不同中心静脉导管的优势和劣势。

表 3-4　不同中心静脉导管的优势和劣势

导管类型	优势	劣势
经皮穿刺中心静脉导管	操作便捷 有多个管腔 便于护理	需定期换药 限制肢体活动 穿刺时有气胸、血气胸风险 使用时间相对较短（＜1 个月）
置入式中心静脉导管	感染率较经皮穿刺中心静脉导管低 对肢体活动限制较少 无需每日护理	初始费用及后期维护费用较高 操作难度较大 易出现隐匿感染 拆除时操作麻烦且费用高
经外周血管插入型中心静脉导管	置入及拆除费用较低 操作简便 感染率较前两者低 无气胸、血气胸等穿刺并发症	管径受限从而导致输液速度受限 维护频率过高

中心静脉导管置入的入路也有许多，不同的入路有不同的适应证和优缺点。

1. 锁骨下静脉入路　最常用的中心静脉置管入路，较其他入路有更低的导管相关感染风险，但该入路的穿刺风险较高，容易出现气胸、血气胸等，使用时间不建议超过 30 天。

2. 颈内静脉入路　该入路的气胸、血气胸风险明显低于锁骨下静脉入路，但因颈部活动度较大，保持无菌敷料较困难，所以感染的风险相对较高，而且该入路对患者的活动限制较大。

3. 贵要静脉或头静脉入路　因导管置入路径较长，相较前两种路径较为稳定，不易脱出，但穿刺操作过程需超声或 X 线引导，相比直视下穿刺稍烦琐。

4. 股静脉入路　因各种原因（解剖变异、放疗、上腔静脉血栓等）导致其他入路无法完成时，选择此入路。此入路需在超声引导下经股静脉置入导丝至下腔静脉，操作风险相较其他入路更高，临床上通常将其视为最终解决方案。

5. 经外周置入中心静脉导管（PICC）　穿刺风险较低，感染并发症较少，应为老年患者 PN 输注的主要入径。

肠外营养路径的选择需综合考虑预计的治疗时间、所需的管路数、置管的安全性、患者血管条件及治疗的依从性等多个因素。另外，不同的路径所需的费用也有很大的差别，亦应从经济角度为患者考量，选择最适合的营养路径。

五、肠外营养的输注方式

肠外营养的输注方式分为全营养混合液和单瓶输注两种。全营养混合液即全合一营养液（all in one），是将机体所需的碳水化合物、氨基酸、脂肪乳、维生素、矿物质和水六大营养素按一定比例在无菌的环境下按要求配制于营养袋中，将其经外周静脉或中心静脉输入机体参与血循环。这是一种将患者所需的全部营养素混合后输注的方法，具有符合生理、促进机体蛋白质合成、降低单个营养素浓度和渗透压、减少肝脏肾脏等器官代谢负荷、减少代谢并发症等优点。单瓶输注则是传统的将不同的营养要素分别单独经静脉途径输入机体，以达到静脉营养的目的。在过去，因单瓶输注无须人工配制，有一定的应用优势，但随着工业化多腔袋的出现，这一优势不复存在。相较之下，全合一模式可减少 44% 治疗相关不良事件发生率，而且工业化多腔袋配制的全合一营养液还有减少处方和配置差错、减少杂质和微生物污染、节省人力资源、使用方便等优点；自配型的全合一营养液有减少各种代谢并发症的优点，同时还能满足老年患者个性化的治疗需求，是《中国老年患者肠内肠外营养应用指南（2020）》中强推荐的输注方式。

（张东旭）

第二节 肠外营养的并发症及防治

　　肠外营养是指通过胃肠道以外的途径为机体提供所需的能量和营养物质，是医学领域中一种较新的治疗方法。自 20 世纪 60 年代发展起来的肠外营养大大提高了重病期间需要营养治疗来维持生命的患者的生活质量，促进了患者的康复，改善了预后。目前在临床工作中肠外营养应用越来越广，已经成为术后和危重患者主要的综合治疗措施之一。尽管肠外营养带来了诸多好处，但长期肠外营养仍会带来一系列并发症，影响患者生活质量，重者可能会危及生命。肠外营养的并发症主要包括静脉导管相关并发症、代谢性并发症、脏器功能损害和代谢性骨病。

一、静脉导管相关并发症

　　肠外营养过程中需要通过导管经静脉向体内输入营养物质，其输入途径通常有两种，短期内可经外周静脉输入，而长期输入多需要通过外周静脉插入中心静脉导管进入上腔静脉，将肠外营养制剂直接输入大血管。这种通过中心静脉补液的方法可以减少患者住院期间长期反复的穿刺，降低护理人员的工作量，减轻高渗液体输注过程中对血管的刺激性给患者带来的不适。根据其穿刺路径不同可分为经颈内静脉穿刺、经锁骨下静脉穿刺、经股静脉穿刺和经外周静脉置入中心静脉导管。肠外营养支持过程中，静脉导管相关并发症可分为非感染性并发症和感染性并发症，非感染性并发症多发生在中心静脉导管留置过程和护理过程中。

（一）非感染性并发症

　　1. **导管移位**　可分为导管外移和内移。导管外移多由导管固定不牢慢性牵扯导管所致，也有因留置导管时进管深度不够导致。临床表现为导管区域肿胀压痛，部分患者伴有头颈部放射痛，输液时明显，输液后缓解。导管内移多是由于导管固定不牢使导管误入右心房。内移的导管会引起心律失常。为预防导管移位，要做到置管成功后妥善固定，如盘曲导管后胶布固定，防止直接受力增加牵拉的缓冲力，平时护理过程中注意观察导管进入深度，如发现导管移位及时做相应的处理。

2. 心律失常　多为穿刺过程中导丝或者导管置入过深，前端进入右心房刺激心房、三尖瓣环引起房性或室性心律失常。心律失常有很多种，例如房性期前收缩、室性期前收缩、短阵房性心动过速、短阵室性心动过速、心房纤颤等，临床表现为胸闷、头晕、心悸、低血压、出汗等症状。为预防心律失常，应在行锁骨下或颈内静脉穿刺时引导钢丝进入静脉 15cm 左右即可。右侧穿刺时穿刺管进入深度 12～15cm，左侧穿刺时穿刺管进入深度 15～17cm。

3. 气胸　主要见于经锁骨下行锁骨下静脉穿刺时，少数情况下颈内静脉穿刺也可引起，主要是由于穿刺时穿刺针进针过深或进针角度过大，针尖进入第一肋间隙穿破胸膜损伤肺尖，发生局限性气胸，患者可无临床症状，小的肺刺破口也可自行闭合。如破口较大，患者会出现胸闷气短、呼吸困难并逐渐加重，听诊患侧呼吸音减弱，X 线透视表现为穿刺侧胸腔内可见游离气体，肺 CT 显示肺叶组织膨胀不全。临床上对体型偏瘦的患者，穿刺点应选在锁骨内、中 1/3 交界点的外下方 1～2cm 处进针，进针不要过深，尽量保持穿刺针与胸壁平行。如发现气胸，气体量少无症状者无须处理，症状严重者需留置胸腔闭式引流管。

4. 血胸、水胸　主要见于锁骨下穿刺，穿刺过程中穿刺针刺破锁骨下静脉或动脉，并刺破胸膜，导致血液及静脉营养液进入胸腔。临床表现为焦虑、呼吸困难和心动过速等症状，行胸片或肺 CT 检测可进一步确诊。临床上为防止血胸、水胸的发生，穿刺时穿刺点位置不能过低、不能偏内，可选择颈内静脉穿刺。如发生血胸、水胸，无症状者应严密观察临床症状，并停用抗凝及抗血小板类药物如肝素、阿司匹林等，症状进行性加重者需行胸腔切开探查及胸腔引流术。

5. 心包填塞　穿刺时导丝或者导管进入过深，尖端刺破心房壁进入心包腔，引起心包积液并迅速进展为心包填塞。临床上常表现为呼吸困难、口唇发绀、心慌气短、心率快、咳嗽咳痰、血压下降、颈静脉怒张和心音遥远等症状，随着积液量增多会引起急性循环衰竭，进而导致心脏骤停。一旦诊断明确，需争分夺秒解除心包填塞，行心包穿刺术甚至开胸探查。

6. 空气栓塞 行中心静脉穿刺置管时，当穿刺针进入静脉卸下注射器、插入导管拔出导丝时，由于静脉腔内呈负压，空气易经穿刺针或导管进入血管内形成空气栓塞。当进入少量气体时可无明显症状，如进入气体量大，患者可出现心动过速、呼吸困难、发绀、低血压、眩晕、昏迷甚至死亡。空气栓塞时听诊心前区可听到搅拌样杂音，为预防其发生，中心静脉穿刺前术者应充分评估，并认真做好穿刺前宣教，消除患者恐惧心理，患者取头低脚高位，穿刺卸下注射器、拔出导丝时及时用手封闭导管口，在输液过程中，输液瓶中液体滴完、衔接部位脱落、换瓶时及时封闭导管，拔管后立即压迫窦道 3～5 分钟。临床上行心腔穿刺有利于诊断。

7. 纵隔血肿 中心静脉穿刺针穿透颈内静脉或者中心静脉，导管尖或者导丝刺破上腔静脉，血液进入纵隔。临床上出血量大的可有心律失常、呼吸急促、表情淡漠、血压下降、吞咽异物感和阵发性刺激性干咳等症状，主要依靠胸部 CT 检测诊断。若症状轻，可拔除导管后密切观察，如患者口服或者目前正应用抗凝药物则建议停用。如血肿较大并压迫心脏及大血管，需行开胸手术止血、清除血肿。为预防此类并发症，术前术者应认真阅读患者胸片，对患者血管分布有所了解，并预先估计穿刺深度和高度。

8. 臂丛神经损伤 锁骨下静脉和颈内静脉穿刺时都有可能引起臂丛神经损伤，以桡侧支较常见，表现为穿刺时有神经激惹症状，如同侧手臂的放射样触电感或者刺麻感，穿刺后出现腕部背屈受限、肌力减低、桡侧感觉减低等症状。治疗上一般采用理疗，加强患肢功能锻炼，静脉点滴或者口服激素及神经营养类药物来缓解症状。为预防此类并发症，建议穿刺有困难时避免反复穿刺，改由有经验的医师进行操作，有条件的可在超声引导下进行穿刺，如穿刺时出现激惹症状应立即退针。

9. 导管折断 输液期间导管过度受压导致导管折断，多为留置时间过长或导管本身质量过差。为预防此类并发症，护理导管过程中要注意观察导管留在皮肤外的刻度，便于及时确认导管有无移位，是否折成锐角。一旦发现导管折断应及时拔出，如折断的导管进入循环则需切开取出导管。

10. 导管内血栓形成　据报道留置导管过程中，导管部分堵塞发生率为29%左右，完全堵塞发生率为6%左右，其中股静脉穿刺堵塞发生率最高。发生导管堵塞的原因很多，比如输液过慢、过少、失血、呕吐、腹泻等导致血液浓缩；血液本身黏稠度过高，呈高凝状态；静脉压偏高，输液完成后未进行正确封管护理等导致血液在导管内存留并激活凝血系统，最终形成血栓。导管堵塞的临床表现为回抽导管阻力增大或者回抽无血，全速静脉点滴时输液重力滴速小于60滴/分。为预防导管堵塞，穿刺时应选择合适的置管途径，输液时如输注药物之间有配伍禁忌，需用生理盐水冲管；科学安排输液顺序，先输黏稠液体后输等渗液体；输液完成后静脉点滴生理盐水冲管，应用肝素盐水或者封针液正压封管。同时及时评估患者状态，如患者病情稳定，补液量少，尽早拔管。对于血液高凝状态易形成血栓的患者，必要时抗凝治疗。

11. 动脉损伤　穿刺过程中穿刺针刺破颈总动脉、锁骨下动脉、椎动脉，典型的表现为回抽穿刺针可见针管内出现鲜红色搏动血液。无典型症状时，患者常常在出现休克、躁动等临床症状时才被发现。穿刺过程中如发现针管内搏动性血液应立即拔针压迫止血，同时观察生命体征，一旦出现失血性休克症状，建议行手术探查止血。为预防此类并发症，建议同一部位三次穿刺失败不宜重复穿刺，否则并发症会随之增加。对于肥胖、颈短、解剖标志不清楚等疑难患者多次穿刺失败，建议超声引导下穿刺，避免盲探性操作。

12. 中心静脉血栓形成　中心静脉导管留置过程中，静脉易形成血栓，其中癌症患者发生率高，发生概率分别为锁骨下静脉97%，无名静脉60%，上腔静脉13%。其发生与血管内膜机械性损伤、低血容量、血液黏稠度高、输高渗肠外营养溶液损伤血管内皮、穿刺部位感染、血液高凝状态等有关。形成血栓后，有的患者没有症状，有的表现为患侧手臂或者颈部疼痛，临床表现为静脉输液速度减慢，监测中心静脉压偏高，回抽导管阻力增大，血栓一旦脱落会引起肺栓塞等。预防措施包括置管过程中严格无菌操作；避免反复多次穿刺；使用过程中正确护理，不使用时用20～30U/ml肝素盐水封管；血液高凝状态的患者可常规使用低分子肝素皮下注射。

13. 静脉炎 肠外营养静脉炎可分为机械性静脉炎、化学性静脉炎、感染性静脉炎等，其中机械性静脉炎最常见。机械性静脉炎与患者个人体质、选择导管的型号、穿刺侧肢体的过度运动、穿刺置管引发的变态反应和血管内膜损伤等有关。化学性静脉炎是由于高浓度和高刺激性药物从静脉输注，损伤血管内皮，静脉内膜受损后形成栓子使整条静脉发生炎性反应，浅静脉发生的炎性反应可累及静脉周围的组织出现炎性渗出液，或者药液外渗刺激导致静脉壁发生损伤，是一种无菌性炎症。静脉炎临床主要表现为穿刺部位的红肿疼痛，根据美国静脉输液协会2016年《输液治疗实践标准》将静脉炎分为0～4级，分别是0级，无临床症状；1级，穿刺部位红斑，伴有或不伴有疼痛；2级，穿刺部位疼痛，伴有红斑和／或水肿；3级，穿刺部位疼痛，伴有红斑、条索状物形成，可触摸到条索状静脉；4级，穿刺部位疼痛，伴有红斑、条索状形成，可触摸到条索状静脉，其长度＞2.54cm，有脓液流出。治疗主要采用早期湿热敷，用45℃左右温水浸透纱布拧干后热敷静脉炎区域，每天2次，每次20分钟；也可以使用50%硫酸镁溶液热敷。此外，新型泡沫敷料、水胶体敷料或者七叶皂苷钠凝胶等也被报道能有效减轻静脉炎症状，还有研究表明中药金黄散外敷能减轻化学性静脉炎的症状。为预防静脉炎的发生，应选择具有丰富穿刺经验的医师操作，穿刺规范，留置导管后正确维护，选择穿刺导管型号适中，材料软硬适中。

14. 肺栓塞 多由导管尖端损伤血管内皮，激活内源性凝血系统形成静脉血栓并脱落。临床上患者可出现胸闷症状，严重者出现呼吸困难、胸痛、大汗、咯血、心跳呼吸增快甚至晕厥和休克等症状。出现症状后应立即给予平卧吸氧，建立静脉通道，急行心电图、血气分析、肺动脉造影等检查进一步明确诊断。诊断明确后给予溶栓、抗凝等治疗。为预防肺栓塞的发生，建议选择自身形成血凝块倾向最小的优质导管应用于长期肠外营养患者。动物实验表明，水合聚氨基酸乙酯管优于所有别的导管。对于高凝状态患者应用肝素作抗凝治疗能减少血栓形成。

15. 穿刺部位皮下血肿 多为误穿动脉或误穿透静脉或扩皮针进入太深，也可能与个体凝血机制不好有关，老年患者多有动脉硬化，血管脆性大也是穿刺部位发生血肿的常见原因。为预防穿刺部位皮下血肿发生，穿刺者应熟悉动静脉解剖，把握穿刺深度，注意穿刺点选择，注重个体情况，误穿血管形成血肿后应尽快充分压迫，更换穿刺部位。

16. 乳糜胸 多见于左侧颈内静脉和左侧锁骨下静脉穿刺时，因为左侧胸导管长 30～40cm、直径约 3mm 注入左侧静脉角，而右侧胸导管长 1～1.5cm、直径 2mm，所以左侧中心静脉穿刺时乳糜胸发生率高。胸导管可引流下肢、腹盆腔淋巴液，损伤时如积液量多可表现为呼吸困难，如合并感染可伴有发热。胸部 X 线片、胸腔彩超和肺 CT 可帮助诊断，胸腔穿刺抽出乳白色液体可确诊。为预防此类并发症发生，穿刺前尽量纠正低血容量状态，穿刺时以小口径穿刺针做引导，尽量选择右侧颈内静脉穿刺，如锁骨下静脉穿刺时避免反复穿刺，进针深度不超过胸锁关节，注意回抽有无不明液体。治疗方面可行胸腔闭式引流术，并保证引流通畅同时维持机体内环境稳定，酌情应用抗生素，预防胸腔内感染。如保守治疗 5d，引流量仍较大（＞1.5L/d），可行手术治疗，如胸导管结扎术、胸膜固定术、经皮胸导管栓塞术及胸腹膜分流术等。

（二）感染性并发症

1. 导管性脓毒症 多由于置管过程中无菌操作不严，或者导管的日常使用维护不当，如测中心静脉压、取血标本、输注药物时导致导管连接处被污染，以及肠外营养液在配置过程中受到污染所致。导管性脓毒症主要表现为突发寒战、高热，重者可发生感染性休克。为预防导管性脓毒症，中心静脉置管过程中应严格手卫生和手消毒。穿刺点至少消毒 15cm 范围，注意无菌操作规范，避免多次穿刺，避免形成假道，防止患者汗液、大小便污染渗入，及时更换敷贴，发现感染征象和不明原因发热，立即更换输液器和营养液，并分别抽血、取营养液做细菌培养。如仍有发热，应拔去导管，改用经周围静脉输注和经胃肠道补给。此外还需在严格无菌条件下配制营养液，按无菌操作规程配液，定期对室内、洁净台内空气进行培养，抽样进行残液培养、按药剂标准进行质量控制，配制好的液体保存在 4℃ 环境中，24 小时内输完。治疗此类并发症时应立即拔管，选用广谱抗生素，发热时取血培养以及将穿刺导管尖端送检，根据细菌培养结果选择抗生素。

2. 感染性静脉炎　感染性静脉炎发生的原因多为穿刺置管过程中不注重无菌操作，导致导管被污染，或在静脉输液过程中护理人员操作不规范引起局部静脉输液管路或液体被污染，临床主要表现为穿刺部位的红肿疼痛，并常合并血栓形成。治疗方面需要根据血培养结果合理选择抗生素，其余方法同机械性静脉炎和化学性静脉炎。为预防感染性静脉炎的发生，应在无菌条件下放置中心静脉导管，按外科小手术要求准备穿刺部位皮肤，穿刺、置管过程严格无菌操作，固定导管的缝线应及时拆除，加强护理人员培训，输液过程中注意管口的保护，对导管进入皮肤处定期消毒，应用无菌透明膜，根据有无渗液或出汗及时更换。

二、代谢性并发症

（一）高血糖

肠外营养时，葡萄糖直接进入体循环，如果摄入葡萄糖过多或者体内胰岛素分泌不足，会造成血糖升高。当患者处于应激状态时，会导致血浆渗透性升高、尿糖增高，部分患者可进展为糖尿病酮症酸中毒或高渗性高血糖昏迷。临床表现为口渴、乏力、少尿、恶心、呕吐、肌肉酸痛甚至昏迷等。为预防高血糖，建议降低葡萄糖用量，保证葡萄糖输注速度 < 5mg/（kg·min），输注肠外营养中葡萄糖胰岛素比为（3 ~ 5）：1，同时监测血糖水平，必要时给予胰岛素静脉点滴或者皮下注射调整血糖。

（二）低血糖

肠外营养减少或突然停止，或肠外营养中胰岛素量过多，或处于严重消耗状态等均可导致低血糖。低血糖是指血糖值 < 80mg/dl，患者出现心慌、大汗、口渴、头晕、感觉异常、抽搐、昏迷等症状。如出现上述症状应急检血糖，给予 50% 葡萄糖 20 ~ 100ml 静脉推注或者静脉点滴，直到症状消失复检血糖正常。为预防低血糖发生，临床中不应因为输注其他液体而中断葡

萄糖溶液的输入。停输高渗葡萄糖后继续输等渗葡萄糖至少 6h，方可停止输液。

（三）低血钾

常见于肠外营养中钾的含量低或者不含钾者，长期应用保钠排钾利尿剂者，反复呕吐、持续胃肠减压患者，肠瘘而不补钾或者补钾不足患者，及碱中毒不纠正者容易发生低钾血症。低钾血症主要临床表现是全身肌肉无力，一般四肢首先出现，以后可累及呼吸肌，可有厌食、恶心、呕吐、腹胀、心律失常等症状，定期监测离子可诊断。纠正低钾血症的方法就是增加肠外营养中钾的含量，一般每天补钾 40～80mmol，有中心静脉的患者每天最多补钾达 200mmol。如合并碱中毒需要同时纠正碱中毒。

（四）高血钾

常见于肠外营养的钾含量高、酸中毒、合并肾衰竭少尿的患者以及长期应用保钾利尿剂的患者。高钾血症可有神志模糊、感觉异常和肌无力症状，同时可诱发心律失常，最危险的情况下会导致心脏骤停。当血钾 > 5.5mmol/L 时可诊断为高钾血症。为纠正高钾血症应立即停止输入一切含钾的肠外营养制剂，同时可输注 5% 碳酸氢钠溶液 100～200ml 纠正酸中毒增加血容量。输注葡萄糖和胰岛素溶液促进钾离子向细胞内转移。对于肾衰竭少尿和无尿患者则需要透析治疗。为预防高钾血症需控制钾摄入量，应检测离子水平，及时纠正高钾血症，伴有酸中毒的及时纠正酸中毒。

（五）脂肪超载综合征

脂肪超载综合征是由于肠外营养过程中脂肪乳不合理使用，如输注速度过快和 / 或输注剂量过多超过了机体的脂肪廓清能力，导致循环中以三酰甘油升高为特征的综合征。其临床表现为神志障碍、白细胞升高、肝脏肿大、黄疸、低蛋白血症、发热、脾肿大、急性呼吸窘迫综合征（acute respiratory distress syndrome，ARDS）、代谢性酸中毒、血小板减少、出血及器官功能障碍等，严重者可危及生命。一旦发生脂肪超载综合征，应立即停止输注脂肪乳，同时积极对症治疗所出现的并发症，如血小板、白蛋白减少者给予输注血小板、白蛋白，严重者给予甲强龙冲击治疗，必要时行血浆置换。在使用脂肪乳时除应注意适应证，每日输注总量不得超过 2.5g/kg，输注速度应控制在 1.2～1.7mg/（kg·min），注意配伍禁忌，如减少肝素的使用，对患者肝肾功能及三酰甘油要常规监测，方可减少或避免不良后果。在选择脂肪乳剂时尽量选择浓度相对较高的脂肪乳剂，在患者条件允许时，尽早改为肠内营养。

（六）低磷血症

磷是人体必需元素，参与构成细胞膜磷脂双分子层，参与三羧酸循环，参与产生三磷腺苷（adenosine triphosphate，ATP），是体内绝大多数酶的重要调节因子，磷在人体的遗传、能量代谢、生长发育等生物功能中必不可少。肠外营养中缺少磷会导致低磷血症，影响神经系统，可表现为烦躁、嗜睡、精神错乱、癫痫等；血液系统可表现为白细胞减少，免疫能力降低；消化系统可表现为恶心、呕吐等症状。为预防和治疗低磷血症，可以静脉补充甘油磷酸钠注射液，如同时合并有低钾血症，也可使用磷酸钾注射液。能早期进食的建议早期肠内营养。

（七）低镁血症

镁在细胞内含量仅次于钾离子，是人体内不可缺少的重要元素。其不仅可以促进细胞代谢，还可以维持核糖、脱氧核糖核酸等的结构完整性，有效维持心肌兴奋性，并保证心肌代谢的进行。当发生低镁血症时，患者可以出现失语、手足抽搐、眼球震颤等神经精神症状；影响心血管系统会出现心动过速，心电图表现为 T 波增宽、S-T 段压低、Q-T 延长，重者会导致心脏骤停；影响呼吸系统表现为呼吸困难甚至呼吸衰竭。由于镁是激活钠钾泵酶所必需的物质，缺镁会引起钠钾泵活性降低，钾离子内流减少，从而导致肾脏保钾功能减弱，钾从尿液中丢失过多，引起低钾血症。预防和治疗低镁血症，建议对长期肠外营养的患者监测血清镁水平和补充硫酸镁。

三、脏器功能损害

（一）肝脏和胆道并发症

长期肠外营养，营养因子不经过肝脏代谢，易使代谢偏离生理过程。肠外营养 2 周以上可出现肝脏脂肪变、肝脏酶谱升高、碱性磷酸酶升高，胆汁淤积。其原因可能为葡萄糖输注过量、热卡供应过高、必须脂肪酸缺乏和长期禁食。为预防和治疗肝脏和胆道并发症，建议停用或少用具有肝脏损害的药物，酶学升高时给予保肝药物治疗，尽早开始肠内营养。胆汁淤积建议口服熊脱氧胆酸治疗。

（二）肠道屏障功能减退

长期应用肠外营养，会导致肠黏膜细胞萎缩，使细胞间紧密连接部增宽与分离，导致细菌和毒素从细胞旁路进入门静脉循环，重者会进展为全身炎症反应综合征甚至多器官功能障碍综合征。为预防肠道屏障功能减退，临床应适当补充谷氨酰胺类肠黏膜保护剂和及早进食肠内营养。

（三）代谢性骨病

代谢性骨病（metabolic bone disease，MBD）是指机体因先天或后天性因素破坏或干扰了正常骨代谢和生化状态，导致骨生化代谢障碍而发生的骨疾患。代谢性骨病的发病机制包括骨吸收、骨生长和矿物质沉积三方面的异常。与长期肠外营养相关的代谢性骨病最早于 20 世纪 80 年代初被描述，其确切原因尚不清楚，但其起源被认为是多因素的，其中包括潜在疾病、用于治疗该疾病的药物的效果（例如皮质类固醇）以及肠外营养溶液的各种成分。代谢性骨病症状为关节周围和下肢末端疼痛、脊柱疼痛、骨质疏松、高钙血症、尿钙排出增加。代谢性骨病是通过放射学上存在的无创伤性骨折来诊断，其中以椎骨骨折最为常见。对于长期肠外营养患者，代谢性骨病药物治疗的研究很少。为预防代谢性骨病，应注意监测血钙、磷和 24 小时尿钙并及时补充调整。肠外营养配方应使用适量的乙酸盐进行调整，使血清碳酸氢盐水平正常化，同时注意补充钙、磷、镁，并防止动员骨骼中钙的储存以缓冲酸负荷。对骨质疏松症治疗的最新进展发现一种造骨药物特立帕肽，对患有代谢性骨病的长期肠外营养患者可能有效。如果可能的话，应停止或减少已知引起骨骼代谢异常的药物，同时遵照国家骨质疏松症基金会的建议如戒烟和加强体育锻炼。

（邢岩伟）

第三节　老年患者的肠内营养支持

　　随着老龄化社会的到来，越来越多的人开始关注老年医学。特别是在我国全面进入小康社会后，居民的平均寿命逐年延长，同时也伴随着多种威胁老年人健康的疾病，例如心脑血管疾病、肿瘤、神经系统疾病等。随着年龄的变化、社会的发展，老年人的生理、心理及生活方式也有相应的变化，这些都使得老年人成为营养不良的高风险人群。老龄化使人体多器官生理改变，这些器官、系统的功能障碍共同作用，导致老年人容易发生营养不良，例如牙齿脱落导致咀嚼困难，胃肠道蠕动减弱，消化液分泌减少，肝脏合成能力下降等。社会因素对老年群体的影响也日趋显著，如独居生活、社会或家人照顾不足等，老年抑郁症被认为是老年患者营养不良的常见因素之一。大量研究数据均表明营养不良是老年人的普遍问题。因此，老年患者更加需要注意进行营养风险的筛查、评估和相应的治疗。

　　自 20 世纪 60 年代静脉置管输注营养开始，临床营养支持的概念逐渐发展成为临床营养治疗，肠外营养所带来的相应并发症让人们逐渐对肠内营养治疗重视起来，特别是近 40 年来，肠内营养制剂迅速发展，肠内营养治疗也逐渐从医院内治疗向家庭肠内营养（home enteral nutrition，HEN）发展，即由专业营养支持小组指导的患者在家庭内实施的肠内营养支持。

一、肠内营养的适应证与禁忌证

　　肠内营养是针对消化道部分功能障碍，无法耐受正常进食或正常进食无法满足人体营养需求，通过胃肠道途径提供身体所需营养的方式。由于该方式更接近生理进食的状态，且胃肠道在肠内营养制剂的作用下更容易维持原有的结构和生理功能，从而避免长时间禁食造成的胃肠黏膜的失用性萎缩和屏障功能障碍。因此原则上讲，肠内营养支持适用于胃肠道功能正常或基本正常的具有营养风险的患者。

（一）肠内营养适应证

1. 不能经口进食、营养摄入不足或进食禁忌

（1）经口进食困难：口腔、咽部或食管损伤、手术等原因造成咀嚼或吞咽困难。

（2）因疾病导致营养需求增加或摄入不足：如大面积烧伤者、癌症患者。

（3）进食禁忌者：由于脑血管疾病造成无法吞咽或不能吞咽者。

2. 胃肠道疾病

（1）短肠综合征：短肠综合征的患者大多需要肠外营养支持，一部分患者可在术后适当阶段兼用或转为肠内营养，这样更有利于维持肠道生理功能，提高患者生活质量，减轻医疗费用负担。

（2）胃肠道瘘：肠内营养可应用于所提供营养溶液不会从胃肠道瘘口流出的患者。否则建议先应用肠外营养支持治疗，同时探索适当方式置管，开放肠内营养支持途径。必要时可肠内、肠外营养联合使用。

（3）炎性肠病：炎性肠病在病情严重的情况下需采用肠外营养支持治疗。当病情缓解，小肠功能恢复且可耐受肠内要素制剂时，可适当给予等渗要素制剂，以防止肠黏膜失用性萎缩，保护肠黏膜屏障功能，防止肠内菌群移位。

（4）营养吸收不良即各种疾病导致的顽固性腹泻：如艾滋病等，应用肠内营养支持可改善患者的营养状况，有助于疾病恢复。

（5）胰腺疾病：急重症胰腺炎患者应首选肠外营养支持治疗，在恢复期可适当采用空肠营养，既可保证营养充足又可避免增加胰腺外分泌。

（6）胃瘫患者或神经性厌食患者：胃瘫患者进行空肠营养支持有利于患者的恢复。

3. 非胃肠道疾病

（1）术前、术后营养支持：择期手术患者术前评估如存在营养不良或营养风险，可在术前进行肠内营养支持，增加人血清白蛋白含量，降低术后并发症与死亡率。在腹部大手术后，早期进行肠内营养支持有利于减轻患者手术的应激反应，减少住院时间，降低并发症发生率。

（2）肿瘤患者放、化疗的辅助治疗：肿瘤患者在化疗和放疗过程中会伴随多种不良反应，其中厌食、恶心、呕吐等最为常见，导致营养摄入不足，治疗的毒性加重。因此适当的肠内营养支持有助于改善肿瘤患者对放、化疗的耐受性，改善患者在放、化疗期间的营养状态。

（3）创伤（烧伤）：在创伤急性期内，因机体应激反应的作用，体内激素环境发生改变，合成代谢受到抑制，持续的高分解代谢可导致患者营养不良，适当的肠内营养支持不仅可以提供足够的能量和蛋白质，还可以维持胃肠道黏膜屏障功能，预防其他并发症的发生。

（4）肝脏、肾脏疾病：采用特殊的肝病、肾病制剂，可减轻内环境紊乱，补充蛋白质营养。

（5）心血管疾病：老年心血管疾病患者应用肠内营养支持对心脏负荷相对较轻，更为安全。

（6）肠外营养的补充或过渡：长期全肠外营养可导致胃肠道结构和功能的改变甚至衰竭，应在基础疾病允许的情况下逐渐过渡到经口进食。

肠内营养是胃肠道功能正常的老年患者首选的营养支持途径，老年患者的 EN 适应证及禁忌证均与成年人一致，且老年患者因其多器官功能的衰退，更推荐应用 EN。

（二）肠内营养禁忌证

肠内营养支持的禁忌证主要是指患者胃肠道功能的障碍，包括：

（1）消化道通过性障碍：麻痹性肠梗阻、机械性肠梗阻等；

（2）严重的营养吸收障碍：短肠综合征、近端高流量肠瘘等；

（3）无法实施肠内营养措施：无法置入胃肠营养管，患者无法配合等；

（4）其他：严重的恶心呕吐，严重的消化道出血等。

老年患者进行 EN 前，应首先纠正患者的内环境紊乱，如酸中毒、低钾血症、低钠血症等，并根据患者的营养风险、年龄、原发疾病、重要脏器功能等情况制定个性化的 EN 方案，以改善患者营养状态和临床结局。

二、肠内营养方式的分类

肠内营养可根据供给方式分为口服营养补充和管饲营养。

（一）口服营养补充（ONS）

指在非自然条件下口服更易吸收的中小分子营养素配制的营养液。因口服营养需先经过胃的消化，口服的肠内营养溶液不需要等渗透压，其温度也可根据患者的接受程度调整，从而降低患者不适，提高患者依从性。口服营养补充是存在营养风险或营养不足、常规饮食不能满足机体需求（少于目标量的 60%）的老年患者首选的营养干预方式。ONS 实施简单、方便，能满足老年患者口服进食的心理。多数情况下建议 ONS 使用全营养制剂，包括EN 制剂或特殊医学用途配方食品（FSMP）。

（二）管饲营养

指上消化道通过性或功能障碍患者，经鼻 - 胃、鼻 - 十二指肠、鼻 - 空肠营养管或食管、胃、空肠造瘘管输注肠内营养制剂的方法。管饲营养又可以根据供给营养的次数和动力方式分为一次性推注、间歇性重力滴注、连续性经泵输注。表 3-5 列出了不同管饲营养方法的特点。

表 3-5　不同管饲营养方法特点

	一次性推注	间歇性重力滴注	连续性经泵输注
输注方式	注射器推注	塑料袋或其他容器	密封袋或瓶
输注速度	≤ 30ml/min	30ml/min	≤ 30ml/min
每次输注量	200ml	250 ~ 400ml	全量
输注次数	6 ~ 8 次 /d	4 ~ 6 次 /d	1 次持续泵入
优点	操作方便	胃肠道不良反应相对较少，患者自由活动时间长	输注速度慢，胃肠道负担最小，利于营养物质吸收
缺点	初期部分患者不耐受	可能发生胃排空延迟	患者无法离床活动，依从性差
并发症	恶心、呕吐、腹胀、腹痛、腹泻等	胃排空延迟	患者焦虑情绪

	一次性推注	间歇性重力滴注	连续性经泵输注
注意事项	输注速度不宜过快，应采取半卧位	输注速度不宜过快，应采取半卧位	输注速度避免过快
适应人群	需长期家庭肠内营养的胃造瘘患者	多数患者	绝大多数患者

三、肠内营养制剂的分类

肠内营养的正确实施有赖于临床医师正确地选择不同类别的肠内营养制剂，以及利用不同的供给方法。按照氮元素的来源，肠内营养制剂可分为非要素制剂、要素制剂、组件制剂三大类。

（一）非要素制剂

非要素制剂又称整蛋白制剂，以未加工蛋白或水解蛋白为氮元素来源。非要素制剂具有接近等渗的渗透压（300～450mOsm/L）、较好的口感、使用方便、患者耐受性强等优点，更适用于胃肠道功能较好的患者及家庭肠内营养。

1. 混合奶 包括普通混合奶和高能量高蛋白混合奶。混合奶是一种高营养饮食，其能量主要来源于牛乳（粉）、鸡蛋和糖类。缺乏植物蛋白、矿物质及微量元素。长期应用混合奶饮食的患者易出现腹胀、腹泻及营养不良等并发症。

2. 匀浆制剂 又称匀浆膳，是由天然食物配制而成的流体食物，可应用于口服营养及管饲营养。既有多种商品制剂应用于临床治疗，也可以家庭自制应用于家庭肠内营养，是近年来发展较为快速的肠内营养制剂。商品匀浆为无菌即用的均质流体，其成分明确且固定，不易调整其营养成分比例，价格较高。自制匀浆由多种食物搅拌混合制成，包括正常进食所需的主食、肉、蛋、奶、菜、豆类、糖、油、盐等，保证了每日所需的各种营养成分。其优点包括：①三大营养物质及液体量明确；②可随时调整各成分的比例；③价格较低，易于接受。其缺点为：①微量元素及维生素含量差异较大；②性质不稳定，易沉渣，易堵塞营养管路。

3. 以水解蛋白为主的非要素制剂 包括含乳糖类及不含乳糖类（适用于乳糖不耐受的患者）。

在非要素制剂中可适当添加膳食纤维，通常以蔬菜或水果制成匀浆制剂的形式添加。添加膳食纤维的非要素制剂可以改善长期 EN 的老年患者的胃肠道功能，减少便秘和腹泻的发生，长期足量的膳食纤维摄入可改善老年患者的临床结局。但添加膳食纤维的非要素制剂更易阻塞营养管路，因此应采用口径更大的营养管路进行输注。

（二）要素制剂

要素制剂也称为单体膳，是以氨基酸或短肽为氮源，以葡萄糖、脂肪作为能量来源，并含有多种矿物质、微量元素及维生素的营养制剂。其营养素较为齐全、不需消化或仅需稍加消化即可吸收。

要素制剂具有以下特点：

1. 营养齐全 要素制剂包含人体所必需的各种营养素，质量高，体积小，每天可供给能量约 12.55MJ，可保证人体所需要的能量。

2. 无需或仅需要稍加消化即可吸收 因要素制剂主要成分为氨基酸、单糖和脂肪酸，其要素无须胃、胰腺等消化液的作用，即可直接吸收或稍加消化吸收。对于小肠长度的要求也较低，100cm 的小肠即可充分吸收要素制剂的营养。

3. 成分明确 要素制剂的成分及比例明确，便于根据患者需要进行适当的增减，从而达到营养治疗的目的。

4. 不含残渣或残渣极少 要素制剂为低渣或无渣流食，其在肠内吸收后仅有极少残渣进入结肠，同时可使肠道内细菌数有所降低，在腹部手术特别是结直肠手术围手术期的肠道准备和术后营养中应用广泛。

5. 不含乳糖 由于老年患者乳糖酶的分泌量减少，更易出现乳糖不耐受，要素制剂不含乳糖不易引起腹泻的发生。

6. 温和刺激性小 由小分子物质构成的要素制剂，在进入胃肠道后可减轻其对消化道黏膜及胰腺、胆等器官的刺激，因此更适用于胆道疾病及胰腺疾病患者。需要注意的是要素制剂直接注入胃内仍可刺激胰腺分泌，急性胰腺炎患者在进行肠内营养支持时需将要素制剂直接注入小肠内，以减少对胰腺的刺激，减少胰腺分泌，促进胰腺恢复。

7. 适合特殊用途 要素制剂不含大分子蛋白质，适用于部分食物过敏的患者。

8. 应用途径广泛 要素制剂可为粉剂或液体制剂，既可应用于口服营养也可应用于管饲营养，多数无渣或少渣，对管饲的管道口径要求较低。

9. 口感较差 因含有氨基酸和 / 或多肽物质，要素制剂的口感较差，如通过口服营养，可适当掺入口味易于接受的饮料或调整营养液温度以增加患者对要素制剂的依从性。

部分疾病所需营养制剂的成分有所不同，因此产生了特殊治疗用途的要素制剂，例如：①肝病制剂：氮源为 14 种氨基酸，其特点是支链氨基酸含量占总氨基酸的 35.7%，以起到适当营养、促进肝细胞再生、肝功能恢复和防止 / 减轻肝性脑病发生的作用；②肾病制剂：氮源为 8 种必需氨基酸，可重新利用体内分解的尿素氮合成其余非必需氨基酸，减轻氮质血症的发生；③创伤制剂：蛋白质及支链氨基酸含量均较高，蛋白质占总能量的 22%，适用于创伤、脓毒症等高代谢患者。

（三）组件制剂

组件制剂又称不完全营养制剂，是某类或某种营养素为主的肠内营养制剂。组件制剂是对非要素制剂的补充或者强化，从而弥补非要素制剂在组件灵活性上的缺陷，达到个体差异化治疗的目的。组件制剂主要包括单一组件制剂，如蛋白质组件、脂肪酸组件等，以及由两种或两种以上组件构成的组件配方。要素制剂与组件制剂的本质区别在于要素制剂属于均衡膳食，组件制剂为非均衡膳食。

四、肠内营养的实施

老年患者在进行肠内营养支持时，需结合患者营养状态、疾病严重程度、胃肠道功能情况以及预期营养支持的时间等多重因素，决定肠内营养的方式和方法。

（一）患者的选择

原则上，只要患者胃肠道功能存在或具有一定的吸收能力，即应首选肠内营养支持。但当患者出现肠内营养禁忌证时，应考虑采用肠外营养治疗。

（二）时机的选择

早期肠内营养支持是危重患者的理想选择。多数临床医师认为术后 23~48 小时开始肠内营养即为早期肠内营养。早期肠内营养具有符合生理、减少并发症、降低医疗费用等多种有益作用。上消化道手术患者经空肠营养途径进行早期肠内营养，可降低手术后的感染率，促进愈合。老年患者在接受营养支持前，应首先纠正其内环境紊乱状态，此时肠外营养能够迅速补充营养，改善患者状态。

（三）置管方式的选择

置管方式的选择需遵循以下原则：

1. 对患者损伤程度小，简单安全　目前临床上应用最为广泛的是经鼻置入鼻-胃管，经鼻置入鼻-十二指肠或空肠管。除非口、咽、食管等部位梗阻或无法置管的患者，一般不采用造瘘置管。

2. 营养支持时间　对于仅需 2~3 周以内 EN 的患者，首选经鼻胃管饲，需长期管饲的患者建议应用胃或肠造口置管，预计营养支持时间较短者建议采用经鼻置管。

3. 胃肠道功能　肠内营养的实施受胃肠道功能的影响，对腹部大手术老年患者，建议行术中空肠造口或放置鼻-空肠管，胃肠道功能差的患者或手术后预计可能出现吻合口瘘的患者可在术中进行空肠造口置管，以便早期开始肠内营养支持。

（四）营养液输注方式的选择

营养液输注方式需要根据患者的需求和患者耐受程度而定。在输注时间方面，应根据患者的一般状态、胃肠道功能等进行选择，对于活动能力好、胃肠道功能较好的患者可以选择间歇性输注；对于胃肠道功能差、严重营养不良、高应激状态的患者，可以考虑持续喂养。肠内营养的患者一般胃肠道都有一定的旷置期，老年患者胃肠道功能减弱，胃肠道从旷置到重新耐受肠道内营养需要一定的时间，因此，开始输注肠内营养液的时候应遵循低渗、少量、慢速，逐渐提升的原则。间歇性输注一般首次滴注速度控制在 25 ~ 50ml/h，24 小时可增加 150ml 左右。如患者可以耐受，可每 8 小时增加 25 ~ 50ml，如患者不能耐受，则滴速增加应减缓。连续输注最初滴速建议也为 25 ~ 50ml/h，每 8 小时增加 25 ~ 50ml，平均速度宜为 100ml/h 左右，最高不建议超过 200ml/h。滴注过程中应密切观察患者的耐受情况，如出现胃潴留等症状应及时调整滴速。

1. 营养制剂的选择 胃肠道功能良好的患者可以考虑使用非要素制剂，包括家庭匀浆制剂。但对于上消化道梗阻，或因疾病、手术等原因需要长期管饲的患者可应用商品化非要素制剂。消化吸收功能较差的患者则建议采用要素制剂。

2. 家庭肠内营养的选择 家庭肠内营养是由专业营养支持小组指导的患者在家庭内实施的肠内营养支持。家庭肠内营养更适合老年患者、神经系统疾病等慢性疾病患者，其适用条件是：①原发疾病已经稳定；②自然饮食无法满足营养需求，完全需要或部分需要肠内营养支持补充；③由专业的营养支持小组指导，管饲途径合适且可长期维持，患者对所应用的营养制剂耐受良好；④家庭护理人员培训合格，能够掌握营养液的配置、管路的维护等操作；⑤与院内营养治疗医师有通畅的沟通方式，能够完成相关咨询、随访、救治。

五、老年患者肠内营养支持指南

（一）营养状况评估及摄入量目标

老年住院患者的能量需求建议通过间接测热法进行个体化测定（证据 C，弱推荐）。一般老年患者能量供给目标设定为 20 ~ 30kcal/（kg·d）（证据 B，弱推荐）。老年住院患者的蛋白质供给量应结合临床实际需求设定，通常目标摄入量为每日 1.0 ~ 1.5g/kg，乳清蛋白制剂因更易消化利用更推荐老年患者使用（证据 C，弱推荐）。

不同患者应根据不同的疾病状态及胃肠道耐受能力，选择适宜脂肪供能比的制剂（证据 A，强推荐）。接受 PN 治疗的住院老年患者脂肪供给可适当增加（一般不超过非蛋白质热卡的 50%）（证据 C，弱推荐）。

（二）营养支持方式的选择

如果老年患者存在营养不良或营养风险，在胃肠道功能正常或基本正常的情况下应首选肠内营养；应根据不同患者的特点制订合理的、个性化的 EN 计划，以达到改善营养状况、维护脏器功能、改善临床结局的效果（证据 A，强推荐）。

（三）营养制剂的选择

大多数老年患者都适合标准整蛋白配方的 EN，长期应用 EN 的老年患者应用优化脂肪酸的配方可改善脂代谢和降低心血管事件发生（证据 B，强推荐）。膳食纤维有助于减少管饲 EN 患者腹泻和便秘发生，推荐膳食纤维摄入量≥ 25g/d，可减少管饲患者的便秘，改善临床结局（证据 A，强推荐）。

（四）ONS 的应用

存在营养不良或营养风险的老年患者在正常饮食的基础上补充 ONS 可改善营养状况，但并不影响饮食摄入量。ONS 每日可提供 400 ~ 600kcal 热量和 / 或 30g 蛋白质，餐间分次口服持续 30 ~ 90 天，能改善老年患者营养状态和临床结局（证据 A，强推荐）。高蛋白质的 ONS 能减少老年住院患者并发症的发生率，并可促进肌少症老年患者的肌力和生活质量改善。

通过调整制剂口感、心理辅导和联合多种辅助手段，可提高老年患者对 ONS 的依从性（证据 C，强推荐）。

（五）管饲营养

短时间内（2 ~ 3 周）的管饲 EN 建议应用鼻胃管，管饲时上身应抬高 30° ~ 45°，可减少吸入性肺炎（证据 C，强推荐）。接受腹部大手术且预计术后需要较长时间管饲的老年患者，建议术中放置胃 / 空肠造口装置。如为近端胃肠道手术，可于术中在吻合口远端放置空肠营养管进行肠内营养（证据 C，弱推荐）。

需要长期营养支持治疗的老年患者，更推荐使用 PEG；预计管饲 EN 时间超过 4 周，则推荐放置 PEG（证据 A，强推荐）。

吸入性肺炎风险高的患者，应选择经各种途径的空肠置管技术，如鼻 -
空肠管、空肠造口术或经皮内镜下小肠造口（PEJ）（证据 C，弱推荐）。

（官文龙）

第四节　肠内营养的并发症及防治

　　肠内营养已是临床中治疗多种疾病和改善临床症状时所使用的一种必不
可少的方法之一。肠内营养是通过口服或管饲经胃肠道补充机体营养物质的
支持治疗方法，此方式符合生理状态，可维持肠道完整性，避免肠道细菌移
位，降低感染发生率，且因其使用方法灵活、监护简便、安全经济，已广泛
应用于临床。《老年患者肠外肠内营养支持中国专家共识》建议存在营养不
良或营养风险，且胃肠道功能正常或基本正常的老年患者应首选肠内营养；
应根据病情特点制订合理的肠内营养计划，以期改善营养状况，维护脏器功
能，改善临床结局。目前的研究已证实早期给予肠内营养的诸多益处，不仅
是提供营养，还可以维持细胞的正常代谢功能，起到保护组织器官的作用。
肠内营养可以明显降低严重消化道并发症的发生率，促进患者康复，提高患
者生存质量。但在肠内营养过程中也会因各种原因发生相关并发症，故亟须
提高医护人员对肠内营养并发症的认知，从而降低实施肠内营养的风险，改
善预后、缩短病程。

一、胃肠道并发症

　　常见胃肠道并发症主要包括腹泻、便秘、恶心、呕吐、胃潴留、上消化
道出血等。

（一）腹泻

　　腹泻是干扰肠内营养的主要问题，其发生率可达 20%～40%。肠内营养

相关腹泻可由多种因素造成，包括营养液的种类、供给营养液的技术、肠道对营养液刺激而发生的分泌反应、患者的病情、低蛋白血症、使用抗菌药物的时间及禁食的时间等。

当营养液输注量过大、速度过快、浓度过高，腹泻的发生率也就越高。营养液的用量过多会超过胃肠道黏膜的耐受程度及吸收能力；加之营养液滴注的速度过快，会使肠蠕动加快，胃肠道黏膜不能及时吸收营养物质；营养液浓度过高时，肠腔内渗透压增高，胃肠道会分泌大量水分以稀释溶液浓度，这些因素都会刺激肠道蠕动加快而发生渗透性腹泻。营养液配制不当、温度较低时，也可引起肠道蠕动增加，排空加速，导致腹泻，尤其在体弱的老年患者人群中更易发生。

另外，患者自身的病情也会导致腹泻。当患感染性腹泻、肠切除、放射性肠炎、营养不良等疾病时均可引起机体乳糖酶缺乏，此时摄入以牛奶为基础的肠内营养液时，由于大量未经水解的乳糖进入肠腔，造成高渗透压，减少了结肠对水分的吸收，导致腹泻；胰腺疾病、胃手术后、肠梗阻、回肠切除等疾病患者，肠内缺乏足够的脂肪酶，摄入的肠内营养液中脂肪过多可发生腹泻；严重营养不良患者，人血清白蛋白水平 < 25g/L 时，对标准食物不能耐受，出现腹泻。有研究表明，人血清白蛋白 < 20g/L 的 EN 患者腹泻发生率是人血清白蛋白 > 20g/L 患者腹泻发生率的 2 倍；多项研究证实，接受抗生素治疗的 EN 患者腹泻发生率为 20% ~ 50%，与广谱抗生素的使用改变了肠道正常菌群分布、抑制肠道正常菌群对病原微生物的抵抗作用有关。

腹泻是大部分患者被迫中断肠内营养的主要原因，预防其发生非常重要。首先要确保营养液的正确使用和合理保存，除了注意调节营养液温度和输注速度以外，还要注意对于乳糖酶缺乏患者宜选乳糖含量较低的营养液。由于营养液适宜细菌生长容易变质，因此一次配制量不宜过多，以 24 小时内用完较为合适，配制后置冰箱内 2 ~ 8℃冷藏保存，营养液室温下需在 8 小时内用完。另外，鼻饲时还需避免胃管中营养液残留，否则会引起变质，导致患者发生腹泻。肠内营养液输注时要适当加温，一般保持在 38 ~ 40℃

为宜，尤其在冬季更要避免低温刺激胃肠道而引起腹泻及痉挛所致的疼痛、恶心及呕吐。患者在病情条件允许的情况下，应鼓励尽早开始肠内营养，减少禁食时间，有助于降低肠内营养期间腹泻发生率。

如肠内营养过程中发生腹泻，应立即按医嘱给予止泻药物、进行静脉补液防止脱水。此外可以热敷腹部以缓解痉挛引起的不适症状。腹泻、腹胀时还需注意调整营养液输注速度，必要时遵医嘱停止使用肠内营养液。对因肠内菌群失调的腹泻患者，可在营养液中增加嗜酸乳酸杆菌制剂，以恢复肠道正常菌群。

（二）便秘

便秘是肠内营养常见的并发症之一，严重影响患者的生活质量，应给予便秘患者及时有效的处置，缓解症状，增强患者的舒适感。因肠内营养制剂多为少渣、少纤维、易消化吸收的物质，如混合稀释的水量不足很容易导致便秘。长期处于卧床状态的老年人，因其饮食结构不规范，更加重了便秘隐患。

预防便秘发生的措施有：①增加膳食纤维，尤其是可溶性纤维素的摄入可增加排便次数及排便量，从而达到改善便秘的效果；②术后患者或危重患者及早进行肠内营养，可缓解便秘；③摄入充足的水分及保持适量的运动量，促进肠蠕动，改善便秘。

（三）胃潴留

胃潴留使发生胃内容物反流的机会明显增加，其主要原因为胃排空不良以及肠内营养应用不规范。为避免高渗液在胃内潴留，营养液输入浓度和速度应从低浓度、低速度开始，之后根据患者情况逐渐增加。临床上可采用间歇重力滴注法和持续滴注法降低胃潴留的发生概率：①间歇重力滴注法：适用于胃功能较好的患者，500ml/ 次，每日 4 次，按通常用餐时间输入，滴注速度 < 20ml/min；②持续滴注法：采用恒温营养泵 24 小时匀速滴注，开始滴注速度 20～50ml/h，6 小时后若患者无不适，每 12～24 小时增加 25ml，最大速度为 100～125ml/h，有利于营养液吸收。

实际操作中应严密监测胃残留量，每 4 小时抽吸 1 次胃残留量。若胃潴

留量 < 200ml 可维持原速度；如胃潴留量 < 100ml 可加快输注速度；如胃潴留量 > 200ml 则应暂停输注或减缓输注速度，以免因胃潴留引起营养液反流导致误吸。对于胃排空不良的患者，每 6 小时可给予甲氧氯普胺 10mg 以加速胃蠕动或遵医嘱使用胃动力药，如多潘立酮、西沙必利等，可促进胃排空。每次抽吸检查胃内残液后冲洗鼻饲管，抽出的胃残留液应缓慢注入胃内以免消化液及电解质丢失。

（四）消化道溃疡

消化道溃疡是危重症患者，尤其是经口或经管饲进行肠内营养的危重患者常见且严重的并发症，是导致肠内营养失败的重要因素之一。应激性溃疡、黏膜修复能力减弱、消化液反流、肠内营养后胃酸分泌量增加、消化道菌群紊乱、肠内营养液应用不规范等均可增加消化道溃疡的发生率。适当应用抑酸药物、减慢输入速度、采用适宜的肠内营养制剂可减轻胃肠道刺激，具有一定的预防作用。此外，随着技术的进步，空肠营养管逐渐在临床中得到应用，这大大降低了消化道溃疡的发病率。

二、感染并发症

（一）误吸和吸入性肺炎

最主要的感染并发症是因营养液反流和误吸所引起的吸入性肺炎。反流和误吸是肠内营养应用中最危险、最严重的并发症，而其发生率也很高，其中气管切开患者的鼻饲反流率更是高达 30%，神经系统疾病患者的鼻饲反流率也达到了 12.5%，老年危重症患者常因其伴发神经肌肉协调性下降，更易发生营养液反流。反流进而引起误吸的主要原因为胃排空不良。具体常见原因有体位不当、营养管刺激、胃食管括约肌功能损伤、意识障碍、吞咽反射差、鼻胃管置入深度过浅及移位、营养液注入量过大或速度过快等。另外，鼻饲管直径越粗，对食管下端括约肌的扩张作用越大，发生胃内容物反流的机会亦相应增加，误吸也更易发生。

作为肠内营养最严重的并发症，需要医护人员高度重视反流和误吸的识别。如发生以下病情演变，需考虑存在反流和误吸：①明显的气促，且肺部啰音增多；②明显的心率加快，血氧饱和度突然下降；③从患者气道中抽出胃内容物；④呕吐症状明显伴咳嗽、咳痰增多，痰液呈泡沫样非脓性痰；⑤影像学检查表现为肺纹理开始增粗、双肺下叶斑片影。综上所述，在肠内营养支持过程中，如果患者突然发生呼吸急促、心率加快、发热并咳泡沫样非脓性痰，同时胸部 X 线检查示肺叶斑片状阴影，应考虑吸入性肺炎。

误吸的防治是进行肠内营养支持治疗中非常重要的一环，常规的措施有：①密切监测患者生命体征，定时测量患者体温，并做好记录。②指导护理人员，培训其肠内营养的基础护理知识，做到安全、科学喂养。③关注体位与吸入性肺炎的关系。体位不当是诱发误吸的危险因素之一，在进行肠内营养时要安置最合适的管饲体位，抬高床头使患者处于 30°～45° 半卧位，这是相对安全的体位，可借助重力作用加速胃排空。管饲后的 1 小时内要尽量保持患者体位的相对稳定，以减少胃潴留、反流及误吸的发生。④针对管饲的患者，灌注营养液前确定鼻饲管的正确位置也是预防吸入性肺炎的重要措施。⑤一旦发生误吸、呼吸困难等情况，应立即停止营养液输注，协助患者取右侧卧位，吸出气道内误吸物。同时密切观察呼吸、脉搏等生命体征。⑥吸入性肺炎高风险的患者，可选择经各种途径的空肠置管技术（如鼻 - 空肠管、空肠造口术或经皮内镜下小肠造口），以减少误吸发生率。⑦痰液过多的患者应及时给予吸痰，吸痰时动作要轻柔，吸痰管插入不宜过深，避免患者因剧烈咳嗽而发生反流甚至引起误吸。⑧应用呼吸机时，对引起人机对抗的相关因素要及时进行干预。

（二）喂养管相关感染

鼻胃管长期放置后可引起鼻翼部糜烂、咽喉部溃疡、感染、声音嘶哑、鼻窦炎、中耳炎等并发症。应注意观察鼻腔、口腔黏膜，定时清洁鼻腔、口腔，并经常轻轻转动外露的营养管，避免因长时间压迫食管而发生溃疡。造瘘术后的患者要注意观察瘘口周围皮肤有无发红、糜烂、感染等情况，观察导管周围有无胃肠液溢出，并保持造瘘管周围皮肤的清洁干燥，如敷料潮湿、污染应及时更换。

三、代谢并发症

（一）血糖紊乱

血糖紊乱主要包括低血糖和高血糖两种情况。低血糖易发生在长期使用要素饮食而突然停止的患者。由于这些患者的肠道已经适应吸收大量的高浓度糖，糖供应突然减少后，极容易发生低血糖。因此，停止输注营养时要逐渐减慢其输注速度直到停止，或者停用后以其他形式适量补充糖分。

不合理地大量鼻饲高渗营养液会引起高血糖，与输入营养液中葡萄糖浓度过高有关，如果输注速度过快还可导致非酮症性高渗性高血糖。除喂养因素外，应激状态的危重患者、应用皮质激素治疗的患者，也经常发生高血糖。高血糖可直接影响患者预后，严重时可危及生命。

对于高血糖及电解质紊乱等代谢并发症的预防主要在于选择适合的肠内营养制剂。有研究发现，选择富含缓释淀粉类的肠内营养乳剂，在改善营养状况的基础上，可明显减少患者因肠内营养所导致的血糖波动现象及胰岛素的用量。高血糖主要发生于老年人和对高糖不能耐受的患者，应改用低糖饮食，静脉或鼻饲给予降糖药物，使用过程中加强血糖监测，把血糖控制在6～10mmol/L。

（二）水电解质失衡

大量鼻饲高渗营养液可引起渗透性腹泻，造成电解质紊乱。老年危重患者，尤其是脑创伤后的患者，下丘脑分泌肾上腺皮质激素释放因子，促进大量的高血糖素、皮质激素等释放，使机体处于高代谢状态，进一步促进高血糖和电解质紊乱的发生。高渗性脱水多发生在气管切开、虚弱、昏迷患者中，老年患者肾功能不良，使用高渗和高蛋白配方的营养液更容易发生脱水。

水电解质失衡危害极大，故需定期监测血电解质水平。日常应准确记录24小时出入量，尤其是尿量和消化液的丢失量。虽然大多数喂养品中含有均衡的电解质以满足钠、钾、钙、镁及磷的日常需要量，但对吸收不良、代谢应激、肝肾功能障碍、心力衰竭及消化液丢失过多的患者应根据实际情况具体调整。营养不良或严重疾病状态往往对钾需要较高，蛋白质合成时需消耗大量的钾，正常血浆水平并不能排除钾总体缺失状况。另外，遇到难以纠正的低血钾时，应考虑是否合并有低镁血症的情况。

（三）高渗性非酮症性昏迷

该肠内营养并发症十分少见，偶发生于有糖尿病病史者、严重胰腺功能不足者及应用激素的患者。预防方法包括输注以糖为主要能源的高渗性膳食时速率不宜过快，定期查血糖、尿糖和酮体，补充足够的水分和电解质，一旦发生，应积极扩容，纠正水电解质紊乱。

（四）再喂养综合征

再喂养综合征（refeeding syndrome，RS）是指在长期饥饿后提供再喂养（包括经口摄食、肠内或肠外营养）时所引起的与代谢异常相关的一组临床综合征，包括严重水电解质失衡、葡萄糖耐受性下降、心血管系统并发症和维生素缺乏等。

再喂养综合征易发生于营养不良患者，尤其是数月内体重下降超过 10%者，其他如长期饥饿或禁食、长期嗜酒、患癌症等消耗性疾病者也是发病的高危人群。再喂养综合征的病理生理学基础是，严重营养不良者通常处于饥饿或半饥饿状态，碳水化合物摄入量明显减少，胰岛素分泌亦相应减少，但胰高糖素释放增加；体内脂肪和蛋白质分解取代外源性碳水化合物而成为主要能量来源；体内水电解质平衡失调和维生素贮备耗竭。当患者恢复摄食或接受肠内、外营养治疗后，外源性葡萄糖的供给使机体的供能由脂肪转为碳水化合物，随着胰岛素分泌增加，合成代谢增强，细胞对葡萄糖、磷、钾、镁和水的摄取增加，导致明显的低磷、低钾、低镁血症和水电解质紊乱等代谢异常。糖代谢和蛋白质合成增强还消耗维生素 B_1，导致维生素 B_1 缺乏。上述因素联合作用，会损伤心脏、大脑、肝脏、肺等细胞功能，引起重要生命器官功能衰竭，甚至致人死亡。

再喂养综合征通常于再喂养开始后 1 周内发生，主要表现为电解质紊乱、心律失常、急性心力衰竭、心搏骤停、低血压、休克、呼吸肌无力、呼吸衰竭、谵妄、幻觉、腹泻、便秘等。预防的关键是在开始行肠内营养时，循序渐进，给予少于实际需要的热量、容量及电解质，减少糖类在营养液中的比例，还需补充磷、钾、维生素 B_1 等营养素，避免心脏超负荷，避免电解质、内环境迅速改变。

四、机械性并发症

（一）喂养管移位

主要发生于鼻胃、鼻十二指肠及空肠置管者，插管时误将喂养管置入气管、支气管内，严重者可伤及肺组织及脏层胸膜，引发气胸、血气胸、气管胸膜瘘及出血。一旦发现喂养管移位现象，应立即将导管拔出并观察患者有无气胸、血胸等表现，并做相应处理。预防的方法是仔细操作，严格遵守插管的操作程序和原则，输注营养液前行相应检查，确定导管位置是否正确。

2016 年美国危重症护士协会（American association of critical-care nurse，AACN）发布《成人喂养管放置的初始和持续验证》，建议不使用无循证依据的听诊气过水声及水鼓泡法定位胃管。中国的相关指南也指出不推荐单独使用听诊气过水声作为检测胃管位置的方法，应采取包括 pH 测定、二氧化碳监测、超声检测、X 线检查等多项检测方法并加强临床联合使用，保证患者安全。

（二）喂养管阻塞、脱出

阻塞和脱出是常见的机械性并发症。营养管阻塞是肠内营养过程中最常见的情况，主要与营养管的材质、内径细、置管时间较长、营养液浓度高、滴速慢、未及时冲洗管道等相关，由于膳食与药物混合液凝固及注水不够也可能引起营养管的阻塞。胃管的脱出主要与患者躁动、鼻饲管未能有效安全固定、护理不当（如翻身前未放松固定的鼻饲管）等因素有关。内径较细的营养管更容易因咳嗽或呕吐而脱出。

（三）鼻咽、食管、胃损伤

由于插管时患者不能配合，或采用较粗、较硬的导管插管时的机械性刺激，或由于长期置管压迫黏膜组织，导致鼻咽、食管、胃和小肠黏膜出现糜烂、坏死、溃疡、出血等并发症。长期留置导管妨碍鼻窦口通气引流及压迫咽鼓管开口还可引起鼻窦炎或中耳炎。一旦出现上述情况，可暂时拔出导管，解除压迫和刺激，待症状消失后再行插管。预防的关键是插管时选用质地较软、口径较细的聚氨酯或硅胶导管，操作过程中仔细轻柔，遇到阻力及时查明原因，规范操作常规。

五、经皮内镜下胃造瘘术术后并发症

经皮内镜下胃造瘘术（PEG）是一项目前较为成熟的在纤维内镜引导下经皮胃造口将营养管置入胃腔的微创技术，操作简单，主要适用于因不同原因所致不能经口进食且需长期营养支持，以及留置胃管超过 1 个月或者不耐受鼻胃管者，PEG 肠内营养支持效果显著。但是在 PEG 肠内营养中可能会因各种不同原因发生相关的并发症，增加患者的痛苦。因此，要加强医护人员对 PEG 肠内营养相关并发症的认识，规范化处置，以降低并发症发生率，促进患者早期康复。

（一）腹泻

见本节胃肠道并发症相关内容。

（二）瘘口感染

多由营养液外渗残留于造瘘口，周围细菌定植并繁殖所致。因此，应定期对瘘口消毒，并更换敷料，确保瘘口周围皮肤干燥清洁。另外，瘘管固定要松紧适宜，不宜太紧而致胃壁和腹壁缺血坏死，也不宜过松而致瘘管外渗感染，指导患者家属如何正确护理瘘管。

（三）腹膜炎

在瘘管尚未形成时，患者胃壁和 PEG 管间留有缝隙，胃内容物进入腹腔导致化学性和细菌性腹膜炎，由此，在穿刺过程中要尽量保持和腹壁垂直，减少胃壁损伤。

（四）出血

术后患者局部出血与 PEG 置管时腹壁血管损伤有关，多数情况下压迫即可止血。PEG 造瘘管内部出血较为少见，处置时建议内外缓冲器共同加压止血，在术后 48 小时内释放压力，预防伤口破裂以及胃黏膜下层缺血坏死。

（五）PEG 管渗漏

PEG 管渗漏多发生于营养不良患者放置 PEG 管后的前几日，发生率为

1%～2%，主要和自身伤口修复能力下降以及外固定器放置过紧影响腹壁血液供应进而导致伤口破裂有关。积极处理破裂暴露的伤口、改善患者营养状况、调节外固定器松紧都是有效的防治措施。如放置 PEG 管 1 个月后出现渗漏，因此时瘘管已经成型，可拔出 PEG 管 24～48 小时，待瘘管收缩后再行置入。

（六）脱管

造瘘管脱落主要因患者烦躁、不配合而自行拔管以及翻身时不慎拉脱所致，发生率为 1.6%～4.4%。因此，应加强护理，定期检查造瘘管固定情况，并指导患者及其护理人员避免做过度牵拉、晃动造瘘管等危险动作。

六、精神心理并发症

肠内营养后出现精神心理并发症非常常见。由于对治疗缺乏足够的了解，当进行肠内营养时，伴发的腹胀、腹痛、恶心、呕吐、腹泻等不良反应往往会使患者产生紧张、焦虑甚至恐惧的心理。另外，长期鼻饲会导致患者失去咀嚼食物、吞咽食物以及味觉的感官体验，加之对营养液味道的不适应都会使患者产生抗拒心理，对于肠内营养支持的依从性下降。

因此，需要和患者及家属进行有效的沟通并实施相应的健康知识宣教，向其讲解有关知识和治疗的效果，阐明肠内营养支持对于纠正负氮平衡、降低并发症、保护胃肠道黏膜、改善全身营养状况的益处。对肠内营养支持治疗的了解和认可会使患者和家属缓解焦虑、恐惧和担忧的情绪。同时鼓励患者进行咀嚼运动，满足其感觉体验和心理需求，建议患者家属给予患者足够的情感支持，改善其负面情绪。

综上所述，肠内营养已经在老年患者及危重患者中广泛应用，但并发症的产生会对患者预后及生活质量产生较大影响。医疗机构提供肠内营养治疗技术的能力会极大影响患者对治疗的接受程度，因此，提高医护人员对肠内营养的认识以及处理并发症的能力势在必行，只有充分掌握肠内营养的相关知识，才能在临床中更好地开展工作，服务患者。

（路　英）

第五节 肠内肠外营养液的选择及配制

随着我国进入老龄化社会，老年患者营养不良问题日益凸显。老年人的生理及病理特点，生理储备功能不足和应激能力下降，主要器官存在不同程度的功能障碍，以及伴有的各种急、慢性疾病尤其是消化道疾病势必加重营养不良。老年人营养不良所致的贫血、免疫功能低下，老年患者手术、创伤或感染后并发症的发生率和围手术期死亡率明显高于年轻人。由此，安全、有效、合理的营养支持有利于改善老年患者的营养状况，可以提高免疫功能，提高对手术的耐受力，减少术后并发症，缩短住院时间，改善生活质量和提高生存期。目前专家组推荐：老年患者的营养支持应由老年医学专家为主体的营养支持小组完成；对老年患者应定期进行营养筛查和 / 或评估；老年患者使用的营养筛查工具主要为 MNA-SF，住院患者可采用 NRS2002；从疾病严重程度、进食情况、实验室检查、体重及体成分测量、老年综合评估等方面，对患者营养状况进行全面评估。

一、肠外营养液的选择及配制

肠外营养是指经静脉途径为无法经消化道摄取或摄取营养物不能满足自身代谢需要的患者，提供包括氨基酸、脂肪、碳水化合物、维生素及矿物质等在内的营养素，以维护器官功能，改善临床结局。所有营养素完全经肠外获得的营养支持方式称为全肠外营养。

（一）老年人肠外营养液的选择

1. 当肠内营养不能满足患者总热量的 60% 或有肠内营养禁忌和不耐受时，应选用肠外营养。

2. 老年人肠外营养处方建议糖和脂肪双能源，严格控制肠外营养中葡萄糖的含量，并适当提高脂肪供给对其可能是有益的。

3. 果糖适用于糖尿病和糖耐量异常的老年患者。小剂量果糖有益于老

187

年患者的康复。

4. 建议肾脏功能正常的老年患者每天蛋白质的供给可提高至每千克体重 1.2~1.5g，并配合简单的体力活动。

5. 对老年患者进行肠外营养之初应考虑添加必要的维生素和矿物质。

6. 药理剂量的鱼油脂肪乳适用于外科术后老年患者，可改善临床结局。

7. 危重症老年患者也应将鱼油脂肪乳作为肠外营养处方的一部分加以考虑，注重微量营养素的补充。

8. 老年患者肠外营养制剂同成人制剂使用相同：对危重症或有特殊代谢需求的老年患者，建议根据个体化的肠外营养处方配制全合一制剂；对病情稳定特别是实施家庭肠外营养的老年患者，可考虑用工业化多腔袋制剂，减少血流感染风险。

（二）肠外营养液的组成及配制

肠外营养液的基本成分包括氨基酸、脂肪乳剂、糖类、维生素、电解质、微量元素和水。

1. **能量**　全肠外营养时能量要求一般按 25~30kcal/（kg·d）提供，特殊情况下可根据病情增至 40kcal/（kg·d）或减至 15kcal/（kg·d）。创伤早期，老年外科患者所需的能量可按每天 15~25kcal/kg 提供，恢复期所需的能量可升高 1.3~1.5 倍。基础比例糖类占 55%~60%，脂肪占 20%~30%，蛋白质占 15%~20%。老年人短期肠外营养支持，可由脂肪提供 35%~50% 的能量，而长期营养支持则由脂肪提供 20%~30% 的能量。研究结果表明，低氮低热卡支持方案对老年外科患者是有益的。

2. **氨基酸**　氨基酸是合成蛋白质和其他生物活性物质的底物。其中有 8 种必需氨基酸不能自身合成，必须体外补充；有些在疾病状态时自身合成不足，需额外供给，为条件必需氨基酸。

（1）肠外营养液中成人氨基酸的供给量一般为 0.8~1.2g/（kg·d），提供总热量的 12%~20%。在疾病及恢复阶段，每日可供给 1~2g/kg。处于高分解代谢状态的严重营养不良老年患者，在肝、肾功能许可的情况下，每日氨基酸的供给可提高到 1.5g/kg。

（2）肠外营养治疗者非蛋白能量（kcal）：氮（g）达到（150~200）：1，严重应激状态、高蛋白质需要时（肝肾功能正常），非蛋白能量：氮可达到100：1。

（3）应尽可能选用所含氨基酸种类齐全的平衡氨基酸溶液。

（4）根据患者不同年龄、不同疾病时氨基酸代谢特点选择不同浓度、不同配方的氨基酸制剂。

（5）常见的氨基酸制剂类型

1）平衡氨基酸：复方氨基酸注射液中，含有必需氨基酸和非必需氨基酸，成人常规使用的氨基酸溶液中含13~20种氨基酸，包括所有必需氨基酸。氨基酸的浓度有3%、5%、7%、8.5%和10%，甚至更高浓度。

特点：①用于改善外科手术前、后患者的营养状态，还适用于大面积烧伤、严重创伤、蛋白质大量丢失、负氮平衡的患者；②用于肝肾功能正常的低蛋白血症患者；③需缓慢静脉滴注，过快可能引起恶心、呕吐、发热及头痛等不适，过量输入可引起酸碱失衡，严重酸中毒患者慎用；④根据患者病情、症状、年龄、体重等决定用量，同时给予足够的能量和适量电解质、维生素及微量元素。

2）肝病适用型氨基酸：肝脏是机体分解及转变各种氨基酸最重要的器官。除支链氨基酸外，其他氨基酸均主要在肝内进行氧化分解。肝功能衰竭时，血中芳香氨基酸浓度升高，进入脑组织增多，是导致肝昏迷的重要原因，因此应选择合适的氨基酸制剂。目前肝病适用型氨基酸制剂有精氨酸、复方氨基酸注射液3AA、复方氨基酸注射液20AA等，但用量偏大时仍有可能加重肝昏迷。

特点：①用于预防和治疗肝硬化、肝性脑病、重症肝炎、慢性活动性或迁延性肝炎、亚急性或慢性重症肝炎引起的症状；②非肝功能障碍导致的氨基酸代谢异常患者禁用；③酸中毒、严重水潴留及肾功能衰竭伴病理性非蛋白氮增高的患者禁用；④严密监测水、电解质和酸碱平衡。

3）肾病适用型氨基酸：提供9种必需氨基酸。

特点：①用于急、慢性肾功能不全患者的肠外营养治疗；②应用过程中，定期监测肝肾功能、血离子、血糖等生化指标，必要时检查血镁和血氨，出现异常，及时纠正；③氨基酸代谢紊乱、严重肝功能损害、心功能不全、中重度水肿、低钾血症、低钠血症患者禁用；④输注时应保证充分能量摄入，严格控制给药速度，注意补液量，防止血容量不足或过多；⑤尿毒症引起的脑病、心包炎、无尿、高钾血症等患者应首先采用透析治疗。

4）谷氨酰胺制剂：每瓶100ml，含丙氨酰谷氨酰胺20g，每日剂量为1.5～2.0ml/kg。

特点：①谷氨酰胺是人体含量最丰富的游离氨基酸，是淋巴细胞的主要能量，能促进肌肉蛋白质的合成和氮平衡，对保持肠黏膜完整，防止黏膜萎缩和肠道细菌移位以及肠道毒素入血有重要作用；②适用于处于分解代谢和高代谢状况的患者，外伤、手术、感染等应激状态下机体加快谷氨酰胺的代谢，导致储备减少，当内源性谷氨酰胺不能满足机体需要时，谷氨酰胺就成了必需氨基酸，因此被认为是条件必需氨基酸；③严重肝肾功能不全患者禁用；④不可直接输注，需先与可配伍的氨基酸溶液混合，两者相容比≤1：5，谷氨酰胺临床推荐剂量为0.35g/（kg·d）。

3. 脂肪乳剂 是肠外营养治疗中非蛋白质能量的来源之一，是肠外营养的标准组成成分，尤其对于糖耐量异常和呼吸功能不全合并二氧化碳潴留的老年患者。传统的脂肪乳是以大豆油为基础的长链脂肪乳，后者有导致脂质过氧化、免疫抑制、诱发炎症和损伤内皮系统作用的潜在风险，因此，研究出了中／长链脂肪乳剂、鱼油、橄榄油、结构脂肪乳剂、大豆油、中链脂肪、橄榄油、鱼油相混合的脂肪乳剂等。根据脂肪酸碳链的长短，分为短链脂肪酸、中链脂肪酸、长链脂肪酸。此外，根据有无双键及双键数目将脂肪酸分为饱和脂肪酸、单不饱和脂肪酸及多不饱和脂肪酸。脂肪酸的不同代谢特点决定了各种脂肪乳剂在临床中的不同作用，只要掌握使用原则，很少发生严重的并发症。

（1）根据每个患者对糖类和脂肪的耐受性，脂肪所提供的能量可占非蛋白能量的30%～50%，有时可达到60%以上。成人常用剂量为1.0～1.5g/（kg·d），老年患者血清甘油三酯水平高于3mmol/L时应慎用，休克未纠正或氧供不足情况下不宜应用。中链脂肪酸无须白蛋白转运，直接经门静脉吸收，对老年患者十分有益。建议老年患者每日脂肪供给量为 1.0～1.2g/kg，输注速度不超过 0.2g/（kg·d），提供所需热量的 20%～30%，输注时间持续 18～20 小时。ω-3 脂肪酸基础推荐量为 0.15g/（kg·d）。

（2）为了确保必需脂肪酸的摄入，长期禁食患者长链脂肪乳剂最低用量应不低于 0.2g/（kg·d），如选择中长链混合脂肪乳剂则需加倍。

（3）含脂肪乳剂营养液的输注时间应在 16 小时以上，24 小时均匀输注为好。

（4）刚开始应用脂肪乳剂时，尤其是应激期患者，输注速度应尽可能缓慢，如输注只含长链脂肪乳剂时应低于 0.1g/（kg·h），输注含中/长链脂肪乳剂（MCT/LCT）时应低于 0.15g/（kg·h）。

（5）危重症患者选用中链脂肪乳剂较选用长链脂肪乳剂更有助于改善氮平衡。

1）长链脂肪乳剂（LCT）

成分：注射用精制大豆油、精制卵磷脂、甘油等，部分来源于红花油。

特点：①LCT 必需脂肪酸含量为 60% 以上。脂肪颗粒生物特性与人体天然乳糜微粒相似。在临床上，长链脂肪乳剂主要适用于腹部外伤术后患者，以便补充适当的能量和必需脂肪酸。而对于中毒性休克、败血症、肝功能障碍、血管栓塞性疾病、糖尿病酮症、高脂血症等患者应慎用或禁用。②主要脂肪酸成分为 ω-6 脂肪酸的亚油酸，能够合成前列腺素、白三烯、血栓素等一系列生物活性化合物。这些化合物介导或参与调节血小板聚集、血液凝固、平滑肌收缩、白细胞趋化、炎症细胞因子产生及免疫功能等过程。③LCT 吸收速度较慢，且长期应用易蓄积于网状内皮细胞，干扰 T、B 淋巴细胞功能，损害吞噬细胞功能，对机体产生一定的免疫抑制作用。④长链脂肪乳剂可抑制巨噬细胞介导的一氧化氮（NO）的产生。⑤由于 LCT 存在导致免疫抑制、促进炎症和损伤内皮系统的潜在风险，甚至可能增加患者感染和败血症的风险，因此，在保证必需脂肪酸供应的基础上，减少脂肪乳剂中亚油酸的比例，将大豆油与其他来源的甘油三酯合用，减轻风险，改善临床应用效果。

2）中／长链脂肪乳剂（MCT/LCT）

成分：包含注射用精制大豆油、中链甘油三酯、精制卵磷脂、甘油等，主要以大豆油与椰子油物理混合制剂（各占 50%）为基础的脂肪乳剂。

特点：①中链甘油三酯虽不能提供必需脂肪酸，但水溶性好，在血液中运输无需与白蛋白结合，且中链脂肪酸在血液循环中清除较 LCT 快且完全，水解和供能也快，不易在肝脏蓄积，减轻了网状内皮系统的负荷，亚油酸含量较低，前列腺素 E 生成较少，因而较少影响机体免疫功能。② MCT 的半衰期仅为 LCT 的一半，既节省蛋白质来源的能量、改善氮平衡，同时又有利于降低血清中甘油三酯浓度，减少对血管内皮的损伤。③ MCT/LCT 由中链脂肪乳和长链脂肪乳构成，其特点是快速提供能量，快速从血中被清除以及良好的肝脏耐受性，尤其是 MCT 弥补了 LCT 需要肉毒碱进入线粒体的不足；④ MCT/LCT 在减少炎性介质产生、维持细胞膜正常磷脂构成等方面均优于 LCT，腹部手术前输入 LCT/MCT，可改善脂类代谢和减少氧化物的刺激。⑤ LCT/MCT 用于老年患者，其肝功能、TG、ALB 等血生化指标均相对稳定，临床应用有效安全。

3）结构脂肪乳（一般为 250ml/ 瓶）

成人推荐日剂量：甘油三酯 1～1.5g/kg，输注速度不超过 0.15g/（kg·h）。

成分：长链甘油三酯和中链甘油三酯。

特点：①通过对中链甘油三酯及长链甘油三酯的内酯化作用形成的甘油三酯分子，用于 PN 的配方构成，可配制"全合一"溶液输注；②提供热量和必需脂肪酸，血浆中的清除速率较中长链脂肪乳更快；③推荐与碳水化合物配合输注以避免代谢性酸中毒。

成分：80% 的橄榄油和 20% 的大豆油物理混合制剂，成分为纯化橄榄油、大豆油和卵磷脂。

特点：①单不饱和脂肪酸含量高，含 65% 单不饱和脂肪酸、20% 必需脂肪酸；②橄榄油脂肪乳临床应用安全，制剂稳定，维生素 E 含量合适，可初步改善患者的抗氧化状态，但其相对于传统大豆油脂肪乳在临床结局上的优异性有待进一步证实；③有较好的耐受性，长期应用不会造成必需脂肪酸的缺乏，对免疫功能及肝功能影响较小，并且可能降低脂质过氧化的发生。

4）鱼油脂肪乳剂

成分：精制鱼油、精制卵磷脂、甘油。

特点：①又称 ω-3 脂肪乳剂，用于调节 ω-3 和 ω-6 脂肪酸比例，有助于调节免疫功能，一般不能单独输注，常与其他脂肪乳剂混合使用（常用比例为鱼油：其他脂肪乳 =15∶85）。②适用于全身炎症反应综合征（systemic inflammatory response syndrome, SIRS）较严重的危重患者，须通过肠外营养提供适当 ω-3 和 ω-6 脂肪酸的患者，以及对大豆脂肪乳剂过敏的患者。③鱼油脂肪乳对急性病患者可调节炎症反应过程、应激反应，从而改善临床结局。④ ω-3 脂肪酸用于危重患者，和其他免疫营养素如谷氨酰胺、精氨酸、核苷和核苷酸等的应用可以减少感染性并发症的产生，并促进伤口愈合。⑤在 MCT/LCT 中添加少量鱼油还可加快 MCT/LCT 的血浆清除和组织摄取。⑥ ω-3 多不饱和脂肪酸是被公认有效的免疫调理营养素，目前广泛应用于危重患者辅助治疗。ω-3 多不饱和脂肪酸对冠状动脉性心脏病有潜在预防和治疗作用，急性呼吸窘迫综合征患者使用富含 ω-3 脂肪酸的脂肪乳后耐受良好，血流动力学、气体交换参数无明显变化。

5）新型脂肪乳剂相关知识及临床应用

新型脂肪乳剂是由大豆油、中链甘油三酯、橄榄油、鱼油及维生素 E 物理混合而成。这种脂肪乳减少了 ω-6 脂肪酸含量、增加了 ω-3 脂肪酸含量，并提供大量的单不饱和脂肪酸。有专家认为，应用 ω-3 多不饱和脂肪酸可使严重腹腔感染患者血清炎性介质表达减少，从而改善预后。目前认为，这样的配方具有最佳的调节机体免疫功能的作用。

4. 糖类 糖类中葡萄糖最符合人体生理需求，提供能量 4kcal/g，为了提供足够的能量，在肠外营养液配方中常应用高浓度的葡萄糖作为能量来源，一般每日提供糖 200～250g，占总能量的 55%～60%。肠外营养配方中常需用高浓度（25%～50%）葡萄糖溶液。这种溶液渗透压很高，只能经中心静脉途径输入，若经周围静脉输入容易导致血栓性静脉炎。老年人的肠外营养支持，应特别注意糖的供给量，从低浓度开始（10% 左右），逐渐增加，达到估算的需要量。糖浓度过高易导致老年人发生渗透性利尿、高渗性脱水，以致高糖、高渗、非酮性昏迷。葡萄糖的基础供给量为 2 ~ 3g/kg，提供所需热量的 50% ~ 60%，应根据血糖水平调整胰岛素用量。为避免肠外营养时出现高血糖，葡萄糖的最大输注速度不应超过 5mg/（kg·min），根据肠外营养输注途径，决定"全合一"营养液的输注浓度。经周围静脉输注，葡萄糖浓度不超过 10%。

果糖可在无胰岛素参与的情况下直接转化为糖原，适合于糖尿病和糖耐量异常的老年患者。小剂量果糖有益于老年患者的康复。但果糖不能完全替代葡萄糖，因为脑细胞和红细胞不能直接利用果糖作为其能量来源。

5. 水和电解质 老年患者水的基础需要量为每天 25 ~ 30ml/kg。

（1）钠离子：老年门诊患者和老年住院患者低钠血症的发生率分别为 7% 和 11.3%，其中医源性原因占 73%，主要是输液不当和其他药物的使用。Sunderam 等的人群年龄配对、对照研究表明，发生低钠血症的老年外科患者病死率比对照组高 2 倍。高钠血症的发生率为 1%，年龄配对、对照研究表明，发生高钠血症的老年外科患者病死率比对照组高 7 倍。临床治疗上，血浆钠离子浓度每比正常值升高 10mmol/L，需补充 4% 体重的水分。低钠血症和高钠血症均能引起老年外科患者的精神症状，而且恢复非常缓慢。

（2）钾离子：老年患者易发生药物性高钾血症和低钾血症，低钾血症可诱发快速型心律失常。

（3）钙离子：老年人口服钙的最佳推荐量为 1 500mg/d。

6. 维生素 老年人维生素的需要量与年轻人无差异。肠外营养时可每日适量补充水溶性维生素和脂溶性维生素。

7. 无机盐和微量元素 术后肠外营养支持时，应持续补充微量元素制剂 1 周左右。

8. 生长激素 老年患者在接受低热卡和适量的氮量后，可在无禁忌证的情况下，给予小剂量生长激素，如每天 0.15IU/kg，持续 1 周或 10 天。

（三）配制步骤

1. 将电解质、微量元素、胰岛素加入葡萄糖或氨基酸中（胰岛素最好单独用）；

2. 高渗葡萄糖或高渗盐水，分别加入葡萄糖；

3. 将磷酸盐加入另一瓶氨基酸中；

4. 将水溶性维生素和脂溶性维生素混合加入脂肪乳中；

5. 将微量元素加入葡萄糖或氨基酸中；

6. 将加了成分的氨基酸、葡萄糖，分别加入或经过滤输注管滤至 3L 袋内，在滤入混合过程中轻轻摇动，并用肉眼检查袋中有无沉淀和变色等现象；

7. 确认无沉淀和变色后，再将脂肪乳加入或滤至 3L 袋内；

8. 应不间断一次完成混合、充袋，并不断轻摇 3L 袋，使混合均匀，充袋完毕时尽量挤出袋中存留的空气；

9. 贴上营养液输液标签（科别、病区、床号、姓名、营养液的处方组分）。

（四）补充性肠外营养

补充性肠外营养（supplemental parenteral nutrition，SPN）是指肠内营养不足时，部分能量和蛋白质需求由肠外营养（PN）来补充的混合营养支持治疗方式。合理的 SPN 能满足患者对能量和蛋白质的需求，调整氮平衡状态，促进蛋白质合成，有效改善患者的营养状况，降低并发症发生率，改善患者临床结局。NRS2002 ≤ 3 分或 NUTRIC 评分 ≤ 5 分的低营养风险患者，如果 EN 未能达到 60% 目标能量及蛋白质需要量超过 7 天时，才启动 SPN 支持治疗。NRS2002 ≥ 5 分或 NUTRIC 评分 ≥ 6 分的高营养风险患者，如果 EN 在 48～72 小时内无法达到 60% 目标能量及蛋白质需要量时，推荐早期实施 SPN。

二、肠内营养液的选择及配制

肠内营养指通过消化道途径为机体提供营养物质的一种营养支持治疗方式。肠内营养配方制剂是通过人体消化系统提供各类营养成分，并能够修复和维护肠壁及黏膜功能完整的处方药品及特殊医学用途食品。与需要规范配制的肠外营养相比，肠内营养剂相对便利、安全，临床效果显著，成为临床

195

患者救治中不可缺少的重要组成部分。尤其肠内营养支持是老年患者的首选。随着医药技术的蓬勃发展，目前为患者提供了多种 EN 配方制剂，每种配方制剂所含成分、含量、配比各不相同。

（一）老年人肠内营养液的选择

1. 标准整蛋白配方适合大多数老年患者的需要，氨基酸和短肽类肠内营养制剂则适合部分胃肠功能不全（如胰腺炎等）的老年患者。

2. 肠内营养（匀浆）时，高生物效价蛋白质（动物蛋白）应占供给量的50%，提供生命过程所需要的全部氨基酸。

3. 糖类中单糖的比例应 < 10%，选择不含乳糖的制剂。

4. 膳食纤维可改善长期接受管饲肠内营养老年患者的肠道功能，减少腹泻发生，每天应摄入膳食纤维 10 ~ 20g。

5. 应尽量减少饱和脂肪酸的摄入量，选用优化脂肪酸配比的制剂，可减轻肝脏代谢负担，长期应用有益于降低心血管疾病的发生风险。

6. 切忌自始至终使用同一种营养制剂。大多数情况下，老年患者围手术期营养支持需肠外肠内结合实施，鉴于老年人病情复杂，并发症多，营养支持更应遵循个体化原则。

（二）常用肠内营养液的分类

1. 按剂型分类　粉剂、混悬剂、乳剂。

2. 按氮源分类　氨基酸型、短肽型、整蛋白型、组件式肠内营养剂。

3. 按临床用途分类　普通型（基本型）、疾病特异型。

（三）肠内营养制液的组成及配制

1. 氨基酸型、短肽型（要素型）特点　氨基酸型基质为单体物质（要素形式），包括氨基酸、单糖或双糖、脂肪、矿物质和维生素的混合物，无需消化即可直接吸收，脂肪供能不超过 5%，适用于胃肠功能不全的患者。短肽型所含蛋白质为蛋白水解物，容易被机体利用，脂肪供能不超过 10%，主要应用于有部分胃肠道功能的患者。

这类制剂主要为胃肠道功能不全患者和 / 或难以吸收和消化整蛋白型配方患者而设计。其优点是少渣或无渣，不需要消化或仅需要稍消化吸收。但口感不好、味道差、渗透压高容易致腹泻、没有轻度刺激肠黏膜增殖的作用，长时间应用可能出现肠黏膜功能退变。最近发表的 SCCM/ASPEN 指南显示，短肠综合征患者，除存在严重的吸收不良以外，此类配方不作为首选。如果考虑有吸收不良，持续性腹泻患者建议使用短肽型配方制剂。

2. 整蛋白型（非要素型） 该类肠内营养制剂的氮源主要为整蛋白或蛋白质游离物，能量密度为 1～1.5kcal/ml，渗透压接近等渗（300～450mOsm/L），口感较好，适于口服，亦可管饲，适用于胃肠功能较好的患者。

（1）平衡标准型配方制剂：平衡标准型配方制剂有完整的蛋白、多聚糖、长链脂肪酸和 / 或中链脂肪酸，足够的微量营养素。蛋白质、脂肪和碳水化合物分别占总能量的 10%～16%、27%～35% 和 48%～60%。NPC（kcal）∶N（g）=（120～150）∶1。在平衡标准型配方制剂基础上，还可添加特定的营养成分或提高能量密度，如含中链甘油三酯、膳食纤维等，以及高能量密度配方。这类制剂能够消化才能被吸收，所以应用于胃肠功能正常者。优点为等渗、耐受性好、成本低，比较符合饮食标准，适用于长期需 EN 支持的患者。SCCM/ASPEN 指南建议，在重症监护室环境中使用标准整蛋白等渗或近等渗、能量密度为 1.0～1.5kcal/ml 配方。

目前除普通标准配方之外，根据是否含有特定营养素成分，又分成多种 EN 配方制剂，如是否含有膳食纤维、特殊药理营养素、乳糖，以及不同的能量密度配方等，各自适应证也不尽相同。

1）含膳食纤维肠内营养制剂：膳食纤维对便秘或腹泻患者，以及长期需 EN 支持治疗患者格外重要。虽然该制剂在保护肠黏膜屏障、防治腹泻与便秘、调节血糖等方面有重要作用，但对重症监护室住院时间、机械通气时间、多器官功能衰竭发生率等方面无明显影响。ASPEN 在成人重症患者营养指南中指出，对重症患者不建议预防性使用混合型膳食纤维类 EN 制剂以防止腹泻或促进肠道蠕动。ESPEN 在内科多发病患者营养指南中推荐：针对需要 EN 的老年普通住院患者，含有可溶性和不溶性纤维的混合制剂可用于改善肠道功能。但对于持续腹泻的重症患者，还是建议应用含膳食纤维的 EN 制剂。

2）高能量密度型肠内营养制剂：在平衡型整蛋白 EN 制剂的基础上增

加了能量密度，为 1.5kcal/ml。主要适用于需高能量、高蛋白且补液量受限的患者，如严重创伤，尤其是心功能不全、大面积烧伤、持续性腹膜透析等患者。

3）含有中链脂肪酸的肠内营养制剂：脂肪包括 MCT 及 LCT 和甘油二酯或甘油单酯等。MCT 水解、迅速供能，因不在肝脏或组织中沉积，故很少发生肝脏脂肪浸润。LCT 含有较丰富的必需脂肪酸。由于 LCT 分解、供能较慢，血浆甘油三酯较高，导致肝脏的浸润，易形成脂肪肝。因此，有些制剂含有 MCT，更利于脂肪的代谢吸收。主要应用于脂肪代谢紊乱和脂肪吸收不良以及肝功能受损患者，但不宜用于糖尿病酮症酸中毒患者。

乳糜漏患者营养管理的主要目标是通过消除 LCT 以减少乳糜液的产生。所以乳糜漏需要 EN 支持的患者，建议使用低脂但含高比例 MCT 的肠内配方为好。

（2）疾病特异型制剂：疾病特异型配方制剂是在平衡标准型配方基础上适当调整蛋白质、碳水化合物和脂肪的成分或比例，使其更加符合机体疾病需求，包括肝病型配方（低蛋白质、高支链氨基酸、低芳香氨基酸）、肾病型配方（低蛋白质和低电解质）、肺病型配方（低碳水化合物、高脂肪）、糖尿病型配方（低碳水化合物、高脂肪，增加膳食纤维含量）、肿瘤型配方（低碳水化合物、高脂肪、高蛋白质、高能量密度、富含免疫营养素）等。疾病特异型制剂还可添加其他特殊药理作用营养素，如谷氨酰胺、ω-3 脂肪酸、精氨酸、核苷酸等，通过这些营养素的药理作用达到调节机体代谢和免疫功能的目的，各制剂产品的免疫调节成分及其含量组合有所不同。

1）肝病型肠内营养制剂：蛋白质含量低，支链氨基酸浓度较高，占总氨基酸量的 35% ~ 40%；芳香氨基酸浓度较低。预防肝性脑病的发生。

美国肝病研究协会建议，肝硬化引起的慢性炎症导致营养不良，不应限制蛋白质摄入，应提供 1.2 ~ 1.5g/d 蛋白质，肝功能不全患者可以很好地耐受标准整蛋白配方。如果患者有腹腔积液或水肿，可能需要高能量密度的 EN 产品。根据 SCCM/ASPEN 指南，没有证据表明使用肝病配方可以逆转肝性脑病，而肝病配方制剂的成本可能超过其益处。口服支链氨基酸可用于治疗肝性脑病。对于药物难治性肝性脑病，可尝试使用肝病型 EN 制剂。但是，由于其蛋白质含量太低，不可长期使用。

2）肾病型肠内营养制剂：肾病配方中的钾、磷和镁浓度较低，以减少肾损伤患者肾排泄电解质的积聚，适用于肾功能衰竭患者。对于慢性肾脏疾病患者，除了有限的钾、磷酸盐和钠摄入量外，建议每天摄入 0.8g/kg 蛋白质。低蛋白配方只能用于肾功能损伤患者，其治疗目标是避免肾替代疗法，因此应限制蛋白质和电解质的摄入。但是，对于进行血液透析或腹膜透析的患者，蛋白质摄入量应为每天 1.2 ~ 1.3g/kg，至少 50% 来自具有高生物价值的蛋白质，可能需要限制磷的摄入。

急性肾功能损伤不同于慢性肾脏疾病，多个指南建议不要限制蛋白质摄入以推迟透析，蛋白质摄入量为每天 1.2 ~ 2.5g/kg，接受频繁血液透析或持续肾脏替代治疗的患者所需的量更高，以维持氮平衡。除了需要较低钾和磷摄入量的肾病患者，均不建议使用肾病 EN 制剂，通常的标准配方制剂可能具有更良好的耐受性。

3）肺病专用型肠内营养制剂：以往的理论认为，碳水化合物可使氧耗过程中的 CO_2 量增高。但现有研究证据提示，该理论是不正确的。通过床边间接能量测定法，发现过量的能量摄入（而不是碳水化合物的量）对呼吸功能有不利影响。指南不建议合并急性呼吸衰竭的患者常规选择高脂低碳水化合物配方。对急性呼吸衰竭、肺功能衰竭患者如需考虑限制液体，尤其是体液负荷过多、肺水肿患者应采用高能量密度的配方（1.5 ~ 2.0kcal/ml）。水肿和肾衰竭伴尿量减少，这些并发症使临床结果恶化。对于需要机械通气的患者，标准的 EN 配方（可能限制液体）可能是最划算的产品。含有鱼油、抗氧化剂的 EN 产品在推荐使用前尚需要更多的研究。

4）糖尿病型肠内营养制剂：目前各种糖尿病配方制剂采用木薯淀粉等缓释淀粉，可能添加 ω-3 脂肪酸、果糖、精氨酸或通过增加单不饱和脂肪酸含量以减少碳水化合物含量等。美国糖尿病协会在其最新糖尿病管理标准中引用了 Corsino 等提出的 EN 建议，与标准 EN 产品相比，使用低碳水化合物和高单不饱和脂肪酸的配方食品可使餐后血糖升高降低 18 ~ 29mg/dl，建议 1 型或 2 型糖尿病患者使用该类产品。

ASPEN 指南则指出糖尿病 EN 配方对危重病患者没有显著益处。尽管使用这些产品可以改善血糖控制，胰岛素仍然是治疗高血糖的首选，其成本效益超过糖尿病 EN 制剂。

5）肿瘤型肠内营养制剂：肿瘤细胞能量代谢的特点为活跃地摄取葡萄糖和谷胺酰胺，进行有氧糖酵解；另外，多数肿瘤患者存在全身性炎症、胰岛素抵抗等代谢紊乱，机体对葡萄糖的摄取和利用能力受损，脂肪成为肿瘤患者重要的供能物质。因此，降低葡萄糖，提高脂肪在肿瘤患者尤其是有明确胰岛素抵抗的患者能量底物中的比例是有益的。肿瘤患者营养指南中指出，接受化疗、有体重减轻或营养不良风险的晚期癌症患者，建议补充 ω-3 多不饱和脂肪酸或鱼油，以稳定或改善食欲、摄食量、瘦体重和体重；ESPEN 在手术患者临床营养指南中指出，营养不良的癌症手术患者应在围手术期或至少在术后给予富含免疫营养素的免疫增强型营养制剂。

3. 组件式营养制剂　营养素组件也称不完全营养制剂，是以某种或某类营养素为主的肠内营养制剂。它可对完全制剂进行补充或强化，以弥补完全制剂在适应个体差异方面的不足；亦可采用两种或两种以上的组件制剂构成组件配方，以适合患者的特殊需要。组件制剂主要包括蛋白质组件、肽类组件、脂肪酸组件、糖组件、多糖组件、膳食纤维组件、维生素组件和矿物质组件、益生菌组件、增稠组件等，各种组件的来源与要素制剂类似（蛋白质组件还可选用蛋白水解物）。

综上，肠内营养治疗的正确选择包含安全性、有效性和经济性 3 个方面，应根据不同患者、不同疾病特点、不同肠内营养产品的特征，选择最合适的肠内营养制剂，使患者受益最大化。标准配方制剂的成本较低，大多数患者可以耐受，建议尽可能选用。疾病特异性配方制剂，成本较高，一般不会改善临床结果，不建议常规选用。营养状态正常患者及肠内营养不能满足目标量 70% 以上者，应在发现不达标 7 天后给予肠外营养；存在高营养风险或中度营养不良者，肠外营养应在 48 ~ 72 小时启动。

（金英朝）

第六节 营养支持的监测技术

老年人身体器官的各项功能均不同程度降低，在遭受创伤、应激等病理状态下难以恢复。因此在营养支持过程中采取相应的监测手段，例如血糖监测、肠黏膜屏障及其通透性的测定以及内毒素检测等，及时了解老年患者血糖异常情况、肠黏膜屏障功能是否完整以及内毒素含量情况，对评估老年患者预后以及调整营养治疗方案起到积极的作用。

一、血糖测定

葡萄糖又称右旋糖，属醇醛类，是最普遍的单糖。葡萄糖是生命活动不可或缺的物质，存在于人体的血浆和淋巴液中，能直接参与人体内的新陈代谢过程。老年人的基础代谢低，因此热量的消耗亦减少，对碳水化合物的需求及代谢与中青年人群有所不同。随着年龄的增加，胰岛素受体的敏感性降低，糖耐量下降，易罹患 2 型糖尿病。老年人在疾病应激状态下引起的血糖异常更为显著，因此监测血糖水平在临床营养支持过程中扮演着重要的角色。

（一）静脉血浆葡萄糖测定

通过采集静脉血进行生化分析，最常采用的是氧化酶 - 偶联比色法，即氧化酶法。该方法具有特异性高、专一性强、操作方便、误差小、结果准确的特点，在精准度方面上具有无可撼动的地位，且能在自动分析仪上批量分析，被推荐为血糖测定的常规方法。其基本原理为：葡萄糖经葡萄糖氧化酶的作用生成葡萄糖酸和过氧化氢，后者在过氧化物酶作用下释放出氧，使4- 氨基安替比林与酚氧化缩合，生成红色醌类化合物，此物质能被分光光度计测定。

（二）毛细血管全血糖测定

床旁血糖仪和自动化检测仪是目前血糖检测的两种主要手段，采用经典的葡萄糖氧化酶法结合先进的电化学技术，原理是应用固相酶技术与选择性电极技术结合起来的酶电极，当血样充满反应槽后葡萄糖氧化酶与血中葡萄糖特异性结合孵育反应，在生成产物的过程中电荷发生移动，可由电极测定电子多少来确定样品中的葡萄糖浓度。目前大多采用针刺采血检验仪，即通常所说的便携式血糖仪，取毛细血管全血行血糖测定；由于血糖监测仪器体积小，易于携带且可由患者自己操作，尤其是短时间和较少血量即能测出血糖值，被越来越多地应用于临床；但与静脉血浆葡萄糖测定相比较，其测量误差较大。

（三）微创及无创血糖测定

微创及无创血糖检测方法是在不损伤人体皮肤的条件下测量血糖浓度，具有方便、可连续测量等优点。目前有 3 种方法：①通过体液测算血液中葡萄糖。人体除了血液还有大量的体液，而这些体液中往往也可以检测到葡萄糖的。获取体液往往较为简单，例如尿液、泪液、组织间液等，通过无创伤或极微小的创伤即可直接检测其中的微量葡萄糖，然后通过与血糖建立的关联来反映血糖的数值。这类用体液法测量血糖浓度的产品有一个共有的缺陷，存在测算滞后现象，有研究表明滞后时间可达到 4～26 分钟。②利用光谱法对血糖进行测量。其主要原理是利用红外线照射人体时，血糖会吸收一部分的红外线信号，根据这部分的吸收值来计算血糖浓度。光谱法测量血糖具有无创、测量方便的优点。该方法的测量对象为血液，能够有效避免测量数据滞后问题。目前光谱法血糖仪研发最大的难点是精度较差问题，主要是还没有找到一种对测量血糖值最为有效的检测光谱长度。③能量代谢守恒法测量血糖。理论上代谢产生的热量是血糖水平和氧容量提供，而氧容量是动脉血氧饱和度以及血液流速的函数，脉搏跳动率以及血容量则可作为参数对结果进行修正。因此利用代谢产生的热量、血流速度、血氧饱和度和脉率理论上就可以推算出人体血糖水平。该方法的优点是将多种传感器集成化，轻便无创。然而由于参数多，受到的干扰因素相对也较多，因此该方法的难点主要在于提高仪器的抗干扰性和精准度。

综上所述，微创及无创血糖仪具有非常广泛的应用前景，然而目前仍然面临一些技术难点，普遍投入使用仍然需要进一步研究。

二、肠黏膜屏障及其通透性的测定

肠道是外科应激反应的中心器官之一，具有免疫功能，可将肠道内细菌、毒素阻隔在肠腔内，防止病原微生物及其毒素入侵人体。肠道免疫功能主要靠肠道黏膜屏障实现，如果因免疫、生物、理化等因素损伤肠道黏膜屏障功能，将出现肠黏膜萎缩、肠道通透性增高、肠道免疫功能障碍、肠道细菌移位，甚至可引起肠源性败血症。采用合适的方法及时准确评估肠道屏障功能受损程度，是有效阻止上述病理效应发生的重要手段。

（一）肠黏膜屏障及其生理功能

肠黏膜屏障包括机械屏障、生物屏障、免疫屏障和化学屏障。具有高度抵御性能的肠黏膜屏障必须符合 3 个基本解剖和生理条件：①连续完整和健康的肠黏膜上皮构成的机械屏障；②不断更新和维持的肠道黏液层，并由此提供的健全免疫系统；③正常大量的肠道厌氧菌群，防止致病微生物在肠道黏膜的定植。

（二）肠黏膜通透性的测定

1. **直接测定方法**　最直接、最准确评价肠黏膜屏障功能的量化指标是肠黏膜通透性，现有标记细菌示踪法、聚合酶链式反应法或细菌培养法等检测细菌移位到肠系膜淋巴结、肝脏和脾脏等方法，但在临床上的应用受限。目前临床上肠道黏膜屏障功能的评估方法有黏膜通透性测定、血浆内毒素测定、肠黏膜 pH 值测定、肠型脂肪酸结合蛋白（intestinal fatty acid binding protein，IFABP）含量测定、血浆谷氨酰胺含量测定、大便浆细胞分泌型蛋白含量测定、病理检测等。目前尿乳果糖和甘露醇比值（ratio of lactulose to mannitol，L/M），血、尿 IFABP 测定方法因其简单、快速、经济等特点，被广泛应用。

（1）乳果糖和甘露醇比值测定（L/M）：原理为乳果糖与甘露醇在肠道的吸收途径不同。乳果糖是双糖，主要通过小肠黏膜上皮间的紧密连接透过肠黏膜，因此肠道对乳果糖的通透性可反映肠黏膜的屏障功能。而甘露醇是单糖，主要通过肠黏膜细胞膜上的水溶性微孔透过肠黏膜。当病理状态下肠黏膜出现萎缩时，肠道吸收面积减少导致甘露醇通过量减少，肠黏膜细胞间的紧密连接受到破坏，乳果糖的通过量增加，引起 L/M 增加。尿 L/M 作为评估肠道黏膜屏障功能的检测方式之一已得到研究者的广泛认同。

（2）血、尿肠型脂肪酸结合蛋白法：脂肪酸结合蛋白（fatty acid binding protein，FABP）是一组哺乳动物组织细胞液中的低分子量蛋白质。当肠道遭受缺血等损伤时，肠上皮细胞通透性增加，FABP 通过毛细血管及乳糜管进入血循环，可在外周血中检测到。有研究者认为，FABP 可作为早期肠黏膜屏障功能损伤的预警指标，且可评估病情严重程度及预后。

2. 间接测定法

（1）病原学实验：肠黏膜屏障受损后会导致肠道通透性增加，细菌及细菌片段可由此进入血液循环。肠道细菌移位以革兰氏阴性菌为主，大肠埃希菌是临床上最常见的肠道移位细菌，如在外周血中检测出大肠埃希菌，则强烈提示已发生肠黏膜屏障功能障碍。但传统的血培养检测法耗时长、阳性率低。目前使用的实时定量聚合酶链式反应（real-time quantitative polymerase chain reaction，RQ-PCR）是近年来分子生物学领域兴起的一种新技术，具有重复性好、灵敏度高、污染低、能实时定量测定反应物的起始 DNA 模板等特点。实时荧光定量 PCR 的应用范围十分广泛，可定量检测各种基因，广泛应用于对难以鉴定的病毒等微生物病原体的定量检测，在细菌移位研究中，常用的检测标本是患者血液、体液及组织。对这些标本中的细菌进行定量检测，有助于监测患者是否发生细菌移位。细菌定量检测不仅可以反映肠黏膜屏障是否存在损伤，还可以对肠黏膜屏障的损伤程度进行评估。当然，与传统 PCR 技术相比，RQ-PCR 目前存在一些不足：实验成本比较高；不能检测扩增产物的大小；同时检测多个靶基因困难等。因其对细菌检测的研究才刚刚起步，随着方法学的改善、进步，该法在细菌检测方面会逐渐显示其优越性。此外，检测血液中内毒素及抗体含量也可以间接地反映肠黏膜屏障功能。

（2）生物标记物：病原学诊断存在耗时长（细菌培养需 24～72 小时）、阳性率低、定植菌与致病菌难以区别等问题，特异生物标记物在感染诊断中的作用日趋重要，也可间接反映肠黏膜屏障功能受损时细菌移位导致机体感染的发生。可溶性髓细胞表达触发受体于 2000 年被 Bouchon 等发现，它是一种分子量为 30KD 的免疫球蛋白，可以选择性地在血液中性粒细胞及单核细胞中表达，在细菌内毒素的作用下表达上调，并促使中性粒细胞脱颗粒及 TNF-α 等细胞因子的表达，从而在炎症反应中起重要作用。研究发现，有细菌和真菌感染的人体组织中，sTREM-1 在中性粒细胞及单核巨噬细胞中高表达，炎性因子 TNF-α、IL-1β 及巨噬细胞移动抑制因子等大量释放，而在溃疡性结肠炎、血管炎等无感染性炎症组织中表达水平很低，因此可溶性髓细胞表达触发受体可协助诊断重症患者的菌血症并判断预后。现有研究表明，可溶性髓细胞表达触发受体是一种非常有潜力的提示细菌和真菌感染的生物标记物。降钙素原（procalcitonin，PCT）是降钙素无激素活性的前肽物质，正常值低于 0.1ng/ml。研究发现，在细菌性脑膜炎、细菌性痢疾、脑膜炎球菌菌血症等细菌感染性疾病中 PCT 水平明显升高，是诊断细菌感染前景较好、有潜力的指标。C 反应蛋白是机体在感染或组织炎症反应急性期产生的一种蛋白，可用于感染的辅助诊断；其缺点是不能确定细菌与病毒感染的类别。

三、内毒素检测方法

内毒素是细菌细胞壁中的脂多糖成分，是细菌大量生长繁殖或死亡溶解后释放的致病性物质。肠黏膜屏障受损后，可导致细菌移位从而引起全身炎症反应。内毒素是革兰氏阴性杆菌脓毒症的主要因素，也是脓毒症发生的重要触发物质，50% 的脓毒症休克由内毒素引起，导致患者出现多器官功能衰竭。

（一）内毒素的结构

细菌内毒素是一种由脂多糖（lipopolysaccharide，LPS）、蛋白质和磷脂组成的复合物，分子量 $1 \times 10^6 \sim 20 \times 10^6$ 道尔顿。细菌内毒素与菌体细胞壁密切相连，其活性成分是 LPS，另外两个组成成分蛋白质和磷脂与其活性无关。LPS 也是一种结构多样的大分子复合物，有抗原特性。其由多糖抗原、核心多糖和类脂 A 三个部分组成。类脂 A 是 LPS 活性成分中不可缺少的部分，被视为 LPS 的 "生物活性中心"，是抗原活性部位，保存着 LPS 的各种生物学活性。因此，许多学者认为游离类脂 A 也是一种内毒素。

（二）内毒素生物学活性

1. 毒害作用

（1）热原性：内毒素是一个强力的热原性物质，人体对内毒素极为敏感，1～5ng/kg 内毒素就能使人发热。内毒素引起发热反应的原因是其作用于体内的巨噬细胞，产生白细胞介素 -1（interleukin 1，IL-1）、IL-6 和 TNF-α 等细胞因子，这些细胞因子作用于下丘脑的体温调节中枢，促使体温升高发热。

（2）白细胞反应：细菌内毒素进入宿主体内以后，由于细胞发生移动并黏附到组织毛细血管上，血流中占白细胞总数 60%～70% 的中性粒细胞数量迅速减少，即白细胞减少症。但在 1～2 小时后，由内毒素诱生的中性粒细胞释放因子刺激骨髓释放其中的中性粒细胞进入血流，使其数量显著增加，有部分不成熟的中性粒细胞也被释放出来，引起白细胞增多症。

（3）内毒素血症和休克：当病灶或血流中革兰氏阴性菌大量死亡，释放出来的大量内毒素进入血液时，可发生内毒素血症。大量内毒素作用于机体的巨噬细胞、中性粒细胞、内皮细胞、血小板以及补体系统和凝血系统等，产生 IL-1、IL-6、IL-8 和 TNF-α、组胺、5- 羟色胺、前列腺素、激肽等生物活性物质。这些物质作用于小血管造成功能紊乱而导致微循环障碍，临床表现为微循环衰竭、低血压、缺氧、酸中毒等，导致患者休克，这种病理反应称为内毒素休克。

2. 有益作用 在机体内应用较低剂量的内毒素时，能够使患者受益，包括增加机体非特异性抵抗力，防御放射性损伤，促进粒细胞生成，增加网状内皮系统功能，增强耐氧能力、抗肿瘤作用、佐剂活性等。因此，探寻无毒或低毒的内毒素衍生物用于微生物感染的预防和抗肿瘤治疗成为一项热点。

（三）内毒素的检测方法

由于很小剂量的内毒素即可引起广泛的生理和病理作用，因此加强内毒素感染监测，成为老年患者营养支持治疗过程中必不可少的工作。

1. 与鲎试剂检测相关的方法 1950 年 Bang 发现从大肠埃希菌中提取的粗制品能使鲎血细胞凝集而死亡，而肺炎球菌、葡萄球菌、链球酶的提取物与鲎血细胞则无凝集反应。Levin 和 Bang 进一步阐明鲎血细胞的死亡是感染内毒素造成的。由此利用鲎血中变形细胞的这一特性，制备变形细胞溶解物用于检查革兰氏阴性菌内毒素。1978 年，Morita 等建立了鲎试剂内毒素检查法，也称鲎变形细胞溶解物（limulus amebocyte lysatetest，LAL）法。鲎试验法大体可分为凝胶终点法、浊度法和基质显色法三大类。由于其灵敏度高、特异性强且操作简便、快捷，目前在许多领域得到了突飞猛进的发展。

（1）凝胶法：凝胶法是最为普遍的方法之一，进行供试品实验之前需要进行鲎试剂灵敏度复核试验和供试品干扰实验。通过观察有无凝胶形成作为反应的终点，有以下几种：凝胶 - 凝块法（亦称试管法）、微量玻片法、同位素检测法、干燥法及微量稀释法等。凝胶法是一种半定量方法，操作简单经济，而且不需要专用仪器，可在 0.03EU/ml 范围内进行半定量测定。

（2）浊度法：浊度法建立于 20 世纪 60 年代中期，人们发现可以用紫外分光光度法定量检测凝胶反应过程中的浊度变化情况，从而建立了浊度法。根据内毒素与鲎试剂的 C 因子发生反应，由内毒素引发激活的凝固酶，切断凝固蛋白原的精氨酸肽链，形成凝固蛋白，从而产生凝胶过程中的浊度变化，是用浊度仪定量的方法，此法操作比较简单、经济、灵敏度较高、检测范围较大（0.006 ~ 300EU/ml）。具体有终点比浊法和动态浊度法。目前动态浊度法是美国官方认可的检查法，该方法已成为定量法的主流。

（3）基质显色法：鲎三肽遇到细菌内毒素，水解后产生有色产物，可在荧光分光光度计或紫外分光光度仪下测定，也称分光光度法，比用肉眼观察的凝胶法准确得多，准确度可达到 0.001Fu/ml。

以鲎试剂为基础的检测方法都避免不了两个弊端：一是凝胶法只能作为一种半定量检测内毒素的手段；二是存在干扰因子，去除干扰因子常用的方法有稀释、加热、用氯仿或乙醇提取，但很难彻底除去。

2. 与重组因子 C 相关的检测方法 重组 C 因子是由东方鲎或者美洲鲎的基因克隆而成，具有与 C 因子一样的生理活性。目前，我国已成功开发重组 C 因子试剂盒且已上市，其原理是使用单一的蛋白质 C 因子作为活性成分参与反应，被内毒素活化的 C 因子将人工合成的三肽链荧光底物裂解，产生荧光复合物，通过定量检测荧光复合物来量化细菌内毒素。其优点是因为没有 B 因子的存在，从而有效地避免了因 G 因子的旁路干扰而产生的假阳性。裴宇盛等选用了我国生产的抗生素、中药注射液、生化药品、重组技术产品、病毒疫苗和单克隆抗体 6 个具有代表性的品种进行干扰试验。结果回收率均在 50%～200%，表明这 6 个品种在我国均可用重组 C 因子法进行检测。近年来，虽然我国关于重组 C 因子的制备研究增多，但有关重组 C 因子的应用研究比较少，能提供的试验经验很少。

基于重组因子 C 因子，现已发展形成了几种方法：荧光分光光度法、ELISA 法、rFC 比浊法。Grallert H 等制备了一种对细菌内毒素核心保守区域具有高度特异性和选择性的噬菌体蛋白，实现了对内毒素的特异性捕捉。该方法是重组 C 因子法和 ELISA 法的结合，其具体步骤为将样品吸附到预先包被的酶标板上，然后将样品基质洗脱，加入重组 C 因子，重组 C 因子被内毒素活化，活化的 C 因子与荧光底物反应，产生荧光。该方法检测范围为 0.05～500EU/ml，用 15 种不同菌株的内毒素，同时用这种方法与细菌内毒素检查法测定，结果显示两种方法准确性相似。该方法具有明显的优势，如假阳性、假阴性结果更少，灵敏度更高，检测范围更广，适用性更强等。我国也有关于 ELISA 法检测细菌内毒素的研究，但并未使用重组 C 因子法检测。

3. 内毒素生物传感器 生物技术和电子技术相结合而出现的生物传感器是一种生物活性物质与物理换能器相结合的装置，具有高选择性、高灵敏度等特点。同时生物传感器还具有操作简单、快速和在线甚至活体分析等优点，使得生物传感器的研究越来越受到人们的重视。

（1）生物传感器：内毒素传感器有两类；压电晶体传感器和光纤传感器。在内毒素传感器上装上一种硅晶片，在晶片上琢刻成千上万的微孔，并附着有能发光的纳米级晶体。当晶片上的受体分子与内毒素结合，就能引起波峰的红移变化，这个变化肉眼不能观察到，但可通过电子探测器测定。将内毒素传感器置于伤口绷带内，它可随着伤口感染的变化产生不同的颜色，从而判定病情的演变及严重程度，生物传感器具有的"红外敏感性"比现行使用的 LAL 法更加迅速，结果可信度更高，比显微镜下观察的结果更胜一筹。但是，目前传感器还有很多问题有待解决，距离真正的临床应用还有一段距离。

（2）光学生物传感器：将具有分子识别和换能作用的固定化指示剂染料、酶、受体、抗原抗体、DNA 和微生物等敏感物固定在光导纤维、平面波导或毛细管波导上，对样品中的被测物进行选择性分子识别后，再转换为各种光信息以及表面等离子体共振信号输出。光纤生物传感器的尺寸可以做到纳米级，可以进行细胞级大小的活体测量，同时它是非接触测量，所以安全性较好，而且有强的抗电磁干扰的能力和对恶劣环境的适应能力。

内毒素生物传感器也亟待进一步改进：一是深入研究内毒素分子结构及其结合位点，通过采用单克隆、分子印刷等技术获得选择性更高的生物功能物质；二是开发适合不同领域的新型换能器，未来的生物传感器应该朝着高灵敏度、高选择性、快速响应、高准确性以及微型化、集成化、智能化和商业化方向发展；三是拓宽内毒素生物传感器的应用范围，比如根据生物传感器能进行动态研究的特性，将其应用于抗内毒素药物与内毒素结合或中和的动力学研究，从而为内毒素血症的治疗提供理论基础。

（姜峰奇）

第七节　营养支持小组的建立与作用

临床营养学支持经过 30 多年的发展，已成为现代医学治疗的常规，推动临床医学的不断进步。为了促进老年营养不良患者机体恢复、增加免疫力、协助控制感染等，有必要对其进行科学合理地营养支持。然而，由于部分临床医师对临床营养支持理论知识、应用经验以及适应证的掌握等方面存在误区，缺乏对住院患者营养筛查和评估的经验，因此需要建立科学的临床营养支持体系。

营养支持小组（nutrition support team，NST）的产生对临床营养学的发展、进步和完善以及临床营养支持知识的传播、临床应用的规范化进行等方面均做出巨大贡献。相对于传统内外科的百年发展史，营养支持小组是新生事物，但随着其飞速发展，逐步走向成熟，日益在临床工作中体现了自身的医疗和经济价值。在综合性医院中建立相应的营养支持小组不仅可以判断患者是否需要进行营养支持，还能提供科学、合理、规范化的营养支持治疗。建立营养支持小组旨在加强临床相关各科室的深层合作，尽早发现营养不良患者，给予正确、全面的营养评估，制定有针对性的营养支持方案，密切监测可能发生的各种并发症，同时也有利于广大临床医师普及营养知识，使更多的营养不良患者得到救治。

营养支持治疗在医疗救治过程中有着举足轻重的作用，可降低院内感染的发生、减少机械通气的副作用、有效提高疾病的治愈率、改善临床结局以及降低药占比、提高医院床位周转率等。随着近年来临床营养学的普及和发展，营养治疗已成为一种常规的医疗行为。欧洲胃肠及肝病营养学会呼吁建立营养支持小组，旨在对老年住院患者进行科学有效地营养管理、降低营养不良的发生率。美国目前有 70% 以上的医院设立了由医生、临床营养师、药剂师和护士共同组成的 NST，人们非常重视临床营养小组的意见，而且已形成随时向临床营养师咨询的习惯。因此，在我国建立一支临床营养医师队伍，实行一套科学的 NST 机制，对改善我国临床营养学的发展将起到决定性作用。

一、营养支持小组的概念及发展历程

临床营养支持作为一种有效的治疗手段在医学的各个学科中得到广泛应用，其在临床治疗中的重要性也越来越受到大家的关注，并逐渐发展成为一门新兴的交叉学科。1957 年，联合国粮农组织和世界卫生组织公布了营养师的职业定义。许多国家不仅有营养立法，而且建立了营养师教育培训体系和资格认证制度。1980 年起，欧美发达国家为了充分利用医疗资源、提高医疗质量，运用团队医疗模式的营养支持小组制度开始被广泛用于临床。

1991 年，美国肠外肠内营养协会（ASPEN）对 2 600 家床位在 150 张以上的医院进行问卷调查，结果显示：29% 的医院设立了 NST，另有 17% 的医院已经计划成立 NST。成立 NST 的原因有以下几点：①研究表明，住院患者中营养不良的发生率很高，并因此产生严重不良后果；②在营养支持过程中容易出现中心静脉导管相关败血症以及机械性和代谢性并发症；③营养宣教过程中，对患者进行营养评价、营养支持计划的实施、监测和家庭营养等工作是很重要的，但是这些工作比较复杂，需要经过大量专业培训、掌握营养支持理论知识的人员；④随着临床营养医学理论和方法的发展和完善，对医护人员提出了更高的专业化要求；⑤减少由营养不良而引起的医疗费用增加现象。

以日本为例，日本从立法上将 NST 业务纳入医保诊疗报酬体系，为开展 NST 活动提供了法规和经济保障。而目前我国的相关法律和费用规范相对欠缺，应通过医学会、人大代表和政协委员等向卫生行政管理部门积极反映，为开展 NST 活动逐渐创造规范化、法制化条件。实际临床工作中，美国、日本等发达国家开展 NST 业务的目的就是通过医师主持、营养师和其他医务工作人员参与而达到分担医师工作量、提高医疗质量和减少医疗费用的目的。国内临床医师很重视营养支持在临床治疗中的作用，但缺乏团队支持。建议合理地分配资源，在保持临床医师主导地位的基础上，通过门诊、会诊等形式与营养师开展积极合作，从而达到优化临床营养治疗方案、提高护理质量的目的。临床营养师也可以通过院内医疗信息网络，加强与医师的互动，建立医师与营养师之间的双向互动，在我国综合医疗机构中尽早开展 NST 业务。

中国的临床营养支持起步较早，20 世纪 70 年代初南京、北京、上海等地已开展临床营养支持，经过近 50 年的发展，在国际临床营养支持领域占有了一席之地。但是，NST 的发展却与临床营养支持的发展不相称，主要表现在以下几方面：①起步晚：1995年之前，国内尚无NST成立的报道。从事营养支持工作的绝大多数是一些外科医师。在科室内组成一个医疗小组，完成常规医疗工作之外从事营养支持的研究与实践工作，凭借个人的临床经验和书本知识，给患者一些非正规的肠外肠内营养支持。②数量少：目前国内的NST仍然很少。③缺乏全国统一的营养支持标准和行业规范。我国没有制定统一的营养支持治疗常规、肠内和肠外营养支持的规章制度、政策和使用程序，没有专门的职业培训、人才培养和资格认定制度。这些都不利于中国临床营养支持事业的发展和NST的建设。④现有的NST结构不合理。正如前文所述，一个标准的NST应该由临床医师、营养师、药剂师和护士组成，应该是多学科的。但由于各种主观和客观的原因，国内的NST很少有药剂师的参与，这对NST的长远发展和营养支持水平的提高是不利的。

老年患者的多学科营养支持团队组成中，老年病学专家发挥组建、协调、管理营养支持团队的作用，外科、神经科、心理医学科等临床专科医师为管理团队提供技术保障。已有多项研究证实NST可提高营养支持的效价比，尤其在降低营养支持并发症、降低住院的医疗费用、减少住院时间等方面发挥重要作用。

老年NST的主要工作目标是为老年患者提供合理的营养支持，包括：①识别是否存在营养不良或营养风险；②制定合理的营养支持方案；③提供安全、合理、有效的营养支持；④监测及评价营养支持的效果。

老年NST工作范畴包括：①规范营养支持工作流程，制定统一的营养支持指南和操作规范；②负责患者的营养会诊：包括进行营养和代谢评价，对需要肠内肠外营养支持的患者提供医疗服务；③质控营养支持工作：包括对接受营养支持患者进行严格的实验室和临床监测，及时调整营养支持方案，处理各种问题和并发症；④对医护工作者进行营养支持知识的教育和培训，对患者进行营养宣教；⑤进行营养支持科研工作，推动学科发展；⑥执行家庭营养支持计；⑦开设营养门诊，提供营养咨询，治疗营养代谢失调，并对患者进行随访。

目前国际上的营养支持治疗有三种模式：①独立治疗模式：由临床医生

负责处理老年住院患者营养支持治疗的问题；②会议治疗模式：由临床医生将患者出现的医疗问题转诊给相关专业的专家处理，如心脏问题转心内科处理，泌尿外科问题转泌尿外科处理等；③整合治疗模式：建立营养支持治疗专科团队，由专科团队解决营养支持治疗的问题。上述三种不同模式中国不同医院均存在，大型专科医院多数以整合治疗模式为主，综合医院则以会以治疗模式为主，基层医院多数为独立治疗模式。由于我国各地区医疗差异显著，单一的模式可能难以满足临床需求，三种模式并存可能更加符合中国国情，使中国的老年营养支持更健康、科学、合理地发展。

二、营养支持小组的建立

（一）营养支持小组的工作职责

1. 制定临床营养支持常规和操作规范；

2. 进行营养风险筛查，识别和治疗营养不良，严格掌握营养支持指征；

3. 选择正确的营养支持方式，并决定何时结束营养支持或改变支持的方式；

4. 降低住院患者的并发症发生率和死亡率；

5. 缩短住院患者的住院日；

6. 减少肠内和肠外营养支持过程中的机械性和代谢性并发症；

7. 提供更具性价比的肠内和肠外营养产品，降低营养治疗的成本；

8. 制定高效益 - 低成本的营养治疗配方，减少由于不合理配方造成的浪费；

9. 减少由于不合理的营养支持所造成的医疗纠纷；

10. 选择进行营养支持的设备和仪器；

11. 选择合理的实验室检查并予以监测。

（二）营养支持小组治疗流程

入院 24 小时内由临床医师和营养师对营养风险筛查异常的老年患者进行营养评估会诊，根据评估结果，与患者及家属共同制定营养支持方案。同时，住院期间护士给予营养支持治疗相关的健康教育和指导，并且在患者出院后的居家营养治疗期间指导监督。

1. 诊断 营养不良可由很多因素引起，准确地判断其原发病因是指导治疗的关键，而且可以避免不必要的并发症。

2. 计算营养物质的输入量 决定营养物质的配方以及输入途径。

3. 完成营养支持 确保营养治疗方案准确无误地实施。

4. 监测营养支持的治疗和并发症的发生 给予严密的临床和生化监测。

（三）营养支持小组成员的岗位职责

1. 临床医师

（1）对住院患者进行营养评价，包括确认病史、体格检查、实验室检测结果；掌握正常和疾病状态下的营养生化及代谢知识，熟悉各种营养不良的病理生理改变及临床表现；

（2）汇总营养小组其他成员提供的信息和建议，完善营养支持和监测计划；

（3）对营养治疗计划的制订、调整及实施承担最终的责任；

（4）指导营养小组的正常工作，制订临床、教学及科研计划；

（5）进行营养相关的医疗操作；

（6）进行营养相关的咨询；

（7）对 NST 组员的营养学教育及培训。

2. 临床营养医师

（1）对住院患者进行营养风险筛查；

（2）对实施营养支持的住院患者进行营养评估，计算热量和蛋白质的需要量，制定肠外肠内营养支持方案，监测并记录能量和各种营养素的摄入量；

（3）根据膳食配方配制饮食和管饲营养；

（4）监测住院患者的营养支持效果；

（5）对营养制剂、价格及配方在内的临床营养问题提供咨询服务；

（6）由肠外向肠内营养过渡及停止营养支持时，给予及时指导。

3. 护师

（1）对营养支持过程中的护理工作进行监测，准确留取血液、尿液、粪便等标本，定时进行人体测量和皮肤抗原反应试验；

（2）对营养支持输入设备（静脉导管、喂饲管等）的护理进行监测；

（3）对患者、家属以及其他护士进行宣教并提供咨询服务；

（4）实施并指导营养支持的标准护理程序，包括插管部位敷料更换及输液管道更换，需要时应进行营养液的配置。

4. 临床药剂师

（1）监督指导静脉营养液的配制，进行质量检验，确保无菌；

（2）对与药物相关的问题（药物与营养素的相互作用、合适的给药方法、药物与肠内或肠外营养液的配伍等）提供咨询；

（3）参加具有高效益-低成本的营养支持处方的决定。

（四）营养支持小组的工作范围

1. 规范营养支持工作 包括制订统一的营养支持计划，如留置中心静脉导管的操作和护理常规等；制定医院应用的肠内和肠外营养支持的规章制度、政策和流程；制定规范的会诊单、配方单、监测单和巡视单等。

2. 负责对全院患者的营养会诊 包括对会诊患者进行营养和代谢评估；为需要肠内或肠外营养支持的患者提供医疗服务。

3. 对营养支持进行质控 包括对接受营养支持患者进行实验室和临床监测，并及时调整营养支持方案，及时处理各种医疗问题和并发症。

4. 承担对医护工作人员进行营养支持知识的教育和培训，以及对患者进行营养支持知识的宣教工作责任 包括为临床医师、护士、营养师及药剂师开设一系列讲座和培训课程；让住院医师到 NST 轮转；撰写和印发一些宣教材料。

5. 进行营养支持的科研工作，推动学科发展 包括不断发展和完善营养支持的理论和方法、进行营养和代谢支持的产品以及用来评价营养的指标，不断提高营养支持的效率。

6. 执行家庭营养支持计划 包括对患者进行教育和培训、制订出院后的营养支持计划、对患者进行随访和营养监测。

7. 开设营养门诊 提供营养咨询，治疗营养不良并对患者进行随访。

（五）营养支持小组工作中的注意事项

1. NST 不仅要精通业务，还要善于与专科医师、医院行政、医疗和药品管理、护理等部门进行合作，获得其对 NST 的理解、支持与帮助；

2. 制定明确的 NST 工作目标和任务，明确每个组员的工作职责，制定 NST 的工作纪律和考核制度；

3. NST 要有耐心，监督计划全程，而且要切合实际；

4. NST 应提供一周 7 天、每天 24 小时的营养支持和咨询服务；

5. NST 每天对住院患者进行随访、查房和监测；危重或特殊患者的医疗问题应与专科医师进行交流；及时在病历上记录病情变化、营养支持的情况和方案的调整；

6. 对每天的数据进行统计，包括每天肠内、肠外营养液的配制数，每个患者的营养支持配方和费用，会诊及查房监测的患者数，营养支持中出现的并发症等。目的不仅在于使 NST 了解自身的运作发展情况和进行科研统计，也是为了证明 NST 的医疗和经济价值。

三、营养支持小组的作用

对老年胃肠道疾病患者实施营养管理可改善营养状况，持续的营养管理对胃肠道疾病患者营养状况具有改善作用。主要原因在于：①规范化管理模式转变了常规营养管理在医院实施大多数营养治疗措施的缺陷，使患者在出院期间仍然可获得营养管理和治疗。患者住院期间按照营养支持路径进行管理，出院后对营养状况较好的患者进行定期门诊随访，同时利用手机智能 APP 等信息化平台给予持续营养状况追踪，与患者保持定期、规律的接触，有利于促使患者遵从营养医嘱和检验，并实现医生与患者及家属之间的及时反馈和互动沟通，便于尽早地发现患者存在的营养问题，给予营养教育等及时干预，从而有效改善胃肠道疾病患者的营养状况。②对营养风险筛查流程和内容进行规范化管理，为患者提供合理饮食计划，及时观察患者营养状况，并根据情况进行评估反馈和跟进记录，不仅可加强患者对自身营养状况的关注，促进患者进行主动、积极的自我管理，同时使营养管理方案更加科学与合理，从而达到营养管理的目标，改善老年胃肠道患者的营养状况。③由临床医师、护士、营养师等组成营养支持小组，各自负责营养风险筛查、营养支持计划制订、膳食供应与管理、宣传教育等营养管理方案内容，有利于规范患者的临床营养支持，充分发挥多学科协助在营养管理中的重要性，使患者的营养管理方案进一步完善，从而增强管理效果，促进患者营养状况的改善。

营养支持小组根据每名患者具体的营养状况，有针对性地设计了科学、合理的营养支持方案，如饮食建议、膳食配方、营养制剂使用等。虽然部分胃肠道疾病患者在治疗期间由于疾病及药物的毒副作用会出现恶心呕吐、乏力、食欲降低等症状，而使患者在治疗过程中的营养状况无明显改善，但随着 NST 的持续营养支持干预，让患者对机体营养状况的认识达到了一个新的高度，再加上各项营养支持措施的积极落实，有效提高患者对营养支持护理工作的依从性，所以患者治疗后的营养状况明显改善。

营养支持小组可以显著降低患者的总体住院费用：①识别和治疗营养不良，并由此而减少住院患者的并发症发生率和病死率，从而减少住院日和医疗开支；②严格掌握营养支持的指征，避免不必要的营养支持；③选择正确的营养支持方式，并决定何时结束营养支持或改变支持的方式，避免不合理的营养支持；④规范化的营养支持，减少肠内和肠外营养支持过程中的机械性和代谢性并发症的发生率；⑤通过应用安全规范及合理有效的营养支持，降低专业化营养支持的成本；⑥提供更高质量和性价比的肠内和肠外营养产品；⑦减少由于配方不合理造成的浪费；⑧选择合理的营养支持设备和仪器；⑨减少由于不合理的营养支持所造成的医疗纠纷；⑩选择合理有效的实验室检查，并予以监测。

综上所述，规范化营养支持小组管理模式为患者提供了个性化、连续性和规范化的营养管理，使患者在住院期间和家庭营养治疗期间均获得有效的管理，对改善老年胃肠道患者的营养状况具有较为理想的效果。

临床营养从业人员的教育培养、工作职责在许多发达国家已非常成熟，随着我国对营养工作的重视，应加强临床营养队伍的建设，在建立营养支持小组的同时，把营养与临床治疗紧密结合，为患者提供更多的饮食指导方案，改善和预防潜在疾病。

（孙　巍）

第八节　肠外肠内营养的护理

20 世纪 60 年代末，我国营养支持相继应用于临床，80 年代后期在临床被广泛推广。营养支持是指经口、肠道或肠外途径为老年患者提供较全面的营养素。目前临床上包括肠内营养（EN）和肠外营养（PN）。半个世纪以来，肠外与肠内营养的实施，成为许多患者治疗的重要手段之一，护士在其中承担了非常重要的角色。90 年代，南京总医院普外科组建了我国第一支临床营养护理团队，这标志着中国临床营养专职护士的正式出现。经过不断发展，临床营养护理已走上了专业化、规范化的发展道路，护士在营养护理工作中的职责主要包括观察和评估患者的营养支持效果、营养系统的维护、健康教育、营养护理研究和心理护理。

一、营养风险筛查

营养筛查是指应用量表化工具初步判断患者营养状态的过程，是确立营养不良诊断的第一步，主要包括营养风险筛查和营养不良筛查两大类。

20 世纪 70 年代以来，已经有 10 余种营养筛查及评定工具在临床得到了应用。MNA（MNA-SF）、NRS2002、SGA、和 MUST 是目前临床常用的定量化风险筛查和评定工具：①微型营养评定法（MNA）是公认的用于社区老年患者的营养不良筛查和评估工具，其简化量表（MNA-SF）也是临床上常用的筛查工具；②营养风险筛查工具（NRS2002），由 ESPEN 于 2003 年发表，可用于住院患者的营养风险筛查和评估；③主观全面评定法（SGA），由 ASPEN 制定并推荐用于多种疾病相关的营养不良风险筛查和评估；④营养不良通用筛查工具（MUST），主要用于社区人群的营养不良风险筛查。

营养风险筛查是一个快速而简单的过程，护理人员通过对患者的人体指标测量（体重、身高、腓肠肌围、近 3 个月体重丢失情况等）、整体评估（包括生活、心理、用药情况、疾病情况等）、膳食评估（包括食欲、每日摄食情况、摄食行为模式等）、主观评定（对自身健康及营养状况的评价）进行营养筛查，若发现患者出现营养风险或营养不良风险，可根据病情选择适宜的能量和营养物质、合适的营养支持途径，及时制定个体化、合理化营养支持方案，同时对有营养风险的患者加强饮食相关知识宣教，推荐增加一定的身体锻炼和活动量。

二、肠内营养护理技术

临床营养支持包括肠内营养与肠外营养两大方式，有效的肠内营养供给可促进肠道功能恢复，维持组织器官功能，增强免疫，减少细菌移位，从而改善患者症状、降低并发症发生率及死亡率，缩短住院时间。随着医学发展，肠内营养制剂的应用将成为疾病治疗的主要或次要方式。

（一）肠内营养液的配制和使用

肠内营养制剂是患者营养支持的重要组成部分，其应用可促进肠道黏膜的修复及功能的恢复，保持正常菌群的生长，避免细菌移位而导致各种感染；肠道功能正常情况下，营养物质经胃肠道进入机体，其吸收、代谢更符合生理特征，并能调节肝脏等器官的功能，避免功能障碍的发生。更显而易见的是，肠内营养制剂使用方便。

1. 肠内营养制剂的分类 肠内营养制剂根据剂型可分为粉剂、乳剂和混悬剂 3 类；按蛋白质的性质可分为氨基酸类制剂、短肽类制剂和整蛋白类制剂 3 类；根据化学结构可分为要素型与非要素型 2 类；根据用途可分为普通型和疾病特异型 2 类。

2. 肠内营养液的配制原则 肠内营养液除使用商品化的肠内营养制剂外，也可以自己选择合适的高能食谱，调制成匀浆。匀浆饮食可以牛奶为主，辅以鱼汤、菜汤等，或将新鲜鱼肉、牛奶、鸡蛋、米面、水果蔬类等食物，用多功能食物榨汁机加工成浆状。营养液污染是导致腹泻和肠内营养不耐受的常见原因之一。自制匀浆饮食需由专职人员在专用的无菌配制室配制，配制前应检查原料的质量，配制的容器也要彻底清洁，操作时严格执行无菌技术要求。营养粉剂需用注射用水溶解，经搅拌机搅拌均匀后，装入灭菌瓶中。自制匀浆肠内营养液必须现配现用，因故暂时未用的，可置于 4℃ 冰箱保存，不得超过 24 小时。营养液使用前应摇匀，并注意浓度、速度、剂量和温度。

（二）肠内营养导管的留置与维护

EN 的管饲途径分为两大类：①无创置管技术，主要指经鼻放置导管，根据病情需要，导管远端可放置在胃、十二指肠或空肠中；②有创置管技术，根据创伤大小，再分为微创（PEG 或放射条件下胃造口）和外科手术下的各类造口技术。其中，鼻胃管及鼻肠管可由经培训的护理人员放置。

1. 鼻胃 / 肠管留置技术

（1）鼻胃管：鼻胃管是最常使用的肠内营养途径，具有无创、简便、经济等优点。其缺点是鼻咽部刺激、溃疡形成、易脱出和吸入性肺炎等，对于仅需要 2 ~ 3 周的肠内营养，首选经鼻胃管饲。

鼻胃管的适应证：①短期（＜ 4 周）的肠内营养支持；②因精神或神经障碍所致的进食不足及因口咽、食管疾病不能进食的患者；③全肠外营养到肠内营养的过渡；④烧伤、某些消化系统疾病、接受放化疗的患者等。

鼻胃管的禁忌证：①存在不能进行肠内营养的疾病；②严重的胃排空障碍。

置管技术：评估患者需要置管的深度，协助患者取半卧位，液体石蜡润滑鼻胃管头端，自鼻腔缓慢插入，置入 15cm 左右时，嘱患者做吞咽动作，在患者吞咽时顺势将鼻胃管插入直至到达预设深度。检查口腔内有无盘旋，观察患者有无恶心、呕吐现象，妥善固定鼻胃管。确认置管成功的方法包括气过水声听诊法、X线检测、超声检测、pH值测定、二氧化碳监测等，建议多项检测方法联合使用。

（2）鼻肠管：是指经过食管和幽门，放置到十二指肠或空肠的营养管道。如果是头端放置到十二指肠，就叫鼻十二指肠管；如果是头端放置到空肠，就叫鼻空肠管。目前临床上应用的鼻肠管类型主要有螺旋形鼻肠管、液囊空肠管、三腔鼻肠管、重力头型鼻肠管这几种类型。临床上鼻肠管的置管方式有内镜下置管、X线下置管、B超引导下置管、电磁定位导航法及盲插法。前四种由于操作复杂，对操作人员要求高，费用昂贵，辐射大等因素，难以在临床中广泛开展。盲插鼻肠管由于操作简便、费用低、无辐射，常被临床人员作为放置鼻肠管的首选方式。

鼻肠管的适应证：①胃潴留，误吸风险高，胃动力差或鼻胃管喂养出现反流、肠道功能正常而胃功能受损的患者；②鼻饲管需要直接进入十二指肠或空肠的患者，如重症急性胰腺炎及近端胃肠道吻合术的患者。

鼻肠管的禁忌证：食管静脉曲张、食管出血、肠道吸收障碍、肠梗阻、肠蠕动障碍、急腹症患者或血流动力学不稳定患者。

盲插鼻肠管的置管方法：盲插鼻肠管是指在置管的过程中，不借助任何影像学检查器械将鼻肠管置入十二指肠或空肠的一项操作。盲插鼻肠管前一般要求患者禁食6～8小时，根据是否直接将鼻肠管的头端置入十二指肠或空肠，分为被动等待置入法和主动置入法。

1）被动等待置入法

置管方法：测量患者前额发际至剑突的长度，一般为45～55cm，在距鼻肠管头端的相应位置标记，这是第1个标记。在第一个标记往鼻肠管末端方向的25cm及50cm处分别做第2个、第3个标记。按照插胃管的方法将鼻肠管插到第1个标记处，确定在胃内后，将导丝退出约25cm，继续将鼻肠管插至第2个标记处，这时候将导丝完全退出。将外漏的鼻肠管悬空约40cm，再将管道固定在近耳垂处。让鼻肠管随着胃肠的蠕动通过幽门进入十二指肠或空肠，最后经X线显影确定头端的位置。被动等待置入法操作较简单，对患者刺激小，但是成功率低，鼻肠管头端到达十二指肠或空肠的时间较长。

2）主动置入法

置管方法：首先测量置管的长度，方法同被动置入法。按照留置胃管的方法将鼻肠管插到第一个标记处，确定在胃内后，不撤导丝，继续将导丝留在导管内。操作者持鼻肠管，随着患者吸气继续将鼻肠管缓慢往幽门方向送管，通过幽门插到十二指肠或空肠，送到目标长度 95～115cm。主动置入法耗时短，能将鼻肠管在短时间内置入十二指肠或空肠中，及时给患者提供肠内营养。该法成功率较高，但对操作者的技术要求较高。

在盲插鼻肠管过程中，使用促胃动力药、腹部按摩刺激胃起搏点法、电针法、侧卧位胃内注气法等方式促发胃蠕动，可加快鼻肠管通过幽门的时间，提高成功率。置管结束后，必须确定鼻肠管的头端在十二指肠或者空肠里，才能进行肠内营养。传统的方法有听诊法、回抽液形状分析法、pH 值分析法、负压试验法、腹部 X 线平片法等，近年来改进的方法有导丝回弹试验法、胃肠超声造影联合气体灌注等。临床上盲插鼻肠管结束后常常使用上述方法中的一种或者几种联合判断，最后再用金标准腹部 X 线平片确认。这样可以减少患者反复接受 X 线检查，也可以减少医护人员的工作量。

2. 肠内营养导管维护技术　肠内营养各种导管留置完毕后，均应妥善固定在相应皮肤部位。为避免发生堵管并确保导管长期正常使用，每次暂停输液时，用 20～40ml 无菌生理盐水或温开水冲洗管道。持续滴注时，每隔 2～4 小时冲洗导管 1 次。最好只用于肠内营养液输注，如需通过鼻胃/空肠管给患者喂药，在给药前后务必对管道进行冲洗（至少用 20ml 无菌生理盐水或温开水），以免堵管。每次更换肠内营养液或对导管是否处于正常位置有疑问时，可通过抽取内容物测定 pH 法确定导管末端的位置。肠内营养输注过程中，应加强巡视，避免管路打褶、脱出，保持管道通畅。

3. 肠内营养输注泵使用技术　在早期输注 EN 时应使用 EN 专用输注泵，营养液的输注是通过一个带有滴数计数器的蠕动泵或容量泵来实现的，输注泵的设计和功能因生产厂商而异，应按说明书的指示进行操作，特别是关于输液管的安装和预充盈。同时要定期维护，保持清洁，确保设备的正常工作。输注泵使用交流电，同时也配有备用电池，应注意使电池一直处于充满的状态。泵的型号和重量各不相同，有的可用于床边输注，有的可放在随身的背袋中。后者特别适用于想活动的患者。

以下情况应考虑使用喂养泵输注 EN：① EN 液较稠厚时，如高能量 / 高营养密度配方；②营养液直接进入十二指肠或空肠时；③营养液需在限定的时间内输完时；④防止短时间内输入过量的营养液，如高渗液体。由于喂养泵是专门为管饲而设计的，故使用者应接受培训。

4. 肠内营养的监测技术

（1）胃肠道耐受性监测：进行 EN 时，由于速度过快、配方不合理或污染等原因，可出现肠内营养不耐受，应注意监测。EN 常见的不耐受表现有腹胀、恶心、呕吐和腹泻。胃内喂养开始应定时监测胃残液量，放置鼻胃管的危重病患者胃底或胃体的允许潴留量应 ≤ 200ml/ 次，而胃肠造口管的允许潴留量应 ≤ 100ml/ 次。如发现残余量过多，说明胃的排空能力较差，应加强观察或暂停输注数小时或降低输注速度。

（2）代谢方面监测

1）监测出入量，特别是高龄、心功能和肾脏功能不全的患者；

2）监测肝肾功能和钾、钠、氯、钙、磷、镁等电解质水平。

（3）途径相关监测

1）导管位置，固定情况，有无断裂、渗漏，并定期更换；

2）导管相关敷料是否干净。

（4）营养监测

1）体重、肱三头肌皮褶厚度、人体成分等定期监测；

2）内脏蛋白水平，如白蛋白、前白蛋白等定期监测；

3）微量营养素、维生素和电解质的监测。

三、肠外营养的护理技术

肠外营养是经静脉为无法经胃肠道摄取或摄取营养物不能满足自身代谢需要的患者提供包括氨基酸、脂肪、碳水化合物、维生素及矿物质在内的营养素，以抑制分解代谢、促进合成代谢并维持结构蛋白的功能。所有营养素完全经肠外获得的营养支持方式称为全肠外营养（TPN）。经肠外途径提供部分营养素的营养支持方式称为部分肠外营养（PN），也称补充性肠外营养。

随着"全合一"输液系统的引入，肠外营养液的配制变得非常容易，目前被广泛应用，在不具备应用"全合一"的医院，短期经周围静脉应用PN，可采用固定配方的商品化双腔或三腔肠外营养输液袋。

（一）肠外营养混合液（"全合一"）的护理技术

老年患者的PN配方应根据机体代谢特点而定，能量和蛋白质供给总量应包括EN的摄入量，营养素尽可能选择对肝脏、肾脏等功能影响较少的制剂，并给予足量的必需营养物以满足机体代谢需要。

"全合一"也称全营养混合液（total nutrient admixture，TNA），是将患者所需的全部营养素混合后输注的方法，具有符合生理、促进机体蛋白质合成、降低单个营养素浓度和渗透压、减少肝肾等器官代谢负荷和减少代谢并发症等优点。PN混合液应现用现配，暂不用时应置于冰箱内冷藏，并在配制后24小时内输完。应合理安排静脉营养液与其他药物的输注顺序，避免将肠外营养液与不相容药物配伍。

（二）肠外营养输注途径的维护技术

适合的静脉通路是PN治疗发挥作用的重要保障，用于肠外营养输注的静脉置管途径分为外周静脉和中心静脉两种。

1. 外周静脉营养 经外周静脉肠外营养治疗（peripheral parenteral nutrition，PPN）的导管位于周围静脉，首选上肢静脉，是全肠外营养治疗及部分肠外营养治疗的方式之一。经外周静脉营养治疗适用于短期（15天以内）肠外营养治疗；所需能量、氮量不高的胃肠外补充营养；无法行中心静脉途径的肠外营养患者。PN营养液的渗透压应不超过900mOsm/L，以免对静脉造成损害。

（1）静脉选择：采用浅表静脉，尽量选择上肢静脉，由上肢远端逐渐向近心端推进。

（2）导管：在满足输液治疗的前提下，应选择质地较软、管径较细的导管。

（3）穿刺：护理人员可在病房内操作。将穿刺点消毒，按照护理操作规程进行穿刺、插管并固定套管。

操作时注意事项：①尽可能采用手背静脉，若穿刺失败再改用前臂静脉；②宜选择管径较粗的静脉，减少静脉炎等并发症发生；③选择静脉分叉处穿刺，避免插管时血管移动；④不宜选择紧靠动脉的静脉，避免形成动静脉瘘；⑤插管不要跨关节，防止插管时管路弯曲及移位；⑥尽量避免选用下肢静脉，容易引发组织损伤，导致血栓性静脉炎与溃疡。

2. 中心静脉营养 中心静脉导管主要分为经外周置入中心静脉导管（PICC）、经皮穿刺中心静脉置管（暂时性中心静脉置管，如经锁骨下静脉置管、经颈内静脉置管及经股静脉置管）和静脉输液港（永久性中心静脉导管）3 种形式。高渗透压（＞900mOsm/L）或需要长期接受肠外营养（＞14天）者建议通过中心静脉输注；经皮穿刺中心静脉置管适合危重症患者，首选锁骨下静脉途径，但使用时间建议不超过 30 天；经外周植入中心静脉导管（PICC）穿刺风险较低、感染并发症较少，应为老年患者肠外营养输注的主要途径。

（1）静脉选择：多选用上腔静脉，可穿刺锁骨上静脉、锁骨下静脉、颈内静脉、颈外静脉，将静脉导管送入上腔静脉，或切开这些静脉的属支插入导管，一般插入 13～15cm 即可达上腔静脉。当不能选用上腔静脉时，可采用下腔静脉。

（2）导管：硅胶管刺激性小、保留时间长，正常维护可用三个月甚至更长时间。必要时可用 X 线检查确认导管位置。

（3）穿刺：患者平卧，双肩后垂，头后仰 15°，使静脉充盈，头转向对侧。常规手术消毒，铺无菌巾。穿刺的 4 种途径：锁骨下静脉锁骨上入径；锁骨下静脉锁骨下入径；颈内静脉颈前下方入径；颈内静脉颈后方入径。

（4）导管护理：①导管进皮处保持干燥，定期更换敷料，每次给药和输液前确定导管是否通畅；②每班观察穿刺部位的情况，有无红肿及并发症，并及时处理；③每天输液时至少观察一次重力滴速，80 滴 / 分，如发现滴速减慢或不滴等情况及时查找原因，及时处理，及时报告；④静脉导管与输液器接头应牢固，并用无菌敷料包裹，防止导管脱落或污染；⑤按照无菌操作要求，每天更换输液管；⑥输液瓶进气管的前端应装有无菌过滤装置，使进入输液瓶的空气经过过滤；⑦防止管道扭曲、导管堵塞、输液瓶内气体进入输液管；⑧不可经肠外营养管道输血、抽血，测试中心静脉压及加压时应绝对细心，防止污染输液管道；⑨指导患者置管的上肢勿负重（举重、提重物、用力），避免剧烈运动，避免导管与水直接接触；⑩必要时用肝素抗凝；⑪拔管时应按无菌技术操作要求进行，并剪下导管尖端做细菌培养。

3. 肠外营养的监测技术　对接受肠外营养治疗患者进行全面、系统、持续地质量监控，及时发现有关并发症，尽早处理，防止产生严重后果。通过质量监控可了解肠外营养治疗效果并及时调整肠外营养配方，进一步提高肠外营养治疗效果。

（1）临床观察

1）严格、准确记录患者每天液体的出入量；

2）注意观察患者体温、脉搏、呼吸的变化，并及时记录；

3）在开始使用肠外营养治疗的前3天进行血糖监测。

（2）导管监测

导管皮肤出口有无红肿感染，导管接头有无裂损，导管是否扭曲或脱出。胸部X线检查导管是否置入正确部位。导管插入部位应每天进行局部皮肤严格消毒，发现导管引起感染，应将导管头剪下，进行细菌、真菌培养。

（3）营养评价

1）体重：体重改变可直接反映患者的营养状况，可每周测量1~2次。

2）人体测量：测量上臂围，即测量上臂中点周径，可反映全身骨骼肌蛋白含量的变化；测量肱三头肌皮褶厚度，可反映全身脂肪储量变化，每周测定1次。

4. 肠外营养的护理要点

（1）输注前需由护士双人核对患者身份、医嘱、药物及输注管道系统信息，悬挂肠外营养标识牌。肠外营养药液现配现用，室温24小时内输注完毕。

（2）严格遵守无菌操作原则，妥善处理血管通路的导管接头处；每24小时更换输注器和输注装置附件；每班观察局部皮肤，穿刺点有无红肿、破溃和脓性分泌物等，及时处理并记录；定时巡视，观察患者肠外营养输注过程中的反应，及时处理并记录。

（3）中心静脉导管堵管是持续24小时输注肠外营养液过程中的常见现象，容易造成非计划性拔管增加。对患者采取间隔8小时定时脉冲式冲管可有效降低堵管率，延长中心静脉导管使用时间，保证输液治疗顺利进行，进而利于减轻患者痛苦，促进疾病康复。

（4）为预防血糖异常，在肠外营养供给中，给予足量的外源性胰岛素，还要严格控制葡萄糖滴注速度和剂量，速度一般为 3 ~ 4mg/min，密切关注患者血糖，应用肠外营养措施 3 天内血糖监测 4 次 / 天，待血糖稳定后，每天监测 1 次；若患者出现口干、多尿等临床表现，降低输液速度并及时告知主治医生进行处理。对糖尿病患者或血糖控制不良的患者，则需要及时减少葡萄糖的输入。低血糖患者一般临床表现为心悸、焦虑、多汗、饥饿感重，甚至出现昏迷，为防止低血糖，应避免突然中断或减慢营养液的输注，及时调整外源性胰岛素输入量。

（5）对患者及家属进行相关知识的健康教育并记录。

四、肠外肠内营养治疗中的心理护理

心理护理应贯穿整个营养治疗的始终，患者由于营养方式和途径的改变，易产生悲观、焦虑和失落感。对清醒的患者，应耐心与之交流，告知营养治疗的重要性和必要性，耐心回答患者提出的问题，使其有一定的心理准备和适应时间，从而积极主动配合治疗及护理。向患者介绍营养治疗的优点及对治疗原发病的益处，必要时介绍治疗成功的典型病例，以增强患者的信心。在应用过程中应加强巡视，了解患者的主观感受，及时处理出现的问题，增加患者安全感。对长期应用营养治疗的患者，可向其介绍具体应用方法，使其掌握一定的应用技术，以便其参与实施过程。

（方　璐　冯婉婷）　227

第九节 消化内镜微创技术在营养支持中的应用

临床上对于无法经口进食的重症患者，除了针对病因的治疗，营养支持对患者健康恢复也起到重要作用。1858 年 Busch 首次报道肠内营养，目前肠内营养被作为营养支持的首选方法，日益受到临床医师的重视。据报道，当机体禁食超过 1 周，就会出现肠道黏膜的萎缩以及肠道屏障功能受损，早期进行肠内营养可以保护胃肠道黏膜的屏障功能，避免出现肠道细菌的移位，进而减少各种并发症。老年患者具有其特殊性，常常不能耐受外科手术，消化道疾病让患者不能得到充分的营养支持，管饲途径如鼻胃管、鼻空肠营养管、胃造瘘等能显著解决患者不能经口进食、吞咽困难而造成的营养不良问题。食管肿瘤、食管狭窄、贲门失弛缓、幽门狭窄等疾病患者虽能够经口进食，但食物潴留在食管内，也导致营养不良，随着消化内镜微创技术的不断发展解决了这一难题，让更多的患者受益，通过微创技术使患者营养支持得到保证，并有一部分患者在接受消化内镜微创治疗后能够经口进食，明显改善了生活质量。

一、经内镜留置鼻饲管技术

（一）鼻饲管的临床应用进展

鼻饲管是将胃管置入胃内，通过胃管将食物或药物注入胃内以维持患者的生理需求，此方法可以维持胃肠道黏膜屏障完整性，减少感染性等并发症，从而缩短住院时间，改善预后。目前鼻饲营养管主要有鼻胃管、鼻十二指肠管和鼻空肠管。对食管肿瘤、食管狭窄、食管术后和食管瘘等疾病患者，行常规置管方法难度高、成功率低。通过内镜辅助下置管是目前临床上较为常用的方法，其具有简单、直接、无创、成功率高等特点，明显优于 X 线下置入法和经鼻盲下法。借助消化内镜，先将导丝留置在胃内或空肠，沿导丝将鼻饲营养管推送至胃内或空肠，可以提高置管的成功率，并降低消化道出血、损伤和穿孔等并发症风险。

有严重吞咽功能障碍、抑郁、早中期痴呆患者，以及营养不良或者有营养不良风险的老年患者、失能老人、连续 3 天及以上不能经口进食的患者应选择鼻饲营养。接受肠内营养时间 < 4 周的患者建议使用鼻胃管，肠内营养时间 > 4 周的患者建议采取鼻肠管喂养。食管静脉曲张出血的患者 3 天内禁止鼻饲。

（二）鼻饲营养液和输注方式的选择

鼻饲的目标是为患者提供足够的能量、蛋白质和微量元素，维持或促进营养状态、功能和活动的康复、提高生活质量，降低病死率。2016 年鼻胃管喂养临床指南强烈推荐，胃肠道功能正常者首选整蛋白标准配方；膳食纤维可以减少管饲老年患者腹泻的发生，促进肠道蠕动；外伤或选择性上消化道手术的患者可选择含免疫调节剂（精氨酸、核苷酸、ω-3 脂肪酸）的鼻饲营养液；烧伤患者可采用添加谷氨酰胺的鼻饲营养液。根据营养管尖端所在的部位决定鼻饲营养管的输注方式，包括持续、周期、顿服和间断方式。持续性输注是住院患者的首选方式，特别适用于重症胰腺炎患者。周期性输注需要每天特殊时段喂养，患者多可经口进食。顿服输注适用于少食多餐的患者，需要在特定时间输注。间断输注类似于顿服，但不建议用于小肠途径。指南推荐，对于长期（2～3 周或更长）鼻饲患者、不能耐受间歇喂养患者、长期卧床老年患者、血糖波动较大患者、危重症患者及重大手术后患者，开始经鼻饲肠内营养时，营养液黏度较高需要严格控制输注速度时，或输注大剂量、高渗透压的营养液时，推荐使用营养泵。同时建议使用营养泵持续喂养时，速度从慢到快，即首日速度为 20～50ml/h，在患者耐受的情况下次日起每隔 8～12 小时可增加速度 10～20ml/h，逐渐加至 80～100ml/h，每日 12～24 小时内输注完毕，营养不良或代谢不稳定的患者应减慢速度。

（三）鼻饲管并发症的预防和处理策略

鼻饲营养产生胃潴留时，应严格检测胃残留量，建议鼻饲患者在开始喂养的第 1 个 48 小时内应每隔 4 小时检测胃残留量，达到喂养目标速度后每隔 6 ~ 8 小时检查胃残留量。若进行持续鼻饲，每隔 4 ~ 8 小时检查胃残留量；间歇鼻饲每次喂养前检查胃残留量。胃残留量 > 200ml 时，应立即进行仔细地床旁评估，结合腹部体格检查，观察有无恶心呕吐、腹胀，肠鸣音是否正常等，再调整鼻饲量，选择合适的喂养方法。建议胃残留量 > 200ml 时使用促胃肠动力药物，胃残留量持续 > 200ml 时推荐空肠喂养。鼻饲引起的腹泻推荐使用含纤维素的鼻饲营养液以降低腹泻发生率；推荐使用含益生菌的鼻饲营养制剂；对乳糖不耐受的患者，推荐无乳糖配方的鼻饲营养制剂。腹泻发生时，尽早查找腹泻原因、尽早治疗，并加强皮肤护理。患者在鼻饲期间同时服用其他药物尤其是抗生素，可能是导致腹泻的原因。鼻饲引起的便秘建议加强补充水分，选用含有膳食纤维的营养配方，必要时予以通便药物、低压灌肠或其他促进排便措施。当鼻饲出现上消化道出血，如血性胃内容物 < 100ml，建议继续全量全速或全量减速（20 ~ 50ml/h）喂养，每天检测胃内容物隐血试验 1 次，直至 2 次结果均正常；如血性胃内容物 ≥ 100ml，应暂停喂养，必要时改为肠外营养。存在再喂养综合征风险的患者，建议监测水、电解质及其他代谢参数的变化，并且在给予鼻饲营养开始前纠正过低的生化指标。此外，应评估鼻饲患者误吸的风险，并采取相关措施降低误吸风险。意识障碍患者或格拉斯哥昏迷评分 < 9 分以及老年患者，在鼻饲前翻身叩背、吸净呼吸道分泌物，可降低误吸发生率。误吸风险较高的患者，建议延长鼻胃管插入长度，保证胃管末端达到胃幽门后。接受机械通气的鼻饲患者，推荐采用间歇鼻饲以预防吸入性肺炎。

二、经皮内镜下胃造口技术

（一）经皮内镜下胃造口技术的发展

1980 年 Gauderer 和 Ponsky 首次报道了经皮内镜下胃造口术（PEG），之后该技术不断改进。传统的胃造口术并发症多，目前已被 PEG 取代。我国进入老龄化社会以来，高龄危重患者逐年增多，且病情复杂、治疗难度大，死亡风险高，生活质量差。经皮内镜下胃造瘘术作为一种新型的胃肠内营养途径，不依靠外科手术，以操作简便、快捷、安全、创伤小、便于护理、成功率高为特点，迅速在世界范围内广泛开展，已成为中 - 长期 EN 支持的首选方法。PEG 仅需在胃镜室或床边局麻下即可进行，耐受程度好，有效避免了长期留置胃管导致的上消化道黏膜糜烂、出血等并发症，并保留了食管下段、贲门抗反流功能，减少了胃食管反流和吸入性肺炎的发生。

（二）经皮内镜下胃造口技术要点

患者先采取左侧卧位，胃镜进入胃内后呈仰卧位，操作医生进行常规胃镜检查，排查是否存在胃静脉曲张、幽门梗阻等疾病。在胃体前壁注气使其扩张，将胃镜头端顶在胃体穿刺点，能通过皮肤观察到胃内光源，助手用手指压左上腹选择定位穿刺点，穿刺部位一般在左肋缘中点至脐连线的中上 1/3 交界处，胃内造瘘口位置一般在胃体接近胃角处，在穿刺点做标记后常规消毒，应用 0.2% 利多卡因逐层麻醉，在标记处切开至皮下，以套管穿刺针垂直进入胃腔内，撤出钢针，留置套管在胃腔内，将引导导丝通过套管进入胃内，经胃镜圈套器辅助将导丝拉出体外，将从胃内拉出的导丝同造瘘管头端的导线连接，将套管内另一端导丝往外拉，使造瘘管蕈状头贴近胃内造瘘口处，再次进镜观察，确保蕈状头与胃壁紧密贴合。将造瘘管固定于腹壁处，接上调节阀和接头，操作完成。术中需要注意监测脉搏、血压、血氧饱和度，保持气道通畅。

当标准内镜途径不可行时，经鼻胃镜下行 PEG 置管是头颈部肿瘤患者实现肠内营养支持治疗的可行且安全的方法。PEG 置管的成功率为 97% ~ 99%，在肿瘤患者中的成功率较低，为 90.5% ~ 93%，而在头颈部肿瘤患者中的成功率更低。当头颈部癌症患者口腔内高度狭窄时，PEG 管则不能通过传统的经口方法置入。文献报告显示，5% ~ 10% 的头颈部癌症患者由于口咽部狭窄不能进行经口 PEG 管置入，可以选择通过外科腹腔镜或通过鼻胃镜 t-PEG 管置入。应用鼻胃镜行 t-PEG 管置入，操作简便快捷、对患者创伤小且并发症少。鼻胃镜最初用于某些上消化道疾病的治疗，近年来也逐渐发展了一些诊断性应用。鼻胃镜较细，柔韧性较好，患者耐受性较好。此外，截至目前尚没有关于鼻胃镜相关并发症的报告。因此，选择应用鼻胃镜行 t-PEG 管置入是一种相对安全的方法。

（三）经皮内镜下胃造口的临床特点

一般来讲，只要预期患者的营养摄入不足超过 2~3 周，均应考虑行 PEG 营养。经皮内镜引导下胃造瘘术的适应证可分为三类。神经科疾病：吞咽反射损伤、意识障碍、痴呆、中枢损伤、中枢性麻痹。躯体疾病：耳鼻喉科肿瘤、上消化道肿瘤、面部创伤、上消化道和鼻咽部狭窄。营养不良：严重分解代谢性疾病、恶病质、放疗后发生的黏膜严重损伤、囊肿性纤维化、短肠综合征、多器官创伤。其并发症包括切口感染、渗漏、造瘘管堵塞、移位等，严重并发症如胃穿孔、胃结肠瘘、腹膜炎、消化道出血等，严重并发症主要与麻醉、误吸、喉痉挛、腹膜炎、心力衰竭等有关。

有研究表明，与 PEG 相比，鼻胃管管饲患者并发症（如溃疡、出血、脱位、堵塞）的发生率更高。临床研究显示，对重度颅脑损害、脑卒中等疾病患者进行内镜下经皮胃造瘘术 10~14 天后，患者血清白蛋白、血红蛋白、前白蛋白等营养指标均较治疗前明显改善，且改善情况优于鼻饲管肠内营养支持患者，免疫力更好，患者的淋巴细胞数量、免疫蛋白含量均明显上升。研究还发现，内镜下经皮胃造瘘术管饲通道直径更大，能够充分接受富含纤维素、蛋白质等营养物的匀浆食物，保证患者营养吸入均衡。此外，操作过程中在内镜下直视定点进行，有效减少消化道黏膜损伤，利于食物吸收与消化。根据文献记载，行 PEG 营养的患者中，有近 50% 的患者是良性神经系统疾病（如吞咽反射损伤、意识障碍、痴呆、中枢损伤、中枢性麻痹），不到 40% 的患者是恶性疾病（耳鼻喉肿瘤、上消化道肿瘤）所使用。

三、经皮内镜下空肠造口技术

（一）经皮内镜下空肠造口术的进展和应用

空肠造口是建立肠内营养通路的重要手段，外科手术建立空肠造瘘口已经有 100 年的历史。随着技术的进步，经皮内镜下空肠造口术已经成为主流，包括经皮内镜下胃/空肠造口术（percutaneous endoscopic gastrojejunostomy，PEG-J）和直接经皮内镜下空肠造口术（direct percutaneous endoscopic jejunostomy，DPEJ）。PEG-J 由 Ponsky 等于 1984 年首次报道，是建立在经皮内镜下胃造口术

（PEG）基础上的空肠置管技术，又被称为间接法经皮内镜下空肠造口，该方法首先需要完成 PEG，再经 PEG 管置导丝于胃腔，胃镜在胃腔内通过钳子抓住导丝和反复推送将导丝送入空肠，X 线定位后再沿导丝留置空肠营养管，亦可直接经 PEG 管置入空肠延长管，胃镜在胃腔内钳取推送，将延长管前端送入空肠。PEG-J 简单易行，技术成功率高，是目前最常用的非外科空肠造口方法。DPEJ 于 1987 年出现，其操作步骤与 PEG 基本相同，不同点在于造口位置在空肠而不是胃内。

（二）营养通路的选择策略

PEG-J 操作成功率可达 89.7% ~ 100%，失败原因主要是肠腔曲折狭窄或梗阻导致空肠延长管难以顺利推送入小肠内。由于空肠较柔软、管径小，置管成功后亦容易出现移位和堵塞。文献报道 PEG-J 术后两个月内空肠管返折的概率可达 30% ~ 40%，远期的移位率可达 53% ~ 84%，需内镜再次干预的比例为 38.8% ~ 75%。若 PEG-J 置管反复发生导管移位或反折，则应考虑行 DPEJ。大样本的研究报道显示，DPEJ 操作成功率为 68%，在借助双气囊小肠镜的辅助下成功率可达 90% ~ 100%。DPEJ 更多被认为是传统内镜失败时的补救措施。DPEJ 失败的主要原因是定位困难、无法获得有效穿刺点，以及胃流出道、小肠狭窄等，但其置管成功后的移位率为 5.4% ~ 16.9%，堵管率为 6.7% ~ 7%，再次干预率为 7% ~ 31%，均低于 PEG-J。

有报道提示，PEG-J／DPEJ 术后并发症与 PEG 大致相同，主要包括切口感染、导管移位、造口旁渗漏、导管堵塞、切口血肿、吸入性肺炎、胃肠道出血及腹膜炎等。现有资料提示，PEG-J 与 DPEJ 的造口旁渗漏、切口血肿、出血等近期并发症相当，但 DPEJ 远期并发症更少，导管通畅时间更长，发生导管移位显著低于 PEG-J。另外，DPEJ 置管不存在导管返折的问题，需再次干预的概率小，能更稳定地提供长期 EN 通路。

需要空肠造瘘长期 EN 途径的患者，选择何种空肠造口技术应根据其具体临床状况、自身条件、操作人员技术经验以及设备器材等多种因素综合考量，各种技术的联合应用对提高造口成功率具有重要意义。

四、内镜下微创治疗改善消化道疾病导致的营养不良

（一）消化道内支架技术

老年患者发生消化道良、恶性狭窄、梗阻、穿孔、瘘后，常常不能耐受手术，消化道支架作为一种消化内镜微创技术，起到机械扩张管腔、封闭瘘口、引流等作用。能够缓解患者痛苦，提高生活质量，改善患者营养状态。

治疗良性食管狭窄的支架包括三大类：覆膜自膨式金属支架、自膨式塑料支架和生物可降解支架。因为自膨式塑料支架发生移位、脱离的概率相对较高，已经被覆膜自膨式金属支架和生物可降解支架所替代，并且缓解率更高。覆膜自膨式金属支架、放射性支架和载药支架是治疗食管恶性狭窄的主要方法。覆膜自膨式金属支架能够显著改善梗阻症状。放射性支架同样起到对食管狭窄部位进行扩张的作用，因其含有放射性粒子，能够起到放射性治疗的作用，持续的低剂量放射治疗能够明显抑制肿瘤细胞的生长，不仅能够延长患者的生存期，还可以改善患者的营养状态及提高患者的生活质量。食管载药支架，与放射性支架类似，是具有支撑和抗肿瘤双重功能的新型支架，不仅具有缓解狭窄的功能，还能够持续释放药物，通过药膜在食管局部持续释放药物，可有效地预防和治疗由于支架刺激黏膜造成的炎症和再狭窄。

胃和十二指肠梗阻同样能引起患者进食困难，营养支持不能得到有效保证。胃癌、十二指肠肿瘤、胰腺肿瘤侵及十二指肠可出现消化道的梗阻，造成食物潴留，不能耐受手术的老年患者可以置入自膨式金属支架，改善梗阻症状，解决不能进食的问题，维持营养状态。Caglar 等报道称，对由于恶性胃或胰腺肿瘤引起的胃排出障碍或十二指肠梗阻且不适合手术的患者，置入自膨式金属支架是安全有效的方法，2011 年首次报道了成功使用自膨式金属支架对胃大部切除术后吻合口狭窄进行置入治疗的病例。患者症状得到持久的改善，尽管支架发生了移位，管腔持续开放的时间超过 2 个月，这使得消化道支架的临床应用效果再次得到肯定。

（二）经口内镜下气囊扩张技术（endoscopic pneumaticdilation，EPD）

食管术后吻合口狭窄或是贲门失弛缓症能够造成患者进食困难，导致营

养不良，严重影响患者的生活质量。食管气囊扩张术能够解决老年患者食管梗阻症状，准确对狭窄部位进行扩张，创伤小，操作比较容易，患者耐受程度好，可以多次进行治疗。气囊扩张术治疗是通过球囊的扩张能力对狭窄部位的黏膜肌层组织、瘢痕组织进行机械性破坏和撕裂，避免了外科手术带来的巨大创伤。在内镜下将导丝通过狭窄段，撤出内镜留置导丝，将气囊沿导丝推送至狭窄段，在X线下可以清晰看到气囊位置，到达指定位置后，将气囊充气进行扩张。文献报道其短期有效率为 60% ~ 80%，但长期疗效不佳。气囊扩张术后复发可以通过多次进行扩张解决吞咽困难的问题，复发主要原因是括约肌回缩和扩张后损伤部位的瘢痕组织形成。在多次扩张中，首次扩张的穿孔率最高，这可能与首次加压过快过高致食管壁撕裂，气囊尖端遇阻时划破变薄的食管下段及患者呕吐时间接增大的气囊压力有关。EPD 其他较少见的并发症包括黏膜撕裂、食管壁血肿及误吸。

（三）经口内镜下肌切开术

内镜下肌切开术（peroral endoscopic myotomy，POEM）治疗贲门失弛缓症最先由奥尔特加（Ortega）于 1980 年报道，2008 年首次用于贲门失弛缓症的治疗。我国于 2010 年开始在临床上使用 POEM，目前这项技术已经成为治疗贲门失弛缓症的主要手段。贲门失弛缓症是因为食管下括约肌松弛障碍造成的一种慢性特发性疾病，造成患者吞咽困难，食物潴留在食管内。长期吞咽困难、胸骨后疼痛和胃部不适造成患者营养不良，生活质量下降。经口内镜下肌切开术是借助消化内镜对食管括约肌进行切开，减轻贲门紧闭状态，食物能够顺利通过贲门，减轻食物潴留，改善生活质量。POEM 通过消化内镜微创技术进行食管下括约肌切开，这种方法的优点是无需皮肤切口即可进行括约肌切开，创伤小，并发症少，近期效果明显。POEM 通过消化内镜微创技术进行食管下括约肌切开，操作过程主要包括切开食管近端黏膜，分离黏膜下层建立黏膜下隧道，剥离并切开内环形肌，钛夹封闭黏膜隧道。最近一项前瞻性、国际多中心研究表明，行 POEM 治疗 3 个月后，97%的患者临床症状明显减轻；随访 1 年后，82% 的患者症状明显缓解。与腹腔镜下 Heller 肌切开术相比，POEM 能经胸段食管进行更深的肌切开，尤其适用于进展期的患者以及存在纤维化的患者，并且对迷走神经损伤的可能性更小。POEM 的主要并发症有气胸、反流性食管炎等，其远期疗效以及与传统治疗手段疗效的比较需要更进一步的研究。

经口内镜下幽门肌切开术（peroral endoscopic pyloromyotomy，G-POEM）是治疗胃瘫、幽门梗阻或狭窄的新技术，G-POEM 在技术上类似于内镜下黏膜剥离和肌切开术（POEM）治疗贲门失弛缓症，具有创伤小、恢复快、患者耐受程度高、成功率高的特点。

营养不良是高龄患者 36 个月死亡的重要危险因素。与肠外营养比较，肠内营养能够保持胃肠道的结构和功能完整性。肠内营养对老年患者尤为重要，肠内营养支持途径主要包括鼻胃管、鼻空肠管和胃肠造口术，消化道支架、EPD、POEM 和 G-POEM 是消化内镜的新技术，为患消化道梗阻导致进食困难者带来了福音。选择合理的肠内营养支持途径和内镜下治疗方法是提供良好营养支持的重要保证。

（王泽涛）

第十节　中外老年患者肠外肠内营养支持研究与进展

随着对机体代谢的深入研究和疾病治疗理念的更新，临床营养学逐渐成为一门为临床各学科服务的交叉学科，迅速发展。近几年来，国内外相关研究机构发布了多篇肠外肠内营养学相关指南和共识，涵盖了营养筛查与评估、肠内与肠外营养治疗实施，以及老年、肿瘤、危重症、围手术期患者等多个方面的营养支持。这些指南均是基于最新的循证医学成果，更好地服务于临床决策，极大促进了临床营养学的发展。

2020 年中华医学会肠外肠内营养学分会老年营养支持学组召集国内多学

科领域专家共同合作，总结国内外老年营养支持治疗领域的最新进展，形成 43 条推荐意见，作为我国老年医学领域营养支持的应用规范。下面针对临床中常见的内容进行介绍和解读。

一、确定营养治疗的能量与蛋白质目标

能量消耗有多种，如静息能量消耗（resting energy expenditure，REE）、基础能量消耗（BEE）、每日静息能量消耗（resting daily energy expenditure，RDEE）、每日总能量消耗（total daily energy expenditure，TDEE）等。准确估算人体能量需求是实施临床营养支持的首要条件。老年住院患者的能量需求测算有多种方式，其中静息能量消耗（REE）目前被认为是人体能量消耗测算的金标准。鉴于老年人 REE 存在较大的个体化差异，能量消耗应采用间接能量测定仪进行实时测定，而不能单纯使用公式进行估算或预测。

中国肠外肠内营养指南建议，一般老年人可将每 20～30kcal/kg 作为非蛋白能量的目标值，该能量摄入量能够改善患者的长期预后，减少病死率。欧洲 ESPEN 老年营养指南也认为，老年住院患者每日非蛋白能量应达到 20～30kcal/kg，具体的目标值取决于基础疾病严重程度；同时该指南建议，急症住院的老年患者能量摄入量通常难以达到其基础能量消耗，需要通过相应的营养干预措施进行纠正。欧盟主导的多国研究为寻求老年人最佳的蛋白质摄入量进行了广泛的循证分析，建议在安全和耐受允许的情况下，每日摄入 1.0～1.2g/kg 蛋白质；正常老年人建议摄入更多的蛋白质（≥ 1.2g/kg）；而患急性或慢性疾病的老年人则需要增加到每日 1.5g/kg 蛋白质。

中国老年人膳食指南认为，老年人摄入总脂肪量应占总能量的 20%～30%，老年患者长期应用优化脂肪酸配方的 EN 制剂，如含较高中链脂肪酸、ω-3 脂肪酸的制剂有助于改善脂代谢。而部分肠道吸收不良、严重胰腺外分泌不足或严重高脂血症患者，则可以考虑选择低脂肪比例的 EN 制剂（脂肪供能＜ 5%）。国内外多项研究和指南均认为，在 PN 配方中减少部分 ω-6 脂肪乳、增加药理剂量 ω-3 脂肪酸（如鱼油脂肪乳），可减少炎性因子水平，降低感染率、全身炎性反应综合征的发生率和住院时间。

多个指南同时指出在 EN 或 PN 配方中添加谷氨酰胺，可改善危重症和大手术后老年患者营养代谢，维持肠道屏障功能和免疫功能，减少肠道菌群移位和感染等严重并发症。

二、肠内营养治疗

老年患者在接受营养支持前，应纠正低血容量以及酸中毒、低钠、低钾等水、电解质及酸碱平衡紊乱等情况。根据患者年龄、营养风险、是否禁食、原发病及同一疾病的不同病程、是否伴随其他心脏、肺、肾脏疾病情况，选择合适的营养支持途径、适宜的能量和营养物质，制定个体化营养支持方案。在营养支持过程中应密切监测相关生化指标、评价营养支持效果及重要脏器的功能状态，及时调整营养支持方案。EN 是胃肠道功能正常的老年患者首选的营养支持手段，只有胃肠道不能耐受或无法进行 EN 时才考虑应用 PN。

关于肠内营养制剂的选择，国内外多个指南建议，高能量密度配方有利于实现老年患者营养的充足供给。但不同患者应根据具体情况选择不同配方的营养制剂。标准整蛋白配方适合大多数老年患者；氨基酸和短肽类的 EN 制剂适合少部分胃肠功能不全（如重症胰腺炎、胃肠道急性炎症等）的老年患者；乳清蛋白更能促进老年患者蛋白合成，减弱蛋白合成抵抗，提供更多的必需氨基酸，建议广泛应用；由于老年患者乳糖酶的分泌量减少，易出现乳糖不耐受，导致腹泻，故应选择不含乳糖的制剂；选用中链甘油三酯、单不饱和脂肪酸为主要脂肪来源，既可快速供能，又可减轻肝脏代谢负担，减少脂质过氧化，老年患者长期应用有益于降低心血管疾病发生的风险。

肠内营养根据使用途径不同又分为口服和管饲两种方式。不同营养途径的选择原则包括以下几方面：满足 EN 需要；置管方式尽量简单、方便；尽量减少对患者的损害；舒适和有利于长期带管。口服营养补充（ONS）是存在营养风险或营养不足、常规饮食不能满足机体需求（少于目标量的 60%）的老年患者首选的营养干预方式。ONS 的特点是简单、方便、价格低，大多数情况下建议 ONS 使用全营养制剂，包括 EN 制剂或特殊医学用途配方食品。ONS 既可以在饮食中代替部分食物，也可作为加餐，餐间分次口服被认为是 ONS 标准的营养干预疗法。

鼻胃管是 EN 治疗最常使用的管饲途径。仅需要 2~3 周 EN 的患者首选经鼻胃管饲；抬高患者头部和上半身 30°~45° 可以减少吸入性肺炎的发生；接受腹部大手术需要进行 EN 的患者，建议在术中放置空肠营养管或鼻胃管；当患者实施近端胃肠道吻合后，应将空肠营养管留置在吻合口远端，以减少对胃肠吻合口的影响，有利于早期实施 EN 治疗。

2016 年美国胃肠病学院发布了《住院患者营养治疗指南》。强调营养治疗的价值在于通过早期肠内营养的实施达到使患者临床结局获益的目的，旨在为住院患者提供最佳营养治疗方案。根据患者疾病严重程度和营养状况确定存在高营养风险的患者，在其无法维持正常自主进食时应尽早建立肠内途径并在入院 24~48 小时内启动 EN。启动 EN 时，首选经口或经鼻胃管喂养，在患者不耐受胃内喂养或存在误吸高风险时应改为幽门后或空肠喂养，预计 EN 时间超过 4 周的患者选择经皮造瘘。接受 EN 患者应当监测其误吸风险、耐受性、喂养量（根据占能量和蛋白质目标需要量的百分比而定）。

三、肠外营养治疗

全肠外营养（TPN）是胃肠道功能严重障碍的老年患者获得营养素和维持生命的唯一手段。补充性肠外营养是指 EN 不足时，部分能量和蛋白质需求由 PN 补充的混合营养支持治疗方式，其优点是在 EN 维护肠道屏障功能的基础上，通过 PN 满足患者对能量和蛋白质的需求，促进机体蛋白质合成，快速纠正营养不足或维持营养状态，以期达到改善临床结局的目标。

对于老年患者何时进行肠外营养治疗，中国肠外肠内营养指南建议，入院时营养状态正常的老年患者，肠内营养不能满足 60% 以上营养需求，建议 7 天后开始启动肠外营养治疗；合并中等程度以上营养不良的老年患者，入院后 72 小时仍不能恢复正常进食或通过 EN 途径难以获得足够营养素，应立即启动 PN 治疗。研究表明，部分营养状态良好的老年患者可以耐受一段时间（如 7 天）的营养摄入不足，鉴于 PN 的并发症较多，过早给予肠外营养可能因并发症而得不偿失。

2020 年中国肠外肠内营养指南指出，老年患者的 PN 配方应根据机体代谢特点而定，能量和蛋白质供给总量应包括 EN 的摄入量，营养素尽可能选择对肝肾等功能影响较少的制剂，并给予足量的必需营养素以满足机体代谢需要。"全合一"是将患者所需的全部营养素混合后输注的方法，具有符合生理、促进机体蛋白质合成、降低单个营养素浓度和渗透压、保护血管内皮、减少肝肾等器官代谢负荷和减少代谢并发症等优点。多个研究证实，与单个制剂输注相比，"全合一"模式可减少近 44% 肠外营养治疗相关不良事件。

老年患者在接受肠外营养治疗过程中可适量添加药理剂量的谷氨酰胺、维生素和多种微量元素制剂。谷氨酰胺是机体合成氨基酸、蛋白质、核酸和许多其他分子的前体物质，也是小肠黏膜细胞、淋巴细胞生长和修复的主要能量来源。因此在 PN 治疗中添加谷氨酰胺可维护肠道黏膜结构和功能的完整性，提高机体免疫功能，促进疾病的恢复。一项纳入 21 项随机对照试验研究的荟萃分析结果显示，抗氧化微营养素（抗氧化维生素和微量元素）可明显降低重症患者的总死亡率和感染并发症发生率，因此 PN 治疗的老年患者，应补充常规生理需要量的多种维生素。

四、重症患者的营养治疗

ESPEN 建议，由于 ICU 患者病情严重，临床上难以确定营养支持治疗对预后改善的单独效果，且 ICU 老年患者之间存在的巨大异质性也在一定程度上降低了指南推荐内容的有效性。目前临床营养支持治疗实践与指南之间存在着差距，并且许多研究也仅关注营养支持治疗某一方面或某些特殊方面的内容。指南推荐所有 ICU 老年住院患者，特别是住院时间超过 48 小时的患者，均应考虑实施营养支持治疗。在尚缺乏有效的特异性评估工具时，需对 ICU 患者进行全面临床评估以发现营养不良状态。出现下列情况时需早期使用肠内营养：①接受体外膜肺氧合（ECMO）治疗的患者；②创伤性脑损伤患者；③脑卒中（缺血性或出血性）患者；④脊髓损伤患者；⑤重症急性胰腺炎患者；⑥胃肠道术后患者；⑦腹主动脉术后患者；⑧无胃肠道损伤的腹部创伤患者；⑨接受神经 - 肌肉阻滞剂治疗的患者；⑩腹腔开放的患者；⑪无论是否存在肠鸣音的腹泻患者，除非怀疑其存在肠道缺血或梗阻。

2016 年 ASPEN 危重症患者营养支持治疗实施与评价指南指出，随着研究的深入，蛋白质或氨基酸的补充并不单纯局限于提供氮源，维持瘦体重，还包括参与形成机体代谢酶类、免疫球蛋白以及构成细胞骨架、运输体内物质等。指南建议除提供能量外，应连续评估蛋白质供给的充分性。蛋白质补充是否充足与患者临床预后密切相关。多项前瞻性观察研究显示，当给予蛋白质和热量均达到理想目标量时，患者病死率明显下降；但给予热量达标而蛋白质不足时，病死率并未下降。因此指南建议，危重症患者蛋白质供给应达到 1.2 ~ 2.0g /（kg·d）。

五、围手术期营养治疗

围手术期的老年患者是营养不良风险的高发人群，因此应进行常规的营养筛查和评估，快速识别围手术期患者的营养问题，并根据 ESPEN 指南推荐的方法进行营养干预，可有效降低患者的手术并发症发生风险和死亡率。国内外指南一致认为，营养状况良好或低度营养风险的老年患者，术前营养支持并无益处。同时指南建议，以下情况的老年住院患者手术后应接受营养支持治疗：术前存在重度营养不良并接受营养支持治疗的患者；术前已存在营养不良，但由于各种原因未进行营养支持的患者；严重创伤应激、预计术后超过 7 天不能正常进食的患者；术后出现严重并发症或其他原因导致长时间禁食的患者。

2017 年 ESPEN 外科临床营养指南从代谢和营养的角度指出，手术患者的围手术期处理应包括以下几个关键方面：营养治疗应全程贯穿于手术患者的围手术期管理；避免围手术期的长时间禁食；术后尽早恢复经口进食；如有营养不良风险应尽早开始营养治疗；尽量维持患者围手术期良好的代谢调节（如血糖调节）能力；降低手术造成的应激性分解代谢，减轻对胃肠道功能的影响；术后应尽量减少麻痹性药物的使用。指南推荐，对重度营养不良患者予以 7～14 天的术前营养支持，并酌情推迟手术时间。大部分患者没必要在术前一晚即开始禁食，没有特殊误吸风险的手术患者允许口服清流食至麻醉前 2 小时，进食固体食物至麻醉前 6 小时。术前一晚和术前 2 小时口服碳水化合物可减轻患者围手术期口渴等不适感，对实施大型手术患者有助于减轻术后胰岛素抵抗和缩短住院时间。术后尽量不中断经口进食，大部分患者可在术后数小时内恢复包括清流食在内的经口进食。指南推荐标准整蛋白营养配方，因自制匀浆膳食容易结块、堵塞管道且有感染风险，故不推荐使用。围手术期接受营养治疗且口服营养仍不能满足能量需求的患者，出院前应常规进行营养状态再评估，出院后继续给予膳食指导等营养治疗。研究发现，食管癌、胃癌、胰腺癌等肿瘤根治术后的大部分患者出院后仍有体重下降，应对这些患者给予膳食指导，并在出院后进行密切随访，评估其营养状态。

当机体处于应激状态时，蛋白质需要量显著升高，用于肝脏急性期蛋白质合成，这些合成的蛋白质将参与机体免疫调节和促进伤口愈合，因此需强化蛋白质摄入量。应激患者的蛋白质供给推荐经口服营养补充，建议 2～3 次 / 天，蛋白质 ≥ 18g / 次，可在标准整蛋白制剂基础上添加富含乳清蛋白的蛋白粉制剂。肿瘤患者也需要适量增加蛋白质摄入维持机体基础的合成代谢。

关于患者术前是否行肠外营养治疗及治疗时间，有研究结果表明，营养不良患者在接受胃肠手术前给予持续 7～14 天肠外营养的益处最大。为避免严重营养不良患者发生再喂养综合征等并发症，肠外营养能量应从少至多逐渐增加。重度营养不良患者术前进行 10～14 天的营养治疗是有益的，部分患者可延长至 4 周，营养不良的改善有利于减少手术风险及并发症。

六、家庭营养管理

家庭肠内营养（HEN）于 20 世纪 80 年代首次被提出，目前被认为是一种可靠和有效的营养干预措施。一项关于 HEN 成本和经济效益的系统评价结果提示，使用肠内营养制剂患者的住院费用和感染率较使用自备匀浆膳患者更低，而且多学科营养支持团队（NST）可能会降低总成本。

2019 年由 ESPEN 发布的《ESPEN 家庭肠内营养指南》主要针对与 HEN 实际应用相关的综合内容做出了 61 项相关推荐。其中主要涉及 HEN 使用指征及禁忌证、HEN 设备、HEN 相关产品推荐、HEN 的监测及终止、HEN 所需的必要条件 5 部分内容。该指南的发布预示着全球 HEN 快速发展的时代已经来临。指南罗列了一系列相对需要 HEN 治疗的疾病，包括神经系统疾病引起的吞咽障碍、恶性肿瘤阻塞、癌症恶病质、慢性阻塞性肺疾病、心脏病、慢性感染以及由于肝脏、胰腺或肠道疾病引起的吸收不良／消化不良等。以上疾病与我国老年人 HEN 指南中 HEN 适应证相似，均包含了因吞咽障碍、恶性肿瘤、消化道疾病引起的消化吸收障碍、COPD 等。除了明确适用人群，HEN 指南还指出，患者出院前如果存在营养不良风险，应考虑实施 HEN，可选择口服或管饲营养补充。

HEN 指南推荐，HEN 使用时间小于 4 周的患者可采用鼻饲管进行营养支持。当需要长期使用 HEN 时，推荐使用经皮内镜下胃造瘘（PEG）或经皮内镜下空肠造瘘（PEJ）。虽然研究提示 PEG 相较鼻饲管更有优势，如更少的导管脱落、更高的生活质量且能更好地维持患者营养状况等，但 PEG 在我国的临床应用仍远小于鼻饲管。出院患者如果还存在营养不良风险，应考虑实施 HEN，可选择口服营养补充和管饲。HEN 指南推荐，满足以下条件则可开始 HEN：喂养管放置在位；对肠内营养处方（体积和配方）耐受；患者和／或护理人员具有适当的知识和技能来管理 HEN。住院患者在出院前应该建立稳定的肠内营养计划，确定出院后可耐受配方及剂量。患者或护理人员应具备足够的独立完成有关管喂的基本能力，包括喂养相关设备的操作等。营养师应在住院期间随访监测患者且根据病情调整营养方案，在出院前将患者的营养方案调整到最佳，出院时患者通常已经对肠内营养完全耐受且达到目标能量（临床路径见图 3-1）。

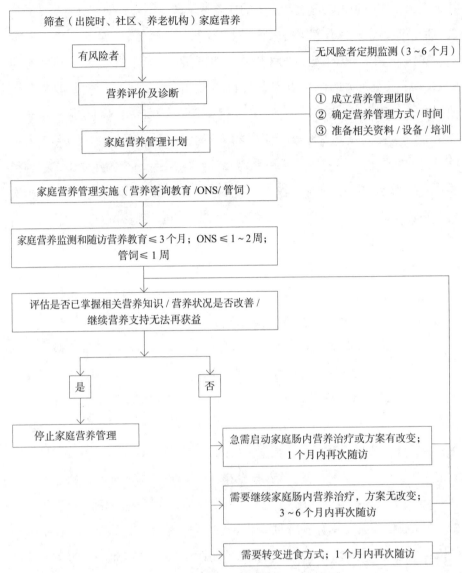

图 3-1　中国老年人群家庭营养管理临床路径

HEN 的推荐制剂（标准配方）为商品制剂，而非家庭自备匀浆膳。虽有文献报道，使用匀浆膳的患者有更高的耐受度和更少的胃肠道反应，但若比较两者营养效果，因为制作过程缺乏专业营养师的指导，匀浆膳通常很难达到能量的需求及营养均衡。有报道显示，将患者匀浆膳调整为商业肠内营养制剂后，患者重症监护室住院、肺炎、尿路感染和因贫血导致住院的比例均明显降低。

我国老年人 HEN 指南强调对患者进行综合性监测，包括营养效果及不良反应以及院外管理等。营养效果的监测内容包括体质量、人体成分、水化、肌力和肌功能、膳食摄入量、前白蛋白等。耐受度的监测主要包括管饲相关性并发症及呼吸、消化道耐受等。

指南推荐 HEN 的实施应在多学科 NST（医生、护士、营养师、药剂师）协调下实行标准化，这样既可以提高医疗质量，降低并发症的发生率，也可改善患者的生活质量及相关经济指标。HEN 的相关信息不仅要以口头形式交代，还应以书面或图片形式发放给患者。对使用 HEN 的患者及其家属进行出院前教育。对出院后管喂的患者进行一对一技能培养、电话随访及家访等管理方案后，可明显降低并发症的发生。

国外家庭营养管理已形成较完善的专业团队和实施体系。现有研究结果标明，老年人群接受多学科协作的家庭营养管理可显著降低再入院次数、缩短住院时间、缩短 ICU 时间、降低肺炎/呼吸衰竭/泌尿系统感染及贫血发生率，且能使平均住院费用显著降低；但尚无证据证明多学科家庭营养管理能减少并发症的发生。国外家庭肠内营养管理通常由接受过专科培训的多学科专业团队协同提供服务，包括医院营养管理团队、社区营养管理团队、营养公司护士和预算负责人。

我国家庭营养管理团队的理念起步晚，2003 年黎介寿院士最早提出要重视家庭营养管理团队建设。近年有学者报道了家庭营养管理服务，但多数是护理或营养师单独对患者进行延续性护理和营养服务，管理内容单一，缺乏多学科支持和专业性。仅个别研究采用多学科家庭肠内营养支持小组形式进行系统管理，对家庭营养支持护士进行培训与考核。有研究显示，对患者及其照护人员进行相关理论知识和技能培训能改善患者近期营养状况，但远期效果尚不清楚。总体来说，我国家庭营养管理团队的研究还较零散。

随着治疗理念的不断更新，人们对肠外肠内营养支持的认识越来越深入。国内外各个指南均强调应建立标准的临床营养诊疗流程，从营养筛查与评定、制订营养计划，到营养治疗实施、患者监测与再评估，最终继续或终止营养支持，但实际临床应用中流程的每个环节仍有诸多细节问题需进一步研究确定。

（姜　涛）

第
四
章

老年胃肠道疾病
临床营养治疗

第一节 老年食管、胃及十二指肠疾病的营养治疗

目前，我国已步入老龄化社会。调查显示，截至 2019 年年末，我国 60 周岁及以上的老年人已超过总人口的 18%（约 2.53 亿）。随着年龄的增长，老年人体内各个器官组织的功能都会有不同程度的衰退，患慢性非传染性疾病和营养缺乏疾病的风险也随之升高。因此，合理调整老年人饮食结构，增强老年人身体素质，防治各种老年常见疾病，延缓老年人体内各器官组织衰退进程，已成为首要任务。食管、胃及十二指肠疾病可导致相应消化功能的全部或部分受损，影响食物的消化和营养成分的吸收，易引起营养不良，进而导致患者其他器官功能受损，对身体健康存在着潜在的威胁。合理的营养治疗可减轻患者的胃肠负担、促进胃肠黏膜修复，加速疾病的康复，故营养治疗在食管、胃及十二指肠疾病的整体治疗中占据重要地位。老年人食管、胃及十二指肠疾病营养治疗总原则是遵循个体化原则，根据患者情况制定相应饮食方案，改善食物的质地，根据病情调整进食次数，调整某些营养素的含量，禁用或慎用某些食物（如冷硬、油炸食物等）。本节将具体介绍胃食管反流病、急慢性胃炎、消化性溃疡等几种常见食管、胃及十二指肠疾病的营养治疗原则。

一、老年胃食管反流病及其营养治疗

胃食管反流病（gastroesophageal reflux disease，GERD）是一种由胃十二指肠内容物反流入食管引起不适症状和 / 或并发症的疾病，根据是否导致食管黏膜糜烂、溃疡，分为反流性食管炎（reflux esophagitis，RE）和非糜烂性反流病（nonerosive reflux disease，NERD）。GERD 是一种常见的临床疾病，近年来我国 GERD 患病率呈逐年上升趋势。本节主要介绍老年胃食管反流病及其营养治疗方案。

（一）老年胃食管反流病

GERD 可发生于任何年龄段，但随着年龄增长其患病率也随之升高。由于老年人食管下括约肌（lower esophageal sphincter，LES）松弛，食管的抗反流能力减弱，胃内食物反流入食管的概率增加，而反流物易导致食管黏膜损伤，进而增加 GERD 的发生，导致患病率较高。此外，老年群体消化道功能减弱，机体抵抗力差，亦可导致 GERD 患病率增加，且此病可导致一些严重并发症（包括上消化道出血、吸入性肺炎等），严重威胁老年患者的生命健康及安全，故需及时接受治疗。

（二）营养治疗

GERD 的治疗应遵循个体化原则，总体治疗方案一般包括生活饮食及心理调理、药物及针灸治疗、胃镜下腔内治疗及腹腔镜抗反流手术治疗等。其中饮食和生活方式调整是治疗体系中重要的营养治疗方式之一，不仅可用于缓解轻度、间歇性的 GERD 症状，同时也可作为重要辅助手段，在中、重度和复杂 GERD 药物治疗和抗反流术后预防复发中起到关键作用。无论何种严重程度的 GERD、无论采取何种治疗方法，饮食生活的调理应贯穿始终。以饮食调整为主的营养治疗策略具体要点如下：

1. 合理调整饮食结构，保证除脂肪外所有营养素及热量充足。

2. 少食多餐，避免一次进食大量食物或进食过饱，尤其是晚餐。

3. 避免暴饮暴食，因其可导致胃酸分泌过多，同时可增加胃部压力；加餐时尽量采用干稀搭配原则，从而解决能量摄入不足的问题。

4. 适当选择能增加 LES 压力的食物（如脱脂牛奶等）；限制可降低 LES 压力的食物，如限制饮食中脂肪的摄入（包括含脂肪较高的全脂牛奶、巧克力及烤、烙、煎、炸的食物等），每日脂肪摄入量不超过 35g。

5. 禁用酸性食物如菠萝、番茄等；忌烟、酒，因其可降低 LES 张力，并破坏食管及胃黏膜的完整性；禁用含咖啡因的食物，以减少对食管及胃黏膜的刺激。

6. 慎用可降低 LES 压力的药物（如钙通道阻滞剂、地西泮、抗胆碱能药物、硝酸甘油、麻醉药物等）。

7. 避免餐后立即平卧、弯腰或用力扭腰，餐后避免穿过紧的衣物；可散步 30 分钟；睡前 2～3 小时内不宜进食，睡时可半卧位，将床头抬高 10～20cm。

8. 急性期为减少食物对食管的刺激，可根据饮食原则选用流质食物，包括米汤、烂粥、面片汤、面条汤等，尽量做到细、软、烂、无刺激性，随着病情的缓解可逐步过渡到低脂半流食和低脂普食。

9. 对消瘦或食欲下降的老年患者不应过度强调饮食控制。

禁用或慎用食物举例：巧克力、咖啡、浓茶、奶油、油炸食品、辛辣食物（如辣椒、胡椒、酒精制品等）、柠檬、橘子、番茄等。

二、老年胃炎及其营养治疗

胃炎是胃黏膜对胃内各种刺激因素的炎症反应，包括常见的急性胃炎、慢性胃炎和少见的特殊类型胃炎。本节主要介绍老年急性胃炎与慢性胃炎的营养治疗。

（一）老年急性胃炎

急性胃炎一般指各种病因引起的胃黏膜急性炎症，是一种临床常见疾病，包括急性糜烂出血性胃炎、急性幽门螺杆菌胃炎和除幽门螺杆菌以外的其他急性感染性胃炎，其致病因素较多，包括病毒、细菌、物理因素、化学因素等。

老年患者急性胃炎发作时可因腹痛、腹泻和恶心呕吐等症状使水和营养物质大量丢失，同时由于进食困难导致能量的摄入和吸收减少，进而出现多种营养素缺乏表现。急性胃炎发病时可导致胃黏膜损伤，使胃液分泌受到影响，胃黏膜的屏障作用和对食物的消化作用减弱，从而影响营养物质（包括维生素、蛋白质等）的消化吸收。故营养治疗在老年急性胃炎患者的治疗与康复过程中发挥着重要作用。

（二）老年急性胃炎的营养治疗

针对老年急性胃炎患者的营养治疗原则是严格限制刺激性食物的摄入，减轻食物对胃黏膜的损伤，缓解急性胃炎症状；保证充分摄入机体所需营养素，帮助胃黏膜修复；遵循个体化原则，根据患者身体状况及所需营养采取相应的营养治疗方法。

1. 腹痛剧烈、持续性呕吐或出血者 应禁食 24～48 小时，平卧休息，必要时给予肠外营养支持，纠正水及电解质紊乱。

2. 呕吐腹泻、失水量较多的老年患者 应积极补充水、能量及电解质，有利于毒素排泄，宜饮糖盐水；若有脱水、酸中毒者应及时给予肠外营养支持治疗（如静脉注射葡萄糖、生理盐水等）。

3. 胃炎急性发作期后 可进食清淡流质饮食（包括米汤、红枣汤、藕粉、薄面汤等）；症状明显好转后，可进食无刺激且易消化的少渣半流食（包括蒸蛋羹、大米粥、皮蛋肉末粥等）；症状再进一步好转时，可进食少渣饮食（包括米饭、鱼类、纤维细软的蔬菜、汤面、瘦肉等）。急性期患者能量及蛋白质摄入不足，进入恢复期的患者可增加优质蛋白质摄入量以保证机体的需要，促进胃黏膜修复。

4. 病情较轻的老年患者 可进流食，持续 1～3 天，每天少食（每餐量 200～300ml）多餐（5～7 餐），每天总量 1 200～1 800ml，以减轻胃肠负担。

5. 注意食物选择 食物的选择与摄入量随着患者症状及严重程度不同而变化，当伴有腹泻、腹胀、肠炎时，禁用含脂肪多或易产气的食物，如牛奶、豆浆、高脂食物等；禁食含粗纤维较多的食物和各种产酸、产气饮料及辛辣调味品，忌烟酒，防止机械性损伤和化学性损伤。

禁用或慎用食物举例：蔗糖、牛奶、豆奶及相关产品（伴肠炎腹泻者不宜选用）；浓茶、浓咖啡、碳酸饮料、粗纤维食物（如芹菜、韭菜、粗粮等）、刺激性食物或调味品（如辣椒、芥末、酒精等）等。

（三）老年慢性胃炎

慢性胃炎是指由多种病因引起的慢性胃黏膜炎症病变。随着年龄的增长，其患病率逐步增加。慢性胃炎一般分为两种类型：慢性浅表性胃炎及慢性萎缩性胃炎。慢性萎缩性胃炎的患者群体以老年人为主。

老年患者易患慢性萎缩性胃炎的主要原因：老年人胃黏膜出现退行性改变，且老年人幽门螺杆菌感染率较高，降低了胃黏膜的修复再生功能，使得炎症慢性化，上皮增殖异常及胃腺体萎缩。近年来，由于我国社会老龄化导致老年人的数量明显增加，故老年患者慢性萎缩性胃炎的患病率也随之升高。据统计，年龄每增长 10 岁，患病率平均上升 14% 以上。

（四）老年慢性胃炎的营养治疗

针对慢性胃炎的治疗主要为：包括根除幽门螺杆菌在内的病因治疗；抑制胃酸、缓解腹痛等对症治疗；癌前情况处理；患者教育等。研究发现，慢性胃炎患者多伴有不同程度的营养不良表现，可能原因包括以下几点：①慢性胃炎患者因长期食物摄入不足、消化能力下降而导致水与电解质发生紊乱。同时，胃黏膜损伤还会引起消化道出血，加速铁、铜等矿物质的丢失，从而可能出现贫血的临床表现。②慢性萎缩性胃炎患者由于胃酸缺乏，维生素 B_{12} 吸收不良，可导致恶性贫血。③慢性胃炎发病可见胃黏膜损伤，使胃液分泌受到影响，胃黏膜的屏障作用和对食物的消化作用减弱，从而影响蛋白质等营养物质的消化吸收。④慢性胃炎患者进食量下降，机体能量代谢长期处于负平衡状态，可能出现消瘦的表现。故近年来临床医生越来越关注老年人慢性胃炎的营养治疗。

对老年慢性胃炎患者进行药物治疗的同时可采取营养治疗方案，通过合理改善饮食结构，限制刺激性食物摄入，调整进食食物的成分、质地及餐次，减少食物引起的胃酸分泌及其对胃黏膜的刺激，帮助胃黏膜修复，缓解胃炎症状，防止慢性胃炎急性发作。慢性胃炎急性发作期应禁食水，可参照急性胃炎的营养治疗方案。进入间歇期后可按如下原则进行营养治疗：

1. 祛除病因。忌烟酒；忌咖啡、浓茶；禁食损伤胃黏膜的食物及药物等。

2. 应少食多餐、定时定量，避免暴饮暴食。减少膳食纤维的供给，进食易消化食物，吃饭时要细嚼慢咽，食物要加工得细、碎、软、烂。

3. 宜选择清淡、低脂食物。适当控制油腻食物（如肥肉、油炸食物等）的摄入；禁食生、冷、硬或过热食物；禁食刺激性食物（包括洋葱、大蒜、胡椒等）。

4. 保证蛋白质（尤其是优质蛋白质，如动物肝脏、鸡蛋、瘦肉等）摄入的比例，有利于修复胃黏膜的损伤；保证多种维生素的摄入，宜选择新鲜水果、蔬菜等富含维生素的食物。

5. 提供能量平衡膳食。保证膳食维持或促进机体健康的能量和各种营养素充足、均衡，老年慢性萎缩性胃炎患者需要注意补充维生素 C 和 B 族维生素，尤其是补充维生素 B_{12} 和叶酸。

6. 维持酸碱平衡。老年慢性浅表性胃炎患者，因其体内分泌了过多的胃酸，应禁食包括浓鸡汤、蘑菇汤在内的酸性食品，宜多用碱性食物（如含碱的馒头干等），以达到中和胃酸的目的。而老年慢性萎缩性胃炎患者，因其体内胃酸分泌减少，宜多食用酸性食物如酸奶、适量的糖醋食物、带酸味的水果等，以刺激胃液分泌，益于消化并改善食欲。

7. 并发腹胀、腹泻等症状时，应避免进食豆类、牛奶等能够引起胀气的食物，同时应减少蔗糖和水果蔬菜等含粗纤维较多的食物摄入。

8. 伴有缺铁性贫血或恶性贫血的老年慢性胃炎患者，其膳食应考虑增加蛋黄、猪肝、动物全血等富含血红素铁的食物，同时注意补充足量的水果、蔬菜。此外，由于某些氨基酸、单糖和维生素 C 可以促进铁的吸收，该类患者要注意补充其他氨基酸、单糖和维生素 C，也可给予注射用维生素 B_{12} 治疗。

禁用或慎用食品或调味品举例：辛辣食物（辣椒、洋葱、胡椒、芥末等）、含咖啡因食物（浓茶、浓咖啡等）、浓肉汤（胃酸分泌过多者不宜选用）、高脂食物（奶油、油炸 / 煎食物、肥肉等）。

三、老年消化性溃疡及其营养治疗

消化性溃疡（peptic ulcer，PU）指胃肠黏膜发生的炎性缺损，通常与胃液的胃酸和消化作用有关，主要包括胃溃疡（gastric ulcer，GU）和十二指肠溃疡（duodenal ulcer，DU）。据调查全世界约 10% 的人有消化性溃疡病史。DU 多见于青壮年，GU 多见于中老年人。近年来随着对乙酰氨基酚、阿司匹林、布洛芬等非甾体抗炎药（nonsteroidal antiinflammatory drugs，NSAIDs）在临床应用增多，老年消化性溃疡的发病率亦随之增高。本节主

253

要介绍老年消化性溃疡及其营养治疗。

（一）老年消化性溃疡

老年消化性溃疡患者特有的临床表现：普遍病程较长，多合并重要脏器（心脏、大脑、肺、肾脏等）不同程度的功能衰退，临床常以严重并发症（出血、穿孔、幽门梗阻等）为首发症状，且溃疡直径大、溃疡部位随年龄增长而上移。随着我国社会老龄化的发展且 NSAIDs 应用的增多，老年消化性溃疡的发病率明显增高。由于老年人器官组织功能出现一系列退行性改变（如对疾病的反应性低下、愈合能力差、并发症多且严重），使得消化性溃疡在发生发展过程中出现不典型的临床表现，从而影响治疗效果。有调查显示，70 岁以上消化性溃疡的老年患者死亡率高达 12%。

（二）营养治疗

消化性溃疡的治疗一般包括患者教育、药物治疗、内镜治疗及外科手术等，如今越来越多的临床医生关注营养治疗在消化性溃疡愈合及康复方面的作用。有研究显示，消化性溃疡的老年患者采取营养治疗方式可以促进疾病康复并显著提高生活质量。对患者进行营养指导可以使患者了解健康的饮食结构，有利于纠正不良饮食习惯，同时各阶段的饮食安排可以循序渐进地改善患者的营养状态，有利于促进疾病恢复。

消化性溃疡包括胃溃疡和十二指肠溃疡，虽然两者的症状、发生部位及临床表现各有不同，但营养治疗的原则和目的相同：缓解症状（如减轻由食物引起的胃黏膜损伤、减少并中和胃酸分泌等）；促进溃疡愈合；改善营养状况，纠正贫血；防治并发症。

具体方案如下：

1. 消化性溃疡急性发作期，当大便隐血阴性或弱阳性时，饮食治疗原则是少量多餐、少渣半流质饮食，可进食浓米汤、藕粉及蒸蛋羹等；亦可进食牛奶，因牛奶是液体，有预防溃疡形成和促进溃疡愈合的作用。恢复期应进食软饭。

2. 禁食辛辣食物等刺激性食物，包括芥末、烈酒、咖喱等；禁食粗粮、芹菜、雪菜、竹笋、韭菜等含膳食纤维多的粗糙食物。

3. 禁食生葱、生蒜、生萝卜、蒜苗等易产气食物；禁食土豆、红薯、甜点、糖醋食品等酸性食物；禁食干果、冷拌菜、冷饮等冷硬食物。

4. 养成良好的用餐习惯，定时定量，每日 5～7 餐为宜，既可以保证营养素的摄入，又能减少胃酸对溃疡面的刺激，促进黏膜修复，有利于疾病愈合。进食鱼肉、蛋类、豆浆等易消化且营养价值高的食物。

5. 少盐饮食（每日摄入不宜超过 6g），减少胃酸的分泌，控制高盐食品的摄入（如咸菜、酱等）；消化性溃疡急性发作期食盐摄入量每日不应超过 5g。

6. 食用富含多种维生素的食物，如新鲜蔬菜、水果等。

7. 三大营养素比例供给适当。蛋白质应适量，按 1g/（kg·d）供给，因其虽可中和胃酸，但其在胃内消化的过程中又可促进胃酸分泌；脂肪（包括植物油）每天可供给 60～70g（占总能量 25%～30%）；碳水化合物每天可供给 300～350g（占总能量 55%～60%），其既不刺激也不抑制胃酸分泌；主食应以面食为主，选择面条、馄饨等易消化食物。不宜食用蔗糖、甜点，其易胀气且促进胃酸分泌。

8. 尽量避免采用油煎炸、冷拌、醋熘、爆炒等方法烹饪食物，尽量选用蒸、煮、焖、软烧等方法烹饪食物。

9. 老年十二指肠溃疡患者，为减少饥饿性疼痛并保证睡眠，睡前可加餐。

10. 并发症的营养治疗

（1）出血：呕血患者应禁食，并采用肠外营养支持治疗；无呕血症状患者，一般不禁食。若患者不伴恶心、呕吐症状和休克表现，可给予温凉的流食如冷牛奶、冷米汤等，可中和胃酸，利于止血。每日进餐 6～7 次，每次 100～150ml。

（2）幽门梗阻：合并幽门梗阻的患者可出现恶心、呕吐、腹痛、腹胀等症状。当患者出现完全梗阻时，建议禁食的同时给予肠外营养支持治疗；经胃肠减压治疗后症状有所改善的梗阻初期或不完全梗阻患者可进食米汤、清面汤等清流食，禁食牛奶、豆浆、豆奶等产气的流食；待梗阻缓解后，可根据患者状态及症状逐渐调整饮食种类和数量。

（3）急性穿孔：急性穿孔是消化性溃疡的严重并发症，应禁食并采用肠外营养支持治疗，必要时手术治疗。

禁用或慎用食物举例：各类油炸食品等高脂食物、纤维素含量较高或易产气蔬菜（包括生萝卜、竹笋、芥蓝等）、刺激性食物或调味品、咖啡、可可、浓茶、各种酒精类制品、粗粮（包括玉米、高粱米、小米、糙米等）、酸性食物及饮料、水果（包括草莓、菠萝、山楂等）等。

老年人由于消化功能衰退，影响了机体对食物的消化和吸收。此外胃扩张能力减弱，导致胃排空速度减慢，因此合并食管、胃及十二指肠疾病的老年患者容易出现不同程度的营养不良。营养不良不仅会对各个器官功能产生影响，还会增加感染等并发症的发生率，延缓疾病的康复。营养治疗在老年患者食管、胃及十二指肠疾病治疗过程中的作用不可忽视。因此，掌握营养治疗的适应证、营养物质供给的方法等，对减少老年患者痛苦、促进其康复，具有重要的意义。

食管、胃及十二指肠疾病老年患者的营养治疗原则：①制定合理的膳食制度：少食多餐，清淡为主；避免暴饮暴食，维持正常 BMI 值，避免过度肥胖；总能量摄入需平衡。②选择合理的食物搭配：注重多样化饮食，蛋白质的摄入需充足，宜选择优质蛋白质（如奶类、豆类及鱼类等）；多食富含维生素的新鲜蔬菜水果，选择含 β- 胡萝卜素、维生素 C、维生素 E 和硒等抗氧化营养素的食物，多食膳食纤维；注意食物搭配（如粗细粮搭配、荤素搭配等）。③合理的加工与烹调：饮食尽量做到清淡少盐、易消化，多采用蒸、煮等烹调方式；禁食油炸、腌制、烟熏食物。④养成良好的膳食习惯：不暴饮暴食；饭后适当进行体力活动或运动。

总之，对老年食管、胃及十二指肠疾病的营养治疗，最重要的是注意营养平衡。老年人由于各器官组织功能减退，代偿能力相对较弱，营养物质的摄入应适量，既不能过多，也不能太少。同时，鉴于老年患者基础疾病较多且病情复杂，无论肠外营养治疗还是肠内营养治疗，均应遵循个性化原则，应根据老年患者的个体特点，采取个性化的营养支持治疗和护理措施，以减少营养治疗的并发症，促进康复。

（尚国印）

第二节 老年炎症性肠病患者的营养治疗

炎症性肠病（inflammatory bowel disease，IBD）是全球公认的难治性疾病，表现为难以达到临床治愈（黏膜愈合）、复发以及爆发性加重、癌变，治疗效果、肠外表现及代谢紊乱个体差异较大，包括溃疡性结肠炎（ulcerative clitis，UC）和克罗恩病（Crohn's disease，CD）。老年人作为特殊群体，其个体功能及代谢均处于紊乱下降的特殊时期。因此老年炎症性肠病的诊断与治疗需要引起特殊的重视。在遵循常规炎症性肠病的治疗指南基础上，需要针对老年人疾病特点给予个体化治疗。

一、老年炎症性肠病的定义及流行病学

老年炎症性肠病患者被定义为 ≥ 60 岁的患者，其中包括两组不同的老年 IBD 患者，即年轻时就被诊断为 IBD 的个体，以及晚期被诊断为 IBD 的个体。这两组患者对 IBD 治疗的耐受性和反应性是有差异的，这会影响疾病管理和治疗方案，需要引起临床医生的关注。

随着人口老龄化和 IBD 总体流行率上升，老年人 IBD 发病率正在上升。老年人 UC 比 CD 更常见，老年男性的患病率高于女性。全球 IBD 发病率因地区而异，通常发展中国家低于发达国家。我国 IBD 发病分布亦存在地域差异，南方 CD 发病率高于北方，而北方以 UC 发病者居多。在亚洲，约 15% 新确诊 IBD 病例的年龄 > 60 岁。迄今为止最大的老年 IBD 患者队列，诊断时 ≥ 60 岁者分别占所有 CD 和 UC 病例的 1/20 和 1/8。IBD 发病率在 60 岁以后每隔十年下降一些，其中 25% 的患者被诊断时超过 70 岁，10% 的患者

被诊断时超过 80 岁。尽管成人 IBD 的发病率和患病率在一些发达国家可能稳定，但在亚洲和欧洲部分地区，各个年龄段的发病率均在增加，需要引起重视。

二、老年炎症性肠病的疾病特点

老年 IBD 患者因合并较多其他基础疾病，且同时应用多种药物，因此相应的诊断和管理更具挑战性，主要包括以下几点：①老年 CD 或 UC 的诊断比年轻患者明显延迟，这与其临床症状不典型，同时可能存在其他合并症及多药治疗有关；②老年 CD 或 UC 需与其他许多疾病相鉴别，如缺血性结肠炎、传染病、药物不良反应（非甾体类抗炎药、抗凝药、抗血小板药、化疗药等）、憩室炎、放射性结肠炎和镜下结肠炎；③因患者年龄较大，进行侵入性诊断（如结肠镜检查）具有一定风险，因此易延误诊断。

（一）患病率及死亡率高

老年 IBD 的特征是结肠疾病占优势，肠外表现的发生频率较低，但与年轻患者相比，首次 IBD 发作可能更为严重。住院的老年 IBD 患者发生严重营养不良、贫血和血容量不足的风险较高，同时血栓栓塞并发症的发生率增加。由于合并症、多药治疗和抵抗力降低，老年 IBD 住院患者的病死率逐年增加。与年轻的 IBD 患者相比，遗传因素对老年 IBD 发病机制的影响较小，而营养不良和免疫系统失调起着更为重要的作用。尽管目前对克罗恩病和溃疡性结肠炎有多种针对性的药物治疗方案和外科治疗策略，但疗效和安全性评估通常排除了年龄较大的受试者，这使临床医生在治疗的选择上受到限制。

（二）监测及评估困难

老年 IBD 患者的疾病监测较为困难。由于重复内镜评估往往不可行，通常仅能依靠具有炎性活性的非侵入性标记物进行评估，如粪便钙卫蛋白或 C 反应蛋白。重复进行计算机断层扫描或磁共振成像具有一定的难度，而且在许多情况下是禁忌的。因为相当大比例的老年患者有肾功能不全或有这种并发症的风险较高，无法使用静脉内造影剂。另外由于老年人多病共存，经常伴发诸如全髋关节或膝关节置换、心脏起搏器植入等病情，MR 成像的应用受到限制。因此，在老年人中使用腹部超声评估胃肠道形态异常更为普遍。

老年 IBD 患者由于其独特的临床特征，应结合当前治疗指南进行个体化治疗，同时非药物治疗也被提升到非常重要的地位。由于 IBD 和老年人都是营养缺乏的独立危险因素，因此适当的营养支持治疗应成为治疗方法的重要组成部分。越来越多的证据表明，与较年轻的 UC 或 CD 患者相比，老年 IBD 患者的临床过程和治疗方法存在多种差异，非药物和非手术干预的重要性更高。

三、老年炎症性肠病的药物治疗特点

药物治疗的剂量和疗程通常遵循年轻 IBD 患者的方案。由于既往的临床试验中老年人群的数据缺乏代表性，且相应的安全性数据欠缺，临床医生在选择治疗方案时会面临很多困难，需更多地考虑感染、皮肤癌、淋巴瘤、新陈代谢以及心血管副作用等问题。

（一）用药种类的差别

据研究统计，与年轻患者相比，老年克罗恩病患者基线抗肿瘤坏死因子 α 使用率较低，类固醇使用率较低，氨基水杨酸盐使用率较高；老年溃疡性结肠炎患者抗肿瘤坏死因子使用率相似，类固醇使用率较低，氨基水杨酸盐使用率较高。

（二）常规药物的风险

老年炎症性肠病的药物治疗可能会影响癌症发生风险。研究发现，结肠受累的 CD 患者患结直肠癌的风险增加；此外，CD 患者患血液病、皮肤鳞状细胞癌和全身癌症的风险增加。其次，在 CD 和 UC 患者的药物分析中，长期免疫抑制暴露（> 12 个月）与血液病、非霍奇金淋巴瘤、鳞癌和整体癌症的风险增加相关，这种风险的增加主要归因于硫唑嘌呤的使用。长期接触免疫抑制剂的 IBD 患者被认为具有更高的癌症发生风险，IBD 指南中提出患者进行皮肤癌筛查的建议。老年 IBD 患者的治疗药物中，许多药物的使用受到限制，如皮质类固醇类药物具有骨骼方面的副作用；有相互作用风险的

药物（如硫唑嘌呤与别嘌呤醇、美沙拉嗪与抗凝剂）；有禁忌证的药物（如禁忌证为肾功能不全、严重充血性心力衰竭的药物）；抗肿瘤坏死因子α不良事件发生率较高（如严重感染、糖尿病、高血压、精神障碍等）；尚未对老年 IBD 患者免疫抑制分子和生物制剂的安全性进行研究的药物（托法替尼等）。

四、老年炎症性肠病患者的营养特点

（一）营养评估

对老年炎症性肠病患者，营养支持的作用非常突出。衰老本身会增加营养不良的风险，美国肠内和肠外营养学会（ASPEN）和欧洲肠内和肠外营养学会（ESPEN）都建议对所有老年患者的营养状况进行强制性评估。微型营养评估（MNA）被认为是最合适的工具。加之 IBD 与营养不良风险增加独立相关，因此建议对所有老年 IBD 患者常规进行营养评估。流行病学数据显示，65%～75% 的 CD 患者和 18%～62% 的 UC 患者存在营养缺乏。另有研究表明，低体重只是反映 IBD 营养不良的指标之一，临床医生还需要考虑其他参数，包括铁、钙、硒、维生素 D 和 / 或维生素 K 的缺乏；脂肪和肌肉质量之间的关系；微量元素和宏观营养素的浓度；近期体重或疾病活动的变化等。

（二）老年人营养不良的病因

老年人营养不良的病因是多方面的，首先存在多种与体重减轻和营养缺乏相关的基础疾病，如癌症、肺部疾病（慢性阻塞性肺疾病）、糖尿病、脑血管疾病、神经系统疾病以及胃肠道疾病。这些疾病的许多特征是分解代谢增加、食欲不振和吞咽困难。多重用药和多病共存以及更高的住院率是造成营养不良的原因之一。另一个重要的问题是，不良的口腔健康和牙齿状况导致咀嚼困难、口腔干燥，这可能会导致食物摄入量减少。此外，抑郁、焦虑、痴呆以及许多其他神经精神因素可导致非预期的体重减轻和营养缺乏。营养不良的发生也与许多社会因素相关，如贫困、孤独、寂寞、无法购物或做饭、继发性认知障碍和 / 或身体残疾等。尽管衰老本身并不总是与营养不良有关，但有几种生理现象会增加体重下降的风险，如老年人的胃容量减少和胃松弛受损；老年人味蕾数量的减少以及伴随的嗅觉不敏感；低生长素释放肽浓度导致的进食后早饱等。

（三）IBD 患者营养不良的病因

IBD 患者营养不良的病因很复杂，包括疾病相关因素和治疗相关因素：①摄入减少：食物摄入减少是主要原因之一，这可能与 IBD 的症状有关，如恶心、呕吐、腹痛、腹泻、发热或疲劳。其次，住院期间不适当的食物摄入量也增加了营养不良的风险。②代谢增加：疾病活动本身会产生多种促炎性细胞因子，诱导分解代谢过程并促进能量消耗增加，从而导致营养不良。③吸收障碍：由于肠壁损伤、上皮完整性丧失、细菌过度生长和肠蠕动增加，肠胃的吸收功能也受到损害。④药物因素：如免疫抑制剂（硫嘌呤、甲氨蝶呤）会改变食欲，导致食物摄入减少。⑤手术因素：尽管肠道具有很高的代偿潜力，但多次手术切除仍限制了胃肠道表面营养物质的吸收。

五、老年炎症性肠病患者的营养治疗

综合老年 IBD 患者独立的疾病特点及营养特点，以及常规疾病监测及药物治疗的受限性，营养治疗对家庭饮食规范在疾病整体治疗调控中显得尤为重要。患者应通过均衡饮食来满足能量需求，膳食中应含有丰富的碳水化合物、蛋白质和脂肪，富含蔬菜和水果，避免食用高度加工的食品，应特别注意适当摄入铁和维生素 D。在任何情况下，都应进行高度个性化的建议，根据具体的临床情况调整营养需求。

（一）总体能量的需要

针对老年 IBD 患者的生理消耗特点，应对蛋白质、维生素 D 和水的消耗量给出特别建议。为了维持肌肉质量，每天蛋白质需求为 $1.0 \sim 1.2 g/kg$。每天应补充 $800 \sim 2\,000 IU$ 的维生素 D_3。成人应饮水 $30 \sim 35 ml/kg$（至少 $1\,500 ml/d$）。由于老年人脱水的风险增加，因此每日耗水量的建议应更精确。此外，老年人属于维生素 B_{12} 缺乏症人群，维生素 B_{12} 的日常饮食来源是动物产品，包括鱼、肉、家禽、鸡蛋、牛奶和奶制品。维生素 B_{12} 通常不存在于植物性食物中。膳食指南建议老年人的维生素 B_{12} 需求量为 2.4μg/d。如果 IBD 对于活动期,尤其是由于 CD 狭窄而导致严重腹泻和腹痛的患者,建议避免大量摄入纤维和乳糖,以防止细菌过度生长而减少肠蠕动次数。根据 ESPEN 的建议,在 IBD 加重的情况下,除了常规饮食,还应考虑应用口服营养补充剂(ONS)治疗营养不足。ONS 在相对少量的产品中包含大量的必需微量元素。ONS 也分为两类:标准 ONS,包含不同营养化合物的比例(正常口服饮食所特有的比例);特定 ONS,对某些特定患者群体的特殊组成,如针对痛风、高血脂的患者,ONS 可以不含乳糖、嘌呤或胆固醇等。

(二)营养要素的需求

1. 维生素与微量元素 IBD 患者,尤其是 CD 患者,多缺乏维生素 D。维生素 D 是通过其受体(VDR)作用调节炎症、免疫反应和抑癌的重要因子。同样,锌也是必不可少的微量营养素,锌缺乏可能与慢性腹泻或瘘管引流引起的胃肠道分泌物大量流失有关,是参与伤口愈合、细胞免疫和生长的辅酶因子。IBD 患者中锌缺乏症的患病率为 15%~40%。血清锌水平低还与 CD 患者住院、手术或其他并发症有关。据研究,血清锌水平低的溃疡性结肠炎患者住院率增加,同时其并发症也有增加的趋势。血清锌水平的准确性一直受到质疑,因为急性疾病会降低锌血浆水平并将锌转移到肝脏中储存,尽管有此限制,血清锌水平仍具有临床价值。IBD 患者的锌水平正常化与疾病转归改善有关。IBD 患者其他常见的维生素与微量元素缺乏,包括维生素 B_1、维生素 B_6、维生素 B_{12}、维生素 K、叶酸、硒和铁。典型的西方饮食中缺乏微量营养素,如硒和叶酸,影响 DNA 甲基化,从而促进促炎现象,并可能增加大肠癌的易感性。IBD 的实验模型表明,补充硒可通过对炎症关键基因的表达进行干扰从而防止组织损伤。考虑到上述证据,目前向老年 IBD 患者推荐含有微量元素的复合维生素,尤其是饮食受限的老年 IBD 患者。建议每年测量一次维生素水平,并根据结果补充缺乏的微量元素或维生素。

2. 蛋白质和膳食纤维 高蛋白摄入量与 IBD 风险增加有关。IBD 风险与肉类或鱼类摄入有关,但与鸡蛋或乳制品无关。膳食纤维是植物性碳水化合物,人体无法消化,但却是微生物获得能量的主要来源。许多食物都含有大量的膳食纤维，如水果、蔬菜、豆类、面包和谷物。现代生活中的低纤维饮食，会导致人体肠道微生物多样性和有益代谢物的大量降低。短链脂肪酸被认为是膳食纤维的主要微生物代谢物之一，可以提高肠道黏膜免疫力，也是肝脏的能量来源。因此，维持健康和微生物多样性，应合理地补充膳食纤维，特别是针对代谢综合征、肥胖相关疾病、IBD 和结直肠癌等疾病的患者。

3. 益生菌与肠道菌群稳态 益生菌是有益的细菌，具有支持或促进宿主生命的能力。益生菌在调节维生素 D/VDR 和平衡肠道微生物菌群方面都有重要的作用。益生菌，特别是布氏酵母菌和乳杆菌（包括鼠李糖乳杆菌）对改善腹部不适症状效果显著。益生菌组合可有效地诱导轻到中度 UC 患者症状缓解。研究表明，布拉氏链球菌对 CD 有影响；嗜酸乳杆菌在降低轻至中度 UC 活性方面具有明显优势。同时肠道菌群的稳态在 IBD 治疗中也至关重要。因此，通过营养干预塑造肠道菌群是 IBD 治疗干预的一个重要概念，饮食干预被认为是当前肠道炎症潜在的调节剂。由于新技术的发展，如代谢组分析和高通量 DNA 测序，对营养、肠道菌群和炎症反应之间关系的理解更加清楚，如高脂和低纤维饮食以及动物性饮食会增加拟杆菌和普氏杆菌的含量，其参与胃肠道慢性炎症的发展。通过饮食增加益生菌数量以及维持肠道菌群稳态将成为老年炎症性肠病治疗的重要内容。

（三）食品添加剂的危害

美国食品药品监督管理总局（Food and Drug Administration，FDA）已将具有公认安全状态的多种食品添加剂用于普通食品中，但这会对老年 IBD 患者产生影响。尽管对老年 IBD 患者开展的临床研究很少，但通常建议老年 IBD 患者避免使用食品添加剂。常见的明确对 IBD 患者有影响的食品添加剂有以下几种：

1. 角叉菜胶 通常在各种食品中被用作增稠剂、稳定剂、纹理化剂或乳化剂，甚至被公众认为是"健康的"食品。例如，乳制品、巧克力牛奶，从大豆、大米和坚果（如杏仁）中提取的非乳制品奶酪，蛋黄酱、鲜奶油、冰淇淋、午餐肉、烤肉店的鸡肉，甚至婴儿配方奶粉中都可以加入角叉菜胶。由于角叉菜胶来源于海藻，因此被认为是"天然"的。这说明食品包装上的标签为"天然"并不能保证没有食品添加剂。

2. 麦芽糖糊精　常被用作增稠剂，来源于玉米淀粉和其他淀粉，因此被认为是"天然"的。在过去的几年中，其使用量已经增长并且与 CD 发病率的上升相关。许多包装食品（约占所有食品的 60%）、糖、糖果、啤酒、婴儿配方食品、谷物、几乎所有风味的薯条和类似的零食等都发现有麦芽糖糊精。IBD 患者可能具有富含麦芽糖糊精代谢的微生物组，包括 CD 患者的AIEC 菌株在内的大肠杆菌在麦芽糖糊精存在的情况下会形成较厚的生物膜并增强黏附力，表明该化合物可能会增加病原菌的定殖。此外，最近的研究还表明，麦芽糖糊精可能会降低与细胞和黏膜屏障相关的宿主的抗菌防御作用。

3. 癸酸钠　乳脂的中链脂肪酸成分，研究已显示可通过紧密连接的扩张和增强周围丝状肌动蛋白的分解增加回肠在 CD 患者中的细胞旁通透性。

4. 聚山梨醇酯 80 和羧甲基纤维素　两者已经被证明能够诱导结肠炎。聚山梨醇酯 80 是在加工食品中发现的乳化剂，其可导致大肠杆菌易位。羧甲基纤维素常用于工业化乳制品如面包、调味汁和香肠的制作过程中。

（四）肠外营养指征及方案

全肠外营养（TPN）是一种治疗方式，通过恢复患者受损的营养状态，挽救面临严重营养问题的炎症性肠病患者的生命。TPN 允许肠道休息，同时提供充足的热量和必要的营养素，并消除抗原性黏膜刺激。然而，应用 TPN不能提高病情缓解率，TPN 的应用仅限于某些病例，包括 CD 瘘管、CD 广泛切除后的短肠综合征患者。在肠瘘愈合方面，TPN 疗法并不比 EN 疗法有优势。此外，如果疾病是慢性活动性的，TPN 也没有优势。最佳的营养供应可以改善肠道动力、肠道通透性和营养状况，并减少炎症反应。

TPN 的能量需求一般需要计算，但关于老年 IBD 患者能量暂无参考指南，也无老年人能量消耗计算公式的参考标准。能量的需要量应考虑手术、创伤等应激因素，因此老年 IBD 患者可暂按老年外科患者所需的能量提供，即热量的基础比例为碳水化合物占 55%～60%、脂肪占 20%～25%、蛋白质占 15%～20%。老年人短期肠外营养支持可由脂肪提供 35%～50% 的能量；长期营养支持则由脂肪提供 20%～30% 的能量。常见的 TPN 方案同外科方案，这里针对老年 IBD 患者的方案不加赘述。

（五）肠内营养优势及方案

肠内营养可以通过鼻胃管或经口给药。通常以两种形式提供：第一，作为基本饮食，包含简单形式的营养物质，如氨基酸、单糖或寡糖以及中链甘油三酸酯，其在吸收之前几乎不需要消化。第二，作为聚合饮食，含有全蛋白质和碳水化合物作为淀粉的水解产物，大多更可口。2006 年欧洲肠外和肠内营养学会发布了关于 EN 在 IBD 中的作用的指南。一般而言，营养不良的 CD 或 UC 患者可使用 EN 满足营养需求。根据欧洲克罗恩病和结肠炎组织 ECCO 的指南，EN 可与其他药物一起用于维持 IBD 患者疾病缓解。肠内营养制剂分类为：①家庭自制膳食，多被患者接受，但需要合理分配营养成分，并注意制备及储存的卫生条件；②商品肠内营养剂，有具体的营养成分分类，并且有针对高血压、糖尿病等合并疾病患者的特殊剂型，缺点是患者经济负担较重，长期应用依从性不好。具体剂型见第三章第五节相关内容。

（六）家庭饮食的建议

老年炎症性肠病（IBD）的发展受环境因素、肠道菌群变化、各种易感遗传特性和免疫系统变化等复杂相互作用的影响，饮食因素在疾病病因和病程中扮演的角色越来越重要，在疾病的特定时期提供适当的营养可能有助于实现或延长缓解时间并提高患者的生活质量。没有一种共同的饮食适合所有 IBD 患者，每种饮食都是独特的，必须根据病程、过去的手术程序和药物治疗类型为每个患者单独制定饮食建议。在针对 IBD 患者进行研究的不同饮食中，主要关注的是低发酵性低聚糖、双糖、单糖和多元醇饮食和特定碳水化合物饮食；地中海饮食或终止高血压膳食疗法在慢性炎症中也颇具优势。在老年 IBD 患者中，通过营养干预塑造肠道菌群的饮食治疗具有不可替代的重要作用。

1. 低多元醇饮食　许多处于 IBD 活动期的患者，其功能症状都类似于肠易激综合征患者，为此，推广了低多元醇饮食。低多元醇饮食特别限制果糖、乳糖、果聚糖、半乳聚糖和多元醇的含量，并被证明可以改善 IBD 患者的 IBS 症状。低多元醇饮食限制了果糖（蜂蜜苹果、枣、西瓜和其他水果）、果聚糖（洋葱、大蒜）和半乳聚糖（豆类、小扁豆和豆类）的某些食物来源，使用蔗糖、低多元醇饮食的限制较少，因此依从性更好。糖类的减少减轻了肠道细菌的发酵，减轻腹胀；避免肠道通透性增加，减轻腹泻；减少肠腔气体的产生，进而降低肠管张力，减轻腹痛。

2. 特定碳水化合物饮食　特定碳水化合物饮食是流行的 IBD 饮食之一。其最初是由胃肠道疾病学家西德尼·哈斯博士于 1951 年开发，基本特征如下：主要是一种经过改良的碳水化合物饮食，可以食用单糖，不包括双糖，也不包括大多数多糖（如直链或支链多元糖或淀粉）。饮食中辅以自制酸奶，发酵 24 小时以释放乳糖。推荐的培养物包括保加利亚乳杆菌、嗜酸乳杆菌和嗜热链球菌。另一种以特定碳水化合物饮食为基础的饮食被称为 IBD 抗炎饮食，鼓励使用 ω-3 不饱和脂肪酸（坚果、豆类），利用以食物为基础的益生菌。

3. 地中海饮食　考虑到上述老年 IBD 患者最常见的合并疾病（动脉高血压和其他心血管病、2 型糖尿病、高胆固醇血症），地中海饮食中的主要限制因素涉及碳水化合物和脂肪，特别是通过限制简单碳水化合物（葡萄糖、果糖、蔗糖）并减少饱和脂肪的摄入。这意味着大大减少了甜食、糖食、甜味剂、水果防腐剂以及红肉和高度加工食品的消耗。蔬菜和水果应该每天吃 4 ~ 5 次，全谷类产品每天吃 6 ~ 8 次。地中海饮食还包括中等脂肪的乳制品（每天 2 ~ 3 份），建议食用脂肪咸水鱼类（鲱鱼、鲑鱼、鲭鱼、大比目鱼、沙丁鱼、鳕鱼、比目鱼等）的频率为每周 2 ~ 4 次。不同的种子、坚果、豆类也是地中海饮食的重要组成部分，其包含大量的 ω-3 不饱和脂肪酸（类似于植物油、亚麻子、大豆或菜籽油、咸水鱼等）。这类饮食的另一个主要特点是盐（钠）消耗量显著减少。其强调应主要食用植物性食品（水果、蔬菜、全谷类、豆类、坚果、种子、橄榄油等）；鱼类、鸡蛋和家禽每周可食用几次；减少甜食和红肉的消耗。

我国炎症性肠病患者的发病数逐年增加，而老年人这一特殊群体需要受到格外关注。老年 IBD 患者由于身体功能下降、合并基础疾病、检查监测受限以及临床研究证据不足等综合因素，使得基础治疗、营养治疗、健康生活方式的建立等尤为重要。营养治疗将成为老年 IBD 患者治疗过程中的重要部分。

（李冬月）

第三节　老年消化道肿瘤患者的营养治疗

随着我国经济的发展、生活方式改变及人口老龄化，消化道肿瘤的发病率及死亡率均呈上升趋势。《2020 年世界癌症报告》统计数据显示，中国恶性肿瘤新增病例占世界新增病例的 23% 以上，其中约 50% 的新增病例为消化道肿瘤：肝癌、食管癌和胃癌。癌症发病率随年龄增加而上升，40 岁以后开始快速上升，发病年龄主要集中在 60 岁以上，到 80 岁达到高峰。营养不良和代谢紊乱是老年消化道肿瘤患者常见的合并症，严重影响患者生活质量，降低治疗的耐受性和依从性，增加并发症的发生率，并与较高的死亡率有关。因此，如何防治老年消化道肿瘤的营养不良和代谢紊乱，已成为当前临床医学的重要工作。

一、肿瘤营养治疗的基本概念

（一）肿瘤营养疗法

肿瘤营养疗法（cancer nutrition therapy，CNT）包括营养诊断、营养治疗和疗效评价三个阶段，是以改善患者营养状况、提高生活质量，降低抗肿瘤治疗并发症，提高疗效和预后为目的的诊疗过程。肿瘤营养疗法是肿瘤的基础治疗，融汇于手术、化疗、放疗、靶向治疗和免疫治疗等其他肿瘤基本治疗方法之中，辅助其他基本治疗方法改善治疗效果，贯穿于肿瘤治疗的全过程。在肿瘤患者治疗的过程中，通过实施肿瘤营养疗法，能够明显提高患者生活质量、增加治疗的耐受性和疗效、降低并发症的发生、减少住院时间和费用，改善预后。

1. 营养诊断 营养诊断是指营养专业人员通过营养筛查、营养评估和综合评价对患者的营养代谢、机体功能等进行全面检查和评估，用于制订营养治疗计划、考虑适应证和可能的副作用。中国抗癌协会肿瘤营养专业委员会（Chinese Society of Nutritional Oncology，CSNO）提倡营养三级诊断：一级诊断，营养筛查；二级诊断，营养评估；三级诊断，综合评价。三级诊断法规范了营养诊断流程，提高了营养诊断效率。

目前应用最广泛的恶性肿瘤营养筛查工具是营养风险筛查 2002（NRS2002）、营养不良通用筛查工具（MUST）和营养不良筛查工具（MST）。

营养评估是对所有营养筛查阳性的患者进行进一步评估，以确定患者是否存在营养不良及其严重程度。营养评估的工具包括主观整体评估（SGA）、患者主观整体评估（PG-SGA）、老年患者推荐使用微型营养评估（MNA）或简版 MNA（MNA-SF）。

经营养筛查和评估诊断为营养不良的患者，可根据体重及 BMI 指标判定营养不良的程度。最新的 GLIM 标准，进一步完善了营养不良诊断标准，将诊断标准分为 3 个表型标准（非自主体重丢失、低 BMI 及肌肉减少）和 2 个病因标准（摄食较少或吸收障碍、炎症或疾病负荷）。至少符合 1 项表型标准和 1 项病因标准者诊断为营养不良。此外，可根据 GLIM 标准中的表型标准进行营养不良严重程度的分级，根据病因标准进行营养治疗和临床预后判断。

2. 营养治疗 营养治疗（nutritional therapy）是指基于调整患者营养状态的临床治疗，通过评估个人营养状况，经过肠内或肠外等途径为患者提供较全面的营养素，从而预防或治疗营养不良，调节代谢紊乱。

3. 疗效评价 疗效评价（therapeutic evaluation）是指通过对疗效评价指标进行分析，综合评价营养治疗的疗效。

营养治疗的疗效评价指标包括快速反应参数、中速反应参数和慢速反应参数三类。

（1）快速反应参数：主要是实验室参数，包括血常规、离子、肝肾功能、炎症因子、血乳酸等指标，建议每周检测 1~2 次。

（2）中速反应参数：主要包括人体测量参数、人体成分分析、生活质量和体能评估、肿瘤病灶评估（双径法）、PET-CT 代谢活性等指标，建议 4~12 周评估一次。

（3）慢速反应参数：生存时间，每年评估一次。

（二）肿瘤营养治疗的方式方法

肿瘤营养治疗的方法包括营养教育和膳食指导（nutritional counselling）、肠内营养和肠外营养。临床上根据患者的营养状态及营养风险选择适当的营养治疗方式，肠内营养中的口服营养补充（ONS）是最常用的营养治疗方式。

1. 营养教育和膳食指导　指专业营养师或肿瘤专科医生对患者的营养状态进行全面地筛查和评估，并指导和帮助患者全面正确地认识理解营养问题，使其改善饮食习惯，维持良好的营养状况。

2. 肠内营养　指经过消化道给予较全面的营养素。根据给予途径不同，分为口服营养补充或管饲；根据用途不同，分为通用型和疾病导向型；根据所起的作用不同，分为补充性肠内营养和完全性肠内营养；根据组成不同，分为整蛋白型、氨基酸型和短肽型。

口服营养补充（ONS）是指通过营养咨询，患者正常饮食不能满足需要，给予经口补充要素型或整蛋白型肠内营养剂，提供饮食以外的能量和营养素。

3. 肠外营养　指不能正常饮食或肠内营养，以及正常饮食和肠内营养不能满足代谢和营养需要的患者，经静脉补充各种营养素，从而抑制分解代谢，促进合成代谢并维持结构蛋白的功能。根据所起作用分为补充性肠外营养和完全性肠外营养。

二、老年消化道肿瘤患者的营养状态与预后

（一）老年消化道肿瘤患者的生理特点和营养状态

中国抗癌协会肿瘤营养专业委员会 2019 年报告显示，我国肿瘤患者营养不良发生率达 58%，包括食管癌、胃癌、结直肠癌在内的消化道肿瘤均位居营养不良发病率的前五位。尤其是老年胃肠肿瘤患者，营养不良发病率高达 82.4%。

老年患者随着年龄的增长生理上会发生很大的变化，人体各组织器官及细胞功能会发生退行性改变，包括细胞衰老、数量减少，器官重量和体重减轻、器官功能减退；新陈代谢异常改变，能量、蛋白质、脂肪和糖代谢等均呈下降趋势；免疫监视功能下降，胸腺和 T 淋巴细胞功能减退、数量减少，对身体内突变细胞的识别、监视和杀伤能力下降，最终导致老年人癌症的发生概率升高。

由于肿瘤本身的特点和老年人机体器官功能的衰退，使得老年消化道肿瘤患者发生营养不良的原因及机制相对复杂。一方面恶性肿瘤本身为慢性消耗性疾病，肿瘤患者的代谢方式以分解代谢为主，基础代谢率增高和能量消耗增加，出现肌肉和内脏蛋白消耗和脂肪分解增加，水电解质平衡紊乱，导致肌肉组织萎缩、内脏蛋白减少、脂肪储备下降，同时患者体内分泌的大量激素及炎症因子也会进一步促进分解代谢和加重营养不良及代谢紊乱。此外，肿瘤患者在手术、放疗、化疗、靶向治疗及免疫治疗等抗肿瘤治疗过程中会出现不同程度的不良反应，包括厌食、恶心、呕吐、腹痛、腹泻、便秘、发热、失眠、焦虑抑郁等，严重影响患者的摄食，加重营养不良。另一方面老年人随着年龄的增长，机体各组织和器官会出现不可逆的退行性改变，尤其是消化系统功能的衰退，如牙齿及牙周组织的退行性改变，咀嚼功能减退；胃部平滑肌萎缩，蠕动消化功能降低；胆囊黏膜萎缩；胰腺功能减退等。同时老年消化道肿瘤患者还面临消化器官切除、消化道重建功能恢复等问题，从而导致营养摄入减少，消化吸收功能障碍。在以上各种因素的作用下，老年消化道肿瘤患者的营养不良发生率明显升高。

（二）营养不良是老年消化道肿瘤患者不良预后因素

伴有营养不良的老年消化道肿瘤患者常常会因食欲减退、乏力及躯体功能障碍而影响其生活质量。营养不良和代谢紊乱能够直接导致老年消化道肿瘤患者免疫功能低下、切口愈合延迟、术后身体恢复缓慢，并使其抗肿瘤治疗的敏感性和耐受性减弱，降低治疗的疗效和依从性，增加治疗相关并发症的发生率，延长患者的住院时间，增加医疗费用，导致病死率升高。营养不良是老年消化道肿瘤患者的不良预后因素，是导致多脏器功能障碍、抗肿瘤治疗失败、生活质量差和生存率低的根源。

因此，营养治疗应成为老年消化道肿瘤患者抗肿瘤治疗的基本措施和常规手段，贯穿手术、化疗、放疗、靶向治疗和免疫治疗等其他肿瘤基本治疗方法之中，保证患者的营养平衡，调节代谢紊乱，辅助提高肿瘤治疗效果，提升患者的生活质量，延长生存时间。

三、老年消化道肿瘤患者的营养治疗

老年消化道肿瘤患者明确诊断后，应立即进行营养风险筛查和营养状态评估。根据评估结果，初次评估未发现营养风险或不存在营养不良的患者，无需营养治疗，建议住院期间每周进行评估；存在营养不良或潜在营养风险的患者，建议进行营养治疗。

（一）老年消化道肿瘤患者围手术期的营养治疗

拟接受手术的老年消化道肿瘤患者，由于受机体各组织器官代偿能力的影响，常伴有高血压、糖尿病、冠心病等合并症，以及手术对身体的创伤和手术导致的消化功能不全和吸收障碍，发生营养不良和营养风险的概率较高。因此，良好的围手术期营养支持是手术能够顺利进行和康复的重要保障，围手术期营养管理对患者的长期预后起关键作用。建议对老年消化道肿瘤患者进行更全面地老年评估，术前评估还应包括维生素以及微量元素缺乏的筛查。

围手术期营养治疗的目标：改善患者的营养不良和代谢紊乱状态；降低蛋白质分解代谢和瘦组织丢失；减轻手术应激反应；提高肿瘤患者对手术的耐受性；降低手术并发症发生率和降低死亡率，改善预后。

1. 围手术期营养治疗的指征和路径选择

（1）术前营养治疗指征和路径选择：存在营养不良或营养风险的患者推荐围手术期营养治疗；当正常膳食不能达到能量需求，或预计围手术期超过5天不能进食，或预计摄入能量不足需要量的50%超过1周时，推荐营养治疗，首选肠内营养；存在营养不良或严重营养风险的大手术患者，建议术前1~2周给予营养治疗，首选肠内营养，存在严重营养风险的患者建议延迟手术；重度营养不良或存在严重营养风险的手术患者，术前经口膳食和肠内营养无法获得充足营养时，建议肠内营养联合肠外营养；无营养不良、轻度营养不良或预计术后1周内能够获取足量肠内营养的患者，不推荐术前肠外营养治疗，可能增加感染的风险。

（2）术后营养治疗指征和路径选择：存在营养不良或营养风险的老年消化道肿瘤患者，术后经口膳食不能满足营养需求时，建议住院期间及出院后进行适当的营养治疗，首选肠内营养；严重营养不良由于各种原因术前未进行营养治疗者，严重创伤应激、术后经口进食和肠内营养不能满足能量需求的50%超过1周，建议肠内营养联合肠外营养；术后出现严重并发症需长时间禁食，或存在代谢明显增加的患者需要接受营养治疗；术后无营养风险的患者，无需输注肠外营养制剂。

消化道肿瘤患者术后多伴有不同程度的消化道功能损伤，对肠内营养的耐受性较差，导致肠内营养常常不能满足营养的需求，此时肠外营养可以保证充足的能量和蛋白质摄入。有研究结果显示，老年消化道肿瘤患者术后肠内营养与肠外营养联合比单独肠内营养或肠外营养更具有临床获益。

（3）出院后营养治疗指征和路径选择：围手术期已经接受营养治疗的患者，术后经口膳食不能满足营养需求时，建议出院后继续营养治疗和随访。

2. 围手术期营养治疗路径选择的推荐原则

（1）中国抗癌协会发布的2020年肿瘤营养治疗指南推荐，对营养不良的患者实施营养治疗应遵循5阶梯治疗模式：第1阶梯，饮食+营养教育；第2阶梯，饮食+ONS；第3阶梯，完全肠内营养（口服和/或管饲）；第4阶梯，部分肠内营养+部分肠外营养；第5阶梯，完全肠外营养。当上一阶梯不能满足 60% 的目标能量需求 3 ~ 5 天时，应选择下一阶梯。

（2）肠内营养首先 ONS，其次是管饲，伴有营养不良的近端胃肠道或胰腺手术的患者，可选择术后留置鼻空肠管或留置空肠穿刺造口管。

（3）术后肠内营养不耐受或不可行的患者，建议尽早进行肠外营养，需要长期肠外营养的患者应同时补充维生素和微量元素；建议肠外营养采用全合一或预装多腔袋制剂。

（4）老年消化道肿瘤患者术后排除肠梗阻、肠缺血及血流动力学不稳定等肠内营养禁忌证，应尽早利用肠道进行肠内营养。接受腹部手术的老年消化道肿瘤患者建议围手术期应用精氨酸、ω-3 多不饱和脂肪酸和核苷酸等含有免疫调节成分的肠内营养补充剂，可改善机体免疫功能，调节炎性反应，降低术后感染并发症，促进机体愈合恢复。

（5）围手术期患者能量和蛋白质的目标需要量：能量 25 ~ 30kcal/（kg·d），蛋白质 1.2 ~ 2.0g/（kg·d）。

（二）老年消化道肿瘤患者化疗期间的营养治疗

化疗是利用化学合成药物杀伤肿瘤细胞、抑制肿瘤细胞生长的全身性治疗手段，化疗药物对肿瘤细胞的杀伤作用并不是特异的，在杀灭肿瘤细胞的同时也会损伤正常组织、器官。化疗一方面能够通过抗肿瘤作用改善患者的营养状态及肿瘤引起的不适症状，另一方面化疗药物能够直接影响新陈代谢，引起食欲减退、胃肠道黏膜损伤、恶心、呕吐、腹泻、口腔黏膜炎等副作用，导致患者营养摄入减少、吸收障碍，加重营养不良。老年消化道肿瘤患者多伴有不同程度的营养不良，对化疗的耐受性较差，治疗效果和预后亦不理想，化疗期间的营养不良若不及时干预和恰当处理，可能会引起严重的并发症，治疗中断，从而影响患者的生活质量、治疗效果和预后。

肿瘤化疗患者营养治疗的目标：维持或改善膳食摄入，减轻代谢紊乱；保持和增加骨骼肌肌肉量，维持体能状态；降低治疗过程中因营养不良导致的剂量减低或治疗中断风险；改善生活质量。

1. 化疗患者营养治疗的指征

（1）通过营养筛查和评估，存在营养不良和营养风险的化疗患者，建议给予营养治疗。

（2）化疗导致进食减少、体重下降的患者，建议进行营养教育和膳食指导，并根据患者具体情况考虑进行适当的口服营养补充，确保足够的营养摄入，稳定体重。

（3）化疗导致患者超过 1 ~ 2 周每日摄入能量低于 60% 的需求量，或预计患者将有 1 周以上不能进食，或摄入不足导致体重下降时，建议给予营养治疗。

（4）根据病情需要进行高剂量化疗的患者，存在营养不良或者营养风险时，应尽早进行营养治疗，并每周进行营养评估监测。

2. 化疗患者营养治疗路径选择的推荐原则

（1）肿瘤化疗的患者建议整个化疗过程中进行营养教育和膳食指导，帮助患者改善和维持营养状态，以保证化疗疗程的顺利完成。

（2）化疗患者如果肠道功能允许，应首选经肠道途径的肠内营养治疗。肠内营养首选 ONS，其次是管饲补充或替代。

（3）化疗患者不推荐进行常规的肠外营养治疗，如果化疗后出现严重的黏膜炎或严重的胃肠道功能损坏，经口进食和肠内营养不能满足营养需求时，应考虑肠内营养联合肠外营养维持营养状态；对肠内营养不能耐受或无法实施时，推荐全肠外营养，肠外营养采用全合一或预装多腔袋制剂。

（4）食管癌化疗患者推荐定期评估吞咽困难，伴有吞咽困难的患者指导其进行吞咽练习。

（5）伴有营养不良或者体重下降风险的晚期肿瘤化疗患者，营养治疗中建议添加含有免疫调节成分的肠内营养补充剂（鱼油或 ω-3 多不饱和脂肪酸），改善患者的食欲和维持体重。

（6）进行适量的有氧运动和 / 或抗阻力训练对化疗患者维持肌肉量更有益。

（7）化疗患者的能量和蛋白质的目标需要量：老年消化道肿瘤患者的能量摄入应按接近实际消耗的原则计算，保持能量平衡，避免能量不足或过度，建议以 25 ~ 30kcal/（kg·d）计算能量需求。老年消化道肿瘤患者蛋白质需求增加，充足的蛋白质和能量摄入，可降低治疗的并发症发生率和死亡率，蛋白质摄入量应超过 1g/（kg·d），建议达到 1.5~2.0g/（kg·d）。

（三）老年消化道肿瘤患者放疗期间的营养治疗

老年消化道肿瘤患者受肿瘤本身及机体各器官功能的影响，对手术、化疗的耐受性差，能够实施的抗肿瘤治疗手段有限。放疗作为一种重要的肿瘤局部治疗手段，不良反应轻，并发症发生率低，治疗耐受性好，能够在最大限度保护正常组织和器官的前提下控制肿瘤，提高患者的生活质量和预后。但放疗的不良反应一定程度上也会加重患者原有的营养不良。研究显示，80% 的食管肿瘤和盆腔肿瘤放疗患者会由于消化道黏膜炎和胃肠道反应导致摄食减少和体重下降，营养情况恶化。

放疗患者营养治疗的目标：改善患者的营养不良，维持体重和体能状态，提高生活质量；增加放疗耐受性，减少不良反应和放疗中断风险，提高放疗完成率；增加放疗敏感性和精确度，提高疗效。

1. 放疗患者营养治疗的指征

（1）营养治疗不作为肿瘤放疗的常规辅助治疗手段。经营养筛查和评估，存在营养风险和营养不良及营养摄入不足的患者，建议进行营养治疗。

（2）放疗后口腔黏膜、胃肠道黏膜反应达到 3 级及以上的患者建议给予营养治疗。

2. 放疗患者营养治疗路径选择的推荐原则

（1）需要营养治疗的患者应尽早开始，建议在放疗前或放疗开始 2 周内尽早给予营养治疗。如果肠道功能允许，ONS 是放疗患者首选的营养治疗方式，不推荐放疗前常规给予预防性置管。

（2）肠内营养能够达到营养需要量的放疗患者，不推荐常规进行肠外营养治疗；但当患者不能耐受肠内营养或肠内营养无法满足营养需求时，建议联合肠外营养治疗。

（3）放疗期间补充含有免疫调节成分的肠内营养补充剂（鱼油或 ω-3 多不饱和脂肪酸），可改善患者的食欲，维持体重，提高生活质量。

（4）放疗患者的能量和蛋白的目标需要量：每日能量需要量为 25~

30kcal/（kg·d），蛋白质摄入量为 1.5～2.0g/（kg·d）。

（四）老年消化道肿瘤患者靶向治疗期间的营养治疗

随着分子生物学和基因组学的进步，肿瘤分子靶向治疗已经普遍应用于临床，并使很多患者获益。肿瘤分子靶向治疗的特点是高效低毒，靶向药物具有高度的选择性，靶向杀伤肿瘤细胞，对正常组织的损伤较小，不良反应明显小于放、化疗。靶向治疗尤其适用于老年肿瘤患者。但靶向药物相关的不良反应，如恶心、呕吐、腹泻等消化道反应均可影响患者的营养状态。

靶向治疗患者营养治疗的目标：减轻不良反应，提高患者对靶向药物的耐受性及反应性，改善患者生活质量；提高预后，延长生存期。

建议患者在应用靶向治疗中，如果出现由治疗引起的营养不良或营养风险，应给予适当的营养治疗以维持能量和蛋白质的平衡，保证治疗的持续性和患者的生活质量。

（五）老年消化道肿瘤患者家庭营养治疗及随访

营养问题是伴随肿瘤患者一生的问题，处于治疗间期或完成治疗疗程的居家患者，怎样维持营养平衡、稳定治疗效果、提高疗效是亟待解决的问题。

肿瘤患者家庭营养治疗的目标仍然是改善营养状态，减轻代谢紊乱；维持患者骨骼肌肌量和体能状态；减低抗肿瘤治疗过程中剂量减低和治疗中断的风险，改善生活质量。

1. 肿瘤患者家庭营养治疗的指征

（1）通过专业医护人员或营养师进行营养风险筛查和评估，对存在营养不良和营养风险的居家肿瘤患者进行家庭营养治疗。

（2）抗肿瘤治疗前正常进食不能达到能量需求时，建议营养教育和膳食指导，必要时给予 ONS；围手术期接受营养治疗的肿瘤患者，术后经口进食仍不能满足营养需求，建议出院后居家继续营养治疗；化疗期间患者每日摄入能量低于需求量的 60% 超过 1 周，或预计将有 1 周以上不能进食时及摄入不足导致患者体重下降时，建议出院后继续营养治疗。

2. 家庭营养治疗路径选择的推荐原则 需要进行营养治疗的居家肿瘤

患者，应进行营养教育和膳食指导、家庭肠内营养和家庭肠外营养。同时，建议居家患者维持和逐步提高体力活动水平，以维持和改善肿瘤患者的有氧代谢能力、肌肉强度，提高生活质量。

（六）常见老年消化道肿瘤的营养治疗

1. 食管癌患者的营养治疗 食管癌患者由于吞咽困难等局部梗阻症状及抗肿瘤治疗的合并症影响，营养不良的发生率高达 60% ~ 85%，营养状况与患者的生活质量、疗效和预后密切相关。因此营养治疗在食管癌的抗肿瘤治疗中尤为重要，所有食管癌患者均需接受营养筛查和评估，并在抗肿瘤治疗中进行全程营养管理。食管癌患者营养治疗的推荐原则：

（1）围手术期的食管癌患者，评估后伴有严重营养风险的，建议术前 1 ~ 2 周开始营养治疗。术后提倡早期经口或管饲进食，并逐渐加量。

（2）食管癌放疗患者肠内营养治疗的指征：中 - 重度吞咽梗阻、1 个月内体重下降 5% 以上、BMI < $18.5kg/m^2$、PG-SGA ≥ 4 分、摄食量少于需要量的 60% 持续 3 ~ 5 天以上。

（3）抗肿瘤治疗的食管癌患者，营养治疗中肠内营养优于肠外营养，存在或者部分存在胃肠道消化吸收功能的患者，尽可能考虑肠内营养。肠内营养首选 ONS，管饲时如果时间短（≤ 30 天）首选鼻管饲，当鼻管饲不能满足营养需求或者需长期管饲（> 30 天），建议选择经皮内镜胃 / 空肠造瘘（PEG/PEJ）。

（4）免疫调节成分的肠内营养补充剂可以改善患者的营养状态，增强患者免疫功能。

2. 胃癌患者的营养治疗 胃癌是对营养影响最严重的肿瘤，目前胃癌患者的营养治疗目标是维持体重，减少围手术期和放化疗过程中并发症的发生，保证手术、放化疗足量、足疗程完成，改善患者的生活质量、疗效和预后。胃癌患者营养治疗的推荐原则：

（1）手术患者：通过营养筛查和评估，存在中 - 重度营养不良拟行手术的患者，推荐进行术前营养治疗。手术中常规实施穿刺导管空肠造瘘。术前营养治疗受益的患者及术后 1 周经口摄食小于能量需求的 60% 的患者，建议继续进行术后营养治疗。围手术期患者能量的总消耗为：卧床患者 30kcal/（kg·d），非卧床患者 35kcal/（kg·d）。

（2）放化疗患者：不推荐对所有放化疗患者常规进行营养治疗；因摄入不足导致体重下降的患者，肠内营养可以改善和维持营养状态；肠内营养实验标准配方；富含 ω-3 多不饱和脂肪酸配方对恶病质有积极作用。

3. 结直肠癌患者的营养治疗 结直肠癌患者常因摄入减少、肠梗阻和吸收不良等原因出现营养不良，进一步影响生活质量、疗效和预后。加速康复外科（enhanced recovery after surgery，ERAS）方案可减少手术应激、保持营养状态，减少并发症和促进康复，包括控制疼痛、早期进食、早期活动、尽可能微创手术等内容。多项研究证明 ERAS 可降低结直肠癌术后并发症的发生率、促进康复和缩短住院时间。结直肠癌患者营养治疗的推荐原则：

（1）所有接受根治性和姑息性手术的结直肠癌患者，推荐 ERAS 方案。手术前 2 小时可口服清饮料或含碳水化合物的饮料。左半结肠及直肠手术、拟行术中肠镜等患者，需要充分肠道准备，包括机械肠道准备加口服抗生素。术后早期（小于 24 小时）经口进食。

（2）拟行手术且伴有严重营养不良的患者，建议术前 1～2 周给予营养治疗，首选肠内营养。如需短期内快速改善术前营养状况，可使用肠外营养联合肠内营养。

（3）结直肠癌患者放、化疗期间出现营养不良应给予营养支持治疗，首选肠内营养。

（4）结直肠癌患者围手术期处理措施影响患者营养状况，自膨胀金属支架微创手术可改善患者营养状况。可切除的左侧结肠梗阻和/或年龄 > 70 岁的患者，支架置入可被视为紧急手术的替代方案。

（吕丽艳）

第四节　老年功能性胃肠疾病及营养治疗

　　随着人口老年龄化的到来，老年人功能性胃肠病的发病率逐年升高。功能性胃肠病（functional gastrointestinal disorders，FGIDs）指具有消化道临床表现的综合征，临床上缺乏任何可解释症状的病理解剖或生化学异常，涉及运动功能紊乱、内脏高敏感性、黏膜和免疫功能改变、肠道微生物种群改变、中枢神经系统功能改变、饮食营养因素等。常见的包括功能性消化不良（functional dyspepsia，FD）、肠易激综合征（rritable bowel syndrome，IBS）、功能性便秘（functional constripation，FC）等。

　　老年功能性胃肠病的一系列临床症状可导致患者食欲不振，饮食结构及饮食种类的不合理会诱发及加重消化道症状，长期、反复发作可导致老年人营养失衡及营养不良。因此营养支持治疗对改善功能性胃肠病临床症状及营养状态有重要意义。

一、老年功能性消化不良

　　功能性消化不良（FD）是指一组位于上腹部、持续存在或反复发生的综合征，主要症状包括上腹部疼痛、上腹部灼烧感、早饱感、餐后饱胀、食欲缺乏、嗳气、恶心、呕吐等；是一组不能用器质性、系统性及代谢性等疾病解释症状产生原因的疾病。老年人随着年龄增长，消化道结构和功能出现生理性退化，是 FD 的高危人群。我国消化不良症状流行病学调查结果显示，老年人消化不良的发生率为 24.5%。

（一）老年功能性消化不良的病理生理及临床表现

　　运动功能障碍是 FD 的主要发病基础，老年人餐后胃蠕动和收缩力降低，胃排空延迟，近端胃适应性舒张功能受损，顺应性下降，致使餐后胃内食物分布异常；胃中间横带面积增宽，胃排空延迟，食物潴留于胃远端，低体力活动者多见，可引起餐后饱胀、早饱等症状。FD 患者的内脏高敏感，

279

主要表现为胃肠道对化学性刺激或机械性扩张的阈值降低，如对酸、温度感觉过敏，近端胃对机械扩张的敏感性增加，患者餐后出现上腹饱胀或隐痛、早饱等症状。绝大多数老年人仍有良好的泌酸能力，甚至代偿性增加，临床上出现胃酸相关症状，如空腹时上腹部不适或疼痛、进食后减轻等。老年人FD与心理因素密切相关，部分老年人因退休后社会角色变化、合并多种慢性疾病及社会和家庭等因素，心理障碍者明显增加，而消化不良症状迁延不愈又会加重精神心理负担，两者相互影响，互为因果，形成恶性循环。Hp感染、饮食习惯、生活方式与FD症状的发生或加重密切相关。老年人因其自身生理特点，存在运动少、睡眠减少等特点，可促进FD症状的加重。虽然FD为非致命性疾病，但使患者生活质量下降。尤其老年患者，身体健康状况、营养状态及生活质量明显下降。

（二）老年人功能性消化不良的诊断与鉴别诊断

老年人FD的诊断参考罗马Ⅲ诊断标准。根据主要症状特点、症状相关的病理生理学机制，可将FD分为两个亚型，即餐后不适综合征（postprandial distress syndrome，PDS）和上腹痛综合征（epigastric pain syndrome，EPS）。

老年人是器质性消化不良（organic dyspepsia，OD）的高发人群，出现报警症状者，应尽早检查以排除消化系统器质性疾病。报警症状包括：①近期出现上腹不适症状；②无法解释的体重减轻（大于体重的10%）；③贫血、呕血或黑粪；④黄疸；⑤发热；⑥进行性吞咽困难、吞咽疼痛；⑦持续性呕吐及淋巴结肿大或腹部肿块；⑧症状进行性加重。有精神心理障碍者，也建议及时进行检查，明确排除器质性疾病对解释病情更有利。

老年人FD主要应与OD鉴别。导致OD发生的疾病有胃食管反流、消化性溃疡、活动性胃炎、消化系统恶性肿瘤、慢性胆囊炎、胆石症、慢性胰腺炎等。老年人还需排除慢性心功能不全、肺心病、帕金森病、脑供血不足等易致消化不良的常见慢性病及服用非甾体抗炎药、抗菌药物、抗帕金森病药物和降糖药等药物所致的消化不良。

（三）老年功能性消化不良患者的药物治疗

抑酸剂用于治疗上腹痛综合征；促动力药是餐后不适综合征的首选；消

化酶制剂可作为治疗消化不良的辅助用药，改善与进餐相关的上腹胀、食欲差等症状。根除 Hp 可使部分 FD 患者的症状得到长期改善；但高龄（≥ 80 岁）患者对药物的耐受性差，治疗前应权衡利弊。抑酸和促动力治疗无效且伴有明显精神心理障碍的患者，可选择三环类抗抑郁药或 5-HT$_4$ 再摄取抑制剂（SSRI）。

（四）老年功能性消化不良与饮食营养

某些特定食物会诱发消化不良症状，比如高脂饮食、咖啡、酒精、生冷硬饮食等，应避免诱发消化不良的食物摄入。进餐量及进餐规律与功能性消化不良的发生有关。老年人齿龈萎缩，牙齿组织老化，容易松动脱落或对假牙不适应，造成咀嚼不完善；舌肌发生萎缩、体积减小，舌的运动能力减弱，使食物咀嚼时难以搅拌均匀；口腔内的唾液分泌减少，使牙齿对食物的咀嚼能力下降，碎食不全，增加食物对胃肠道刺激，加重消化不良症状。因此老年 FD 患者易出现进餐减少及饮食结构的不均衡，长期可导致营养不良。由于 FD 尚无特效药物治疗，因此改善患者营养状况以改善患者生命质量具有重要作用。

（五）老年功能性消化不良患者的饮食营养治疗

1. **老年人基础代谢率下降、体力活动减少、能量需要减少** 老年人的基础代谢与青中年人相比降低 10% ~ 20%。由于基础代谢降低和体力活动减少，每天所需的热能减少，60 岁以上可减少 20%，70 岁以上可减少 30%；每天摄入的总能量应根据老年人生理年龄及个体差异调整饮食摄入。FD 患者饮食摄入量减少，应更加注意每日的能量供给，以维持适宜体重为目标，能量摄入 25 ~ 35kcal/（kg·d）。

2. **各种营养素合理配比** 蛋白质能增加胃酸分泌，应避免摄入过多，蛋白质摄入量与健康人基本一致，占总能量的 15% ~ 20%；脂肪刺激胆囊收缩素分泌，导致胃排空延缓和胆汁反流，应适量摄入脂肪，占总能量的 20% ~ 25%；碳水化合物应占总能量的 55% ~ 60%；矿物质的摄入与健康人基本一致；宜摄入足量天然食物来源的维生素；膳食纤维需求量与健康人基本一致，每日 25 ~ 30g。

3. 饮食调整 老年人膳食应多样化，需一定的食物摄入量保证营养充足，包括谷类、新鲜水果蔬菜、鱼禽肉蛋奶、豆类、坚果、油盐等。出现功能性消化不良症状的老年人应注意饮食结构及种类的调整。

有些食物或食物添加剂能够导致或加重 FD 患者的症状，如粗粮、高脂饮食、刺激或辛辣食物、碳酸饮料、酒精、浓茶、咖啡等。饮食过程中应减少粗纤维食物摄入；避免过量摄入含蛋白质和钙质过多的食物，如牛乳、豆浆、鱼虾、海带、紫菜等；避免易引起胀气的食物，如豆类、洋葱、土豆、薯类及甜食；避免高脂肪、高胆固醇的食物；避免辛辣食物，如辣椒、生姜、大蒜、咖喱、芥末等。日常饮食过程中也应忌吃过咸或腌制的高盐食物，黏性强的食物如糯米、年糕等，以及生冷刺激的食物。进食后症状加重者，应在不改变热量基础上，减少摄入的量，减少脂肪成分。其中，辛辣食物与 EPS 相关，甜食和产气食物与 FDS 相关。

患者在饮食过程中要注意营养均衡，不偏食，多吃新鲜水果、蔬菜以及谷类等富含细软纤维的食物，多吃富含优质蛋白质、维生素、矿物质且容消化的食物；有些食物有助于减轻症状，如米饭、馒头、花卷、面片、面包、酸奶、蜂蜜、苹果、柑橘、山楂、话梅、陈皮等；进食温热食物。

4. 饮食习惯 进餐方式和进餐是否规律可影响消化不良症状。有关研究显示，不规律进餐和快速进餐是导致 FD 患者症状的危险因素；不吃早餐、加餐、偏爱甜食和产气食物是诱发 FD 的危险因素。保证食物摄入量同时应烹饪细软食物，注意食物的色、香、味，少食多餐；做到定时定量进餐，饮食过程中细嚼慢咽，进餐过程中及进餐后少饮水。

二、老年肠易激综合征

老年肠易激综合征（IBS）是临床多见的一种功能性肠病，以腹痛和腹部不适为主要症状，排便后可改善，常伴有排便习惯改变，缺乏可解释症状的形态学和生化学异常。老年人中肠易激综合征的发病率有所下降，但临床诊疗过程中老年 IBS 患者并不少见。流行病学调查显示，老年人 IBS 的发病率与青中年人差异不明显；老年人 IBS 发病率为 10%～20%，女性多于男性。

（一）老年人 IBS 病理生理变化及临床表现

IBS 病理生理变化包括胃肠动力改变、内脏高敏感性、社会心理因素、脑肠轴、感染后 IBS 以及胃肠道微生态改变等。老年人 IBS 临床表现通常是非特异性的，排便习惯改变常间歇性发生，如便秘、腹泻或腹泻便秘交替；老年人由于饮食习惯和退行性病理生理改变，多有咀嚼功能差，纤维素摄入较少，缺少体力活动，易致大便干燥，故便秘者较多；伴有排便不适感，尤其是排便不尽感、排便不连续，与老年人肛管压力低、直肠对肠内容物刺激的反应和感觉降低有关，故老年人中便秘型肠易激综合征较多。部分老年人肛门内括约肌松弛，加之男性患者前列腺的刺激，易出现腹泻。老年人痛阈较高，对痛觉不敏感，故腹痛发生减少。老年人易患慢性疾病，高级神经活动抑制过程减弱，故焦虑、恐惧发生率较高，易引起 IBS，应在诊断老年 IBS 时加以注意。

（二）老年 IBS 的诊断和鉴别诊断

罗马标准被广泛应用于评估 IBS。目前认为，对老年人 IBS 的界定标准与中青年人无异。根据罗马 Ⅲ 标准，IBS 患者可分为 4 类：腹泻型 IBS（IBS-D）、便秘型 IBS（IBS-C）、混合型 IBS（IBS-M）及未分类型 IBS（IBS-U）。诊断过程中应全面收集病史，注重心理特征；由于老年患者发生严重疾病的风险较大，应密切注意报警症状，对存在报警征象的患者不宜轻易诊断 IBS。《2020 年中国肠易激综合征专家共识意见》提出，肠易激综合征的报警征象包括：便血、粪便隐血试验阳性、夜间排便、贫血、腹部包块、腹水、发热、非刻意体重减轻、结直肠癌和 IBD 家族史；对有报警征象的患者要有针对性地选择进一步检查排除器质性疾病。

（三）老年 IBS 患者的一般治疗及药物治疗

生活方式和社会行为的调整能减轻 IBS 症状，如减少烟酒摄入、注意休息、充足睡眠等，进行适度的体格锻炼可改善 IBS 症状。如果症状严重而顽固，经一般治疗和药物治疗无效者应考虑给予心理行为治疗，包括心理治疗、认知疗法、催眠疗法、生物反馈等。

针对主要症状的药物治疗对症状缓解明显者，可酌情使用药物控制症状，常用药物包括：解痉剂；止泻药，腹泻可选用洛哌丁胺或复方地芬诺酯，但注意便秘、腹胀的不良反应；导泻药，便秘型可使用导泻药，一般主张使用作用温和的轻泻药以减少不良反应和药物依赖性；肠道动力感觉调节药，5-HT$_4$ 受体部分激动剂替加色罗对改善便秘、腹痛、腹胀有效，适用于便秘型 IBS 患者；抗抑郁药对有较明显精神症状者可试用。

（四）老年 IBS 患者的饮食营养治疗

饮食因素是诱发或加重 IBS 症状的重要因素。饮食相关的胃肠道反应主要由于食物刺激肠道的机械感受器、化学感受器或改变胃肠道传输功能、渗透压或分泌功能等。因此，调整饮食是 IBS 疾病管理的重要组成部分。

1. 常见的与 IBS 症状相关的食物

（1）生冷食物：大多数 IBS 患者在摄入生冷食物或腹部受凉后会引起腹泻和 / 或排便次数增多，避免食用生冷食物、腹部热敷、饮用热水等可缓解症状。

（2）辛辣饮食：IBS 患者中半数患者在食用辛辣食物（包括辣椒、花椒、葱、姜、蒜等）后出现腹痛、腹泻、排便次数增多等消化道症状。

（3）油腻饮食：IBS 患者中近一半患者在摄食油腻食物后出现腹泻、腹胀等症状。

（4）乙醇：乙醇是胃肠道激动剂，在腹泻型 IBS 患者中，乙醇与症状的严重程度呈显著正相关。

2. 食物剔除　剔除饮食治疗正是基于 IBS 患者所存在的食物耐受不良和食物过敏，将患者不能耐受或过敏的食物从日常饮食中排除，从而避免诱发胃肠道反应。

（1）食物过敏：食物过敏主要是指免疫球蛋白 E（immunoglobulin E，IgE）介导的速发型过敏反应，其症状出现的时间比较短并且明显。患者进食含有变应原的食物后，数分钟到 2 小时内就可发生如恶心、呕吐、腹痛、腹泻等与食物摄入相关的胃肠道症状。IgE 介导的过敏反应起病急，最常见于花生、坚果、鸡蛋、牛奶、大豆、鱼、海鲜、草莓和小麦等食物引起。

（2）食物不耐受：食物不耐受是指针对特定食物或食物成分产生的由免

疫球蛋白 G（immunoglobulin G，IgG）介导的、可重复的不良反应，具有延时性（数小时至数天）、累积性、数量性、依赖性的特点。33%～66% 的 IBS 患者被认为与食物不耐受有关。

3. 补充膳食纤维 不溶性膳食纤维主要由植物细胞壁组成，存在于小麦、大部分谷物和蔬菜中，在人体小肠中不能消化和吸收，能增加粪便体积，使粪便柔软易于排出，可减少肠道的传输时间，增加排泄量；水溶性膳食纤维由半纤维素多糖组成，如存在于水果、燕麦、大麦、豆类中的果胶和凝胶等，易被肠道中的微生物利用，可溶性纤维有较好持水力，参与肠道的发酵过程，降低大肠的 pH 值，对调节肠道菌群有一定作用。

目前膳食纤维主要用于以便秘为主要症状的 IBS 患者，一般从低剂量开始，并在耐受的情况下逐渐增加，合理摄入膳食纤维。中国营养学会推荐的正常成年人膳食纤维摄入量为 25～30g/d。

4. 低 FODMAP 饮食 国外研究认为，富含发酵性寡糖、双糖、单糖和多元醇（fermentable oligosaccharides, disaccharides, monosaccharides and polyols，FODMAP）的食物在 IBS 的发病中起重要作用；FODMAP 难以被小肠吸收，会升高肠腔渗透压，在结肠中易被发酵产生气体，从而引起腹痛、腹胀、腹部不适等症状。越来越多的研究证据显示，低 FODMAP 饮食可改善 IBS 患者症状，尤其可减轻腹胀等症状，且短期应用低 FODMAP 饮食安全有效。

FODMAP 中的寡糖主要指低聚果糖，主要来自小麦和洋葱；日常饮食中，豆类、芦笋、甜菜根、西蓝花、甘蓝、苹果、桃子、柿子、西瓜、开心果等，均含有寡糖类成分。双糖主要指乳糖，日常饮食中乳糖主要来自牛奶、奶酪等。FODMAP 中的单糖类成分主要指果糖而不包含葡萄糖，日常饮食中果糖含量丰富的食物主要有苹果、梨、西瓜、芒果、蜂蜜等；果糖含量低的食物有木瓜、草莓、柠檬、樱桃等。多元醇包括山梨醇、甘露糖醇、木糖醇，日常饮食中苹果、梨、西瓜等水果中山梨醇含量较高，蘑菇、花菜等蔬菜中甘露糖醇含量较高。

低 FODMAP 饮食，临床应用中还存在诸多问题，如营养不良、对肠道菌群的影响等，需进一步对低 FODMAP 饮食开展更多的临床研究。

三、老年功能性便秘

功能性便秘（FC），指排除了器质性疾病和药物因素的便秘，主要表现为排硬便或干球状便，排便困难、排便次数减少或排便不尽感。目前认为 FC 的发生与生活方式、饮食习惯、肠道动力、精神心理状态等多种因素相关。我国城市老年人便秘的流行病学调查结果显示，其患病率随着年龄的增长而增加，老年人患病率更高，≥ 60 岁人群慢性便秘患病率为 15%～20%，≥ 85 岁人群患病率达 20.0%～37.3%，在接受长期照护的老年人中甚至高达 80%。便秘已成为老年人常见的疾病之一，临床研究表明，慢性便秘患者中，多数为功能性便秘。

（一）老年功能性便秘的病理生理机制与临床表现

老年人胃肠道生理功能减退是便秘高发的主要原因。功能性便秘的病理生理主要包括结肠传输延缓和肛门直肠排便功能障碍两个方面。

1. 慢传输型功能性便秘　患者主要表现为排便次数减少、粪便干硬，这些症状与结肠传输延缓有关。老年人结肠神经系统随年龄增长发生变化，表现为肌间神经丛神经元总数和胆碱能神经元数目减少，减少程度从依次为结肠 > 小肠 > 胃；肌间神经丛中的神经胶质细胞、肠道 Cajal 间质细胞数量也随年龄增加而逐渐减少。这些改变均可导致老年人肠道动力下降，促发便秘。

2. 排便障碍型功能性便秘　患者主要表现为排便费力，排便时肛门直肠堵塞感，需要手法辅助排便和排便不尽感。导致这些症状的病理生理机制包括排便协调障碍和直肠推进力不足。随着年龄的增长，直肠和肛周感觉反应能力下降，表现为缺乏便意。

每日饮食摄入量和膳食纤维量减少，饮水量少；老年人活动和运动量减少；合并慢性疾病如心脑血管疾病等；长期服用药物（如钙通道拮抗剂、非甾体抗炎药、利尿药、抗胆碱药物、阿片类药物、抗帕金森病药物、钙剂等），均可加重便秘。老年人常合并的精神心理问题也可加重便秘。

功能性便秘对老年人健康的危害：①过度用力排便可致老年冠心病患者发生心绞痛以及心肌梗死，高血压者发生脑血管意外；②合并前列腺肥大的严重便秘者，可因粪便滞留压迫而加重排尿困难和尿潴留；③严重便秘可使老年人已薄弱的腹壁发生各类疝的可能性增加或加重疝的病情；④便秘老年人排便时间较长，由蹲位站起时，可因直立性低血压导致脑供血不足，发生晕厥而跌倒；⑤长期严重便秘的老年人可因肠腔内毒素过多吸收而发生头痛、头晕、食欲不振、失眠，甚至损害记忆力和思维能力；⑥长期便秘的老年人还易发生结肠癌。

（二）老年功能性便秘诊断及鉴别诊断

老年功能性便秘诊断依据罗马Ⅲ标准，诊断时必须详细了解病史，包括便秘的症状及病程、胃肠道症状、伴随症状和疾病以及用药情况等信息。对有报警征象（如便血、贫血、消瘦、发热、黑便、腹痛等）者应重点排除器质性病变。高龄、一般情况较差的患者，建议先选择癌胚抗原、糖类抗原CA199等肿瘤标志物、腹盆腔影像学检查（CT或钡剂灌肠），高度怀疑肿瘤的患者再进行结肠镜检查。对老年慢性便秘患者的鉴别诊断，还需要注意排除肠道以外的器质性疾病、系统性疾病和代谢性疾病，特别注意药物因素对症状的影响。

（三）老年功能性便秘药物治疗

老年功能性便秘的治疗中要充分考虑老年人的特殊性，注意健康教育、指导、帮助患者尽量恢复正常的排便生理，避免滥用刺激性泻剂，减少使用灌肠剂。泻剂的选择应兼顾疗效和安全性，从安全剂量开始，避免产生腹泻等不良反应，同时还要考虑与基础疾病合并用药的相互作用。慢传输型患者选择促动力药时，要充分评估安全性，避免发生心血管不良反应。

（四）老年功能性便秘患者的饮食营养

1. 饮食均衡 老年人牙齿松动、牙齿不健全，消化和吸收能力下降，更喜少渣精细的食物，纤维素摄入减少；老年人对口渴不敏感，或因身体或认知受损等而限制了水分摄入，液体摄入量不足；味觉功能减退、味蕾数目减少，喜食肥甘厚腻饮食，均可加重便秘。

2. 摄入减少 便秘可导致腹胀、腹痛、头痛、头晕以及食欲不振等，严重便秘的老年患者还可发生粪块嵌顿、痔疮、肛裂，均使老年人进食量减少，惧怕进食，导致便秘加重。

（五）老年功能性便秘患者的饮食营养治疗

1. 合理膳食 增加富含膳食纤维的食物，足够的膳食纤维摄入是防治老年人慢性便秘的基础。提倡多食用促进肠蠕动的粗纤维食物，如燕麦、玉米、黑面包、菠菜、芹菜、萝卜、黄花菜、南瓜、菌类、木耳等；同时鼓励多饮水；慎用或忌用烈酒、浓茶、咖啡、韭菜、蒜、辣椒等刺激食物，定时定量进餐。推荐膳食纤维摄入量为 25～35g/d，老年人口腔咀嚼功能减退，应用多种烹调方法制作成细软可口的食物，含可溶性纤维比例较高的食物口感较好，对老年人尤为合适；新鲜蔬菜瓜果富含可溶性纤维、维生素和水分，为慢性便秘老年人膳食的重要组成部分。增加膳食纤维摄入对 FC 的治疗可起到辅助作用，在改善粪便性状、增加排便次数方面效果较明确。增加膳食纤维摄入的主要副作用为腹胀、胃肠胀气，与其酵解后产生气体相关，伴明显腹胀的 FC 患者和有结肠扭转风险或病史的患者增加膳食纤维摄入应慎重。

老年人应养成定时和主动饮水的习惯，不要在感到口渴时才饮水，每天的饮水量以 1 500～2 000ml 为宜，每次 50～100ml，饮用温开水，尤其推荐每天清晨饮 1 杯温开水或蜂蜜水。

多吃富含益生菌的发酵食物（如酸奶），维持健康的肠道菌群。

油脂具有润肠通便的作用，可适当增加花生油、芝麻油或含油脂高的芝麻、葵花子、核桃的摄入。

2. 建立良好的排便习惯 晨起和餐后结肠活动最活跃，建议在晨起或餐后 2 小时内尝试排便，排便时集中精力，减少外界因素干扰，逐渐建立良好的排便习惯。

3. 适度运动 老年人应根据自身身体情况进行必要的活动及锻炼，可增强腹肌、盆底肌力量，刺激胃肠运动，促进排便。尤其对久卧病床、运动较少的老年人，可采用腹部按摩、锻炼腹肌、提肛肌练习排便动作、步行、慢跑等。

老年人功能性便秘的治疗目标是减轻便秘症状，恢复正常的排便习惯，提高生活质量。治疗原则以改变生活方式和饮食习惯为主，以药物治疗等综合治疗为辅，避免滥用泻剂，进行个体化综合治疗。

（姜　淼）

第五节　老年肠瘘、短肠综合征患者的营养治疗

肠瘘及短肠综合征多见于外科手术术后，属于外科胃肠道手术常见的并发症及临床综合病症。随着临床营养学的发展，营养供给方式、途径、能量的合理补充、营养支持相关并发症的处理以及营养素药理作用等方面均有了较大的进展，临床营养已经成为肠瘘及短肠综合征患者的主要治疗手段之一，如何根据病情及老年人营养代谢的特点选择合理的营养支持显得尤为重要。

一、老年肠瘘

肠瘘是肠道与其他空腔脏器、体腔或体腔外形成异常通道，肠内容物借此通道进入其他脏器、体腔内或体腔外，及由此出现的感染、营养不良等症状。由于体腔内肠瘘属于绝对手术指征，不在本文讨论范围内。而患者出现肠腔内瘘时，其营养学的临床表现更与短肠综合征相似，故以下文中所述肠瘘一词，主要是指肠外瘘。

（一）老年肠瘘的基本介绍

20世纪70年代，肠瘘患者尤其老年肠瘘患者死亡率极高，总结其死亡原因，除当时对肠瘘的病理生理认识不足、感染控制不佳外，另一个重要因

素就是营养不良。临床上，肠外瘘有多种类型。其中，按瘘口位置将其分为高位瘘及低位瘘（以 Treitz 韧带以下 100cm 为界）。食物经口腔进入胃后，通过一系列神经、体液调节，刺激胃液、胰液、胆汁液的分泌，其与食物混合乳糜后经十二指肠进入空肠，向远端运输。由于空肠上段的肠内容物多为小肠液及未开始消化的食糜，因此当老年患者出现高位肠瘘时，早期即会出现大量消化酶的丢失，继而导致严重的酸碱失衡、水电解质紊乱，后期则会出现因食物无法被有效吸收而导致的明显的营养不良。若患者为低位肠瘘，其消化液及小肠液在瘘口处流出时，已经相对减少，当瘘口位于结直肠处时，在肠内容物到达瘘口之前，肠道内食物的营养及吸收工作已基本完成。所以低位肠瘘患者的营养状况更易趋于稳定。由此可见，高位肠瘘对营养治疗的要求更高，所以以此类分型为例，着重阐述老年肠瘘患者的营养治疗。

当临床医生考虑患者可能出现肠瘘时，应进行引流管逆行造影等检查，明确肠瘘位置及瘘口大小。确诊为肠外瘘后，需要进行以下基本治疗：①禁食、胃肠减压，部分患者可辅以生长抑素治疗；②充分引流瘘口、控制感染；③根据血气分析判断患者的酸碱状态、离子紊乱程度，对症补液，纠正水电解质、酸碱紊乱。当肠瘘的引流及其导致的感染被控制后，开始着重进行营养治疗。

（二）老年肠瘘的营养治疗

食物在消化道内经过机械性及化学性消化后，透过消化道黏膜进入血液循环进行营养物质的吸收。当发生高位肠瘘时，由于瘘口位置较高，可供食物消化吸收的肠黏膜过少，导致患者出现营养不良，严重者甚至危及生命。为此，此类患者应积极予以营养支持治疗。目前营养支持治疗主要分为两种：肠外营养（PN）及肠内营养（EN）。合理的 PN 治疗可使大部分高位肠瘘患者经非手术疗法而自愈，少数患者考虑手术治疗。高位肠瘘早期，积极 PN 治疗有利于缩短治疗的时间，可减少 80% 瘘出量，给瘘口愈合提供较好的条件，极大促进了瘘口的愈合，可使瘘口自然闭合率达到 70%，从而提高确定性手术的成功率。然而，EN 更符合患者正常的生理情况，食物能更有效刺激肠黏膜更新和保证其功能的恢复，从长远的角度看 EN 更有利于改善营养状态和维护肠黏膜的屏障作用，防止发生细菌移位，以免加重感染和败血症。在肠瘘早期，特别是位置高、流量大时，应以 PN 治疗为主；当流量减少，瘘口减小，全身炎症和局部感染得以控制后，可开始进行 EN 过渡。总之，营养支持应贯穿肠瘘治疗的整个过程，并根据患者具体情况，把握适应证和禁忌证，不断监测和进行个体化调整，PN 与 EN 治疗并重。

1. 肠外营养经静脉途径补充人体所需各种营养物质 PN 是经静脉途径供应患者所需要的营养素，包括热量（碳水化合物、蛋白质、脂肪）、氨基酸、维生素、电解质和微量元素。肠外营养分为完全肠外营养和部分补充肠外营养，使患者在无法通过肠道获得营养物质的情况下，能够维持基础的营养状况，保持机体各项功能，促进手术恢复和伤口愈合。其可从静脉内供给营养作为手术前后及危重患者的营养支持，如果患者的全部营养均是通过 PN 供应，称为完全肠外营养。PN 的静脉选择有周围静脉和中心静脉，静脉输注途径和输注技术是肠外营养的必要保证。目前周围和中心静脉置管技术及手段比较成熟，各类并发症得以有效预防和控制，大大提高了长期依赖 PN 患者的生活质量。

（1）适应证：PN 适用于各种原因导致的不能利用肠道消化吸收营养物质或肠道消化吸收营养物质不足的情况。由于老年人周围血管脆性大，加之长期静脉输液、钾离子对血管的刺激作用等因素，采取肠外营养时建议通过中心静脉途径给药。

（2）成分：肠外营养的主要成分为水、氨基酸、脂肪乳、碳水化合物、维生素及电解质。

1）水：成人每日需要量为 50ml/kg，老年人可适当减少。

2）碳水化合物（葡萄糖）：为非蛋白质热量，提供热量为 17.1kJ/g。

3）脂肪乳（中、长链）：为非蛋白质热量，提供热量为 38.9kJ/g。

4）蛋白质（氨基酸）：为蛋白质热量，提供热量为 17.1kJ/g（氨基酸不计入热量）。能量具体计算方法为：成人正常每日蛋白质需要量约为 1.25g/（kg·d），以 1g 氮表示 6.25g 蛋白质计算，需氮量约为 0.2g/（kg·d），当出现应激、创伤时蛋白质合成需要量增加，可达到 1.5g/（kg·d），需氮量约为 0.25g/（kg·d）。目前国际公认补液时热氮比（非蛋白质热量：氮）为 150：1，碳水化合物与脂肪乳提供热量约占比为 1：1。为了保证机体组织的合成和利用，同时为了减少单一种类的营养物质输注产生的过敏反应，建议将各营养物质混合输注。

5）同时需要补充日常需要量的钠：4.5～6g；钾：3.5～5.5g。

6）维生素：水溶性维生素（维生素 B、维生素 C）和脂溶性维生素（维生素 A、维生素 D、维生素 E、维生素 K）。

7）微量元素：钙、铁、锌、镁、铜。

（3）并发症

1）补充不足：由于老年人液体量的限制，导致热量补充不足。

2）电解质紊乱：由于高位肠外瘘不仅影响离子吸收，也存在离子丢失问题，补充离子时即使给予了每日正常需要量，仍应注意离子流失导致的不足。此外，微量元素在临床中容易被忽视。

3）糖代谢紊乱：如胰岛素与高糖配比导致的低血糖或高血糖症。葡萄糖超负荷引起的肝脏脂肪变性导致肝功能损伤。

4）肠功能减退：长期使用肠外营养可因肠道缺少食物刺激和谷氨酰胺缺乏导致肠道屏障功能减退。

2. 肠内营养经消化道途径补充人体所需各种营养物质　EN 广义上分为肠内营养制剂及正常食物两大类。区别在于肠内营养制剂较正常食物更容易被肠道吸收、所包含成分更全面，少渣甚至无渣。本书所提到的肠内营养物如无特指，均表示肠内营养制剂。EN 具有促进肠蠕动、增进门静脉系统血流、促进胃肠激素释放、保护肠黏膜及其屏障功能等作用。在患者腹腔感染控制、瘘流量减少、具备实施 EN 的条件下，应积极配合临床，尽早从低剂量、低浓度、低输注速度开始经（鼻）胃管给予 EN，并逐步减少 PN。随着病情好转，逐渐开始经口少量流食、半流食，并过渡至正常饮食。经口摄食对促进患者体力恢复具有良好效果。

（1）适应证：肠瘘处于稳定状态，即引流充分、不会加重感染且肠道黏膜处于可利用阶段，均可使用肠内营养。因此，只要患者胃肠道具有一定功能且瘘口处于可控范围内，就应该早日给予肠内营养，即使是部分肠内营养联合肠外营养，对患者的营养治疗也有很大好处。

（2）禁忌证：肠瘘早期，尤其是高位肠瘘未得到控制，瘘口远端合并梗阻时，严重营养不良合并酸碱失衡、离子紊乱时，不使用肠内营养。

（3）肠内营养的成分

1）蛋白质：主要分为整蛋白、水解蛋白制剂、结晶氨基酸制剂。老年人常合并肝肾功能损害，此时，应给予含不平衡游离氨基酸的配方，尽量限制蛋白质摄入，由碳水化合物及脂肪乳提供热量，提高热氮比。

2）碳水化合物：主要分为淀粉、多糖、低聚糖、双糖（蔗糖、乳糖、麦芽糖）和单糖（葡萄糖、果糖）。碳水化合物为主要热源，占 50% 以上。根据肠黏膜功能受损程度不同，需选择相应的碳水化合物，以减少碳水化合物不能被肠道利用或出现因高渗等因素引起的腹泻等症状。

3）脂肪：主要分为短链、中长链、长链脂肪酸。脂肪提供的热量占 50% 以下。患者肠道功能正常时，长链脂肪乳吸收较快；老年患者合并明显的吸收障碍时，可选择中长链脂肪酸或者含有中链甘油三酯的配方，更利于患者肠道吸收。

4）维生素和膳食纤维：维生素和膳食纤维是消化和吸收必不可少的物质，虽然人体对其需求量不大，且短时间内未予补充无明显表现，但老年肠瘘患者因长期营养缺乏和随体液大量丢失，应予以重视及补充。渗透压：除非该患者血浆渗透压出现严重失衡，否则应尽量选择等渗性营养液，更利于肠道吸收。渗透压过高易出现腹泻、电解质丢失和脱水。营养物质的残渣：残渣是食物或营养物质经消化道消化吸收后残余的不可吸收物质，理论上肠瘘患者，尤其是低位肠瘘患者应尽量选择少渣或无渣的肠内营养物质。

（4）肠内营养制剂：全营养配方，即该配方可提供充足的蛋白质、脂肪、碳水化合物、维生素、矿物质及膳食纤维，能够维持机体正常所需的热量及营养成分，包括混合配方、要素膳食和非要素膳食。不完全配方，即该配方只提供一种或几种营养素，适用于某一种或几种营养物质吸收障碍的补充。

（5）肠内营养的输入途径：以高位肠瘘为例，肠内营养输入时，可根据所利用的肠道（瘘口近端肠管或瘘口远端肠管）决定输入方式。如临床中决定使用瘘口以上的肠道作为营养物质吸收的主要肠管，患者可口服或经（鼻）胃管滴注肠内营养制剂，因瘘口位置较高，故应放慢输入的速度，以增加营养物质的吸收时间。如临床中决定使用瘘口以下的肠管作为营养物质吸收的主要肠管，则需在放射线指引下经瘘口向远端置入营养管，并经此营养管向远端滴注肠内营养制剂。值得注意的是，当患者放置了远端营养管后，可将患者近端瘘口流出的消化液过滤后，经营养管输注至远端肠管内，此方法对改善患者的酸碱失衡、水电解质紊乱以及远端肠腔内营养物质的吸收有很好的效果。

（6）肠内营养制剂与普通食物的取舍：从营养成分的角度考虑，肠内营养制剂较正常食物更好，更利于肠道功能不全时的营养物质吸收。但从口感、经济性和患者心理角度看，正常食物均较肠内营养制剂有优势。

综上所述，高位肠外瘘患者的营养治疗基本原则为：在肠瘘治疗过程中，当患者不能选择肠内营养时，应及时给予肠外营养支持治疗；当患者肠道功能有所恢复，瘘口流量和感染得到控制后，肠道没有梗阻，应尽量选择 EN 进行适度治疗；根据患者的情况及时调整 PN 比例，减少肠外营养的补充，促进肠道功能进一步恢复；当患者肠道功能可以适应正常饮食，或者肠瘘位置不影响正常食物的消化吸收（如远端的结肠瘘）时，应尽量选择正常食物，减少甚至停止肠内营养制剂的补充，完全进行 EN。整个治疗过程 PN 与 EN 配合得当就能达到相辅相成的治疗效果。

二、老年短肠综合征

短肠综合征（short bowel syndrome，SBS）是指手术导致的小肠切除范围过多，剩余小肠吸收面积不足，导致营养吸收功能不良，出现以腹泻、水电解质失衡、消瘦以及营养不良为主要症状的临床综合征。

（一）老年短肠综合征的基本介绍

正常人的小肠长短不一，但正常成人的消化吸收过程中，任何个体小肠的吸收功能均能超过其所需的营养需求。因此，当患者部分小肠切除后，一般不会影响其营养吸收。但当剩余小肠 < 100cm 或以体重计算 ≤ 1cm/kg 时，会出现不同程度的消化、吸收功能不良，剩余越少，功能越少。老年人胃肠道消化、吸收功能减退，其受影响程度更高于成人。

小肠解剖上分为空肠、回肠两部分。某些营养成分的吸收只能在其特定位置，如钙、铁主要在空肠吸收，维生素 B_{12} 主要在回肠吸收，所以某段肠管的切除将影响相应营养成分的吸收。除此之外，回盲瓣对延缓食糜进入结肠、增加回肠末端的吸收时间起着至关重要的作用，因此，大面积切除小肠时，是否保留回盲瓣对远期短肠综合征的发生有很大影响。

SBS 的治疗包括手术治疗和非手术治疗。手术治疗主要包括小肠倒置术、结肠间置术等非移植手术和小肠移植术。手术治疗在延长食物与肠黏膜接触时间、改善肠管吸收营养物质能力等方面有显著优势，但不合时机的手术和手术失败可能导致严重的并发症，影响患者自身肠管功能代偿，降低肠黏膜吸收能力，甚至导致患者无法脱离 PN。虽然小肠移植依然是治疗 SBS 的理想方法，但移植后的排斥等问题尚未得到解决。目前，因为肠内外营养的发展和技术进步，大多数 SBS 患者通过营养支持的方式得以长期生存，生活质量尚可，所以较少采用手术治疗。

（二）老年短肠综合征的营养治疗

以营养支持为主的非手术治疗在 SBS 的治疗中起关键作用。PN 和 EN 能有效地为患者提供每日生理所需，包括所有的营养素、水、电解质等。同时在合理有效的营养支持基础上，可以辅助添加一些生长因子、特殊营养素和药物，加上针刺治疗来减少腹泻，促进肠管代偿功能的恢复，以减少 PN 时间，尽早过渡到 EN，有利于 SBS 患者早日康复。目前，SBS 最基本、最重要的治疗措施是营养支持治疗。不同时期有不同的营养支持治疗方案：

1. **急性期** 指术后 2 个月左右，由于剩余小肠过短，大量体液如水、消化液、电解质、脂肪、碳水化合物和营养物质直接从粪便中丢失。此时患者的营养不良表现尚未凸显，但其离子紊乱及酸碱失衡情况严重，如不及时处理，大部分患者将死于内环境紊乱。治疗原则：积极纠正酸碱失衡；反复检测血气分析，根据血气结果及时调整治疗方案；适当给予生长抑素及其类似物；同时可给予止泻药防止内环境严重紊乱。SBS急性期最有效的营养支持方式是 PN，可提供葡萄糖、脂肪、氨基酸、电解质、维生素及微量元素等在内的全部营养物质。当腹泻量减少至 2 000ml/d 以下时，便可开始口服等渗溶液以及肠内营养制剂补充营养，平稳度过急性期。

有些 SBS 患者经过急性期 PN，后期稳定后仍然需要长期依赖 PN，无法进食，因此，PN 决定了这部分患者的生存。进行全肠外营养的患者，为了尽量减少并发症、提高生存质量、更快促进肠管代偿功能的恢复，又要尽可能降低成本，需要合理搭配营养物质和成分配比，提供充足有效的能量供应。总热量一般为 8.4 ~ 12.5kJ/kg，采用高蛋白、高碳水化合物、低脂的配比模式，热量物质供给应按葡萄糖：脂肪乳 =1：1 或 2：1 配比最佳，以 0.15 ~ 0.20g/（kg·d）计算氮的用量。长期依赖 PN 的患者由于胆汁酸循环障碍，会引起一系列肝脏疾病如胆汁淤积、肝功能不良、导管败血症，低脂饮食能潜移默化地逆转部分肝脏问题。长期应用 PN 还容易引起高血糖症，因此，应用 PN 时将糖的输注速度控制在 ≤ 4mg/（kg·min），同时监测患者血糖，将血糖控制在 11.1 ~ 14.0mmol/L。

2. 代偿期 指术后 2 个月至 2 年，患者剩余小肠逐渐出现代偿机制，通过肠腔增大、黏膜皱襞增多等方式使肠吸收面积增加，另外肠蠕动减慢，增加了吸收时间。此时患者的离子紊乱及酸碱失衡得到纠正，但其营养不良的症状逐渐显现出来，主要表现为体重下降、维生素 B_{12} 吸收不良引起的贫血、低钙导致的手足抽搐等。此时小肠功能尚未完全恢复，治疗原则以肠外营养治疗为主、肠内营养制剂为辅。选择肠内营养制剂是因为其较正常食物少了乳糜消化的过程，更易于肠道吸收营养物质，同时也促进了肠道功能的恢复。另外需要根据所剩的肠管适当补充其不能吸收的营养物质，如空肠大面积切除，需定期静脉补充铁剂。

3. 恢复期 指术后 2 年以后，此时多数患者已出院，进行家庭治疗。治疗原则以肠内营养制剂为主、正常食物为辅。但绝大多数患者仍需要定期给予肠外营养支持治疗，这基本是目前短肠综合征患者的现状。由于 PN 并发症较多，长期应用费用较高，并且患者生活质量差，所以对于大多数 SBS 患者而言，应尽早过渡到 EN。当患者血生化指标趋于正常、身体素质得到改善并且相对稳定，腹泻量 ≤ 2 000ml/d 时可考虑逐渐减少 PN，进行 EN 过渡，以减少长期 PN 带来的一系列并发症，提高 SBS 患者的生存质量。

肠内营养物质能够对肠黏膜产生吸收功能的"工作负荷"，促进肠黏膜的适应性反应，促使具有吸收功能部位肠黏膜开始蠕动，这样有利于逐渐恢复肠道吸收和免疫屏障等功能。肠内营养物质接触到肠黏膜为其提供能量，促进黏膜的增生。因此，部分专家提出，即使在 SBS 急性期，患者小肠肠管功能没有恢复或小肠残余的长度很短，不适合进行 EN 的情况下，也可以尝试通过口服或者肠道给予 1～2ml 少量肠内营养制剂，直接作用到肠道，用微量的营养物质刺激肠管代偿和恢复。实施 EN 首先应该选择等渗、容易吸收的营养制剂，如等渗浓度的结晶氨基酸或短肽制剂。原则上由少到多、由慢到快。营养制剂以 20ml/h 的速度 24 小时持续经鼻肠管给予，不仅利于减少胃内潴留和胃液的分泌，也利于患者对肠内营养制剂的耐受；必要时，可选择输液泵调节控制营养制剂的滴入速度。应用 EN 时有些患者会发生恶心、呕吐、腹胀等消化道不适症状，需要每隔 4 小时检测胃内营养制剂残留量，若残留超过 1.5 倍每小时进食量，需要中止 EN，直到胃内容物 < 50% 每小时进食量时可继续 EN。待 SBS 患者适应 EN 后，应逐步开始进行膳食，膳食要求尽量含有较高碳水化合物、高质量的蛋白质、低脂和尽可能少渣，最终达到可以完全经口进食普通食物。除了碳水化合物和脂肪酸，普通膳食能促进肠道功能的恢复并且代偿，如纤维素、转化生长因子、谷氨酰胺等。其中，纤维素包含了水溶性（如果胶、树胶、胶浆）和非水溶性（如甘露糖醇、木糖、半乳糖）成分，这些膳食成分容易结合水分子，有助于保留肠内水分、增加粪便容积，从而抑制腹泻。此外，一些生长激素、转化生长因子等还能刺激胃肠道蠕动，有利于肠上皮细胞增殖和黏膜生长，促进 SBS 术后残余肠管功能恢复并且代偿。

近百年来 SBS 的治疗有两次突破性进展，分别是 PN 的出现和进行小肠移植尝试，但小肠移植需要终身使用免疫抑制剂减少排斥反应。目前 SBS 以营养支持为核心，辅以其他相应的对症治疗，SBS 患者的生存率和生存质量有了明显改善。但多数关于 SBS 的研究仍停留在动物实验阶段，很多问题尚未解决，残留肠管代偿的情况和机制复杂多样，目前尚未明确，营养支持的标准和个体化治疗措施仍然是临床上需要不断摸索和解决的问题。

（张武剑）

第六节　老年胃肠道手术围手术期营养治疗

老年患者由于衰老、共病（同时患 2 种以上慢性病）、衰弱等多方面因素，手术发生不良事件的风险显著增加。随着年龄的增长，各器官功能下降、基础代谢率增加、细胞减少及功能下降、碳水化合物代谢减弱、蛋白质合成减少分解增加、脂肪代谢减少、脂肪廓清能力下降，因此老年患者围手术期更容易出现营养不良，必须重视老年患者围手术期的营养状态。近些年，欧美肠外肠内营养学会提出"营养治疗"理念，临床营养不仅能够补充营养素，还可以通过合理、有效地提供机体合适的营养底物、选择正确的喂养途径和时机，调节机体代谢过程，维护机体重要器官功能，提高老年患者手术成功率。

一、老年胃肠道手术围手术期营养不良相关并发症

（一）并发症发生原因

老年人营养不良的因素很多，但究其原因不外乎两个方面，即摄入减少和消耗增加。

1. 摄入减少　一方面，由老年人的生理特点决定，老年人各器官功能下降、味觉、嗅觉下降，唾液、胃肠道消化酶分泌减少，胃肠道蠕动缓慢，

或者身体其他部位的不适，都将影响老年患者营养物质的摄入。另一方面，各种疾病因素如胃肠道、食管疾病，导致患者不能经口进食，限制了营养的补充。

2. 消耗增加　在手术、外伤或者炎性疾病过程中，患者处于应激状态，分解代谢明显增加，加快营养素的消耗，使机体处于负氮平衡状态，易导致营养不良。

（二）营养不良的特点及干预的必要性

外科手术患者营养不良的判定与不同人群及所采用的营养评定方法和标准有关，其中年龄 > 65 岁、恶性肿瘤、胃肠道疾病、重症及病理性肥胖患者营养不良风险更高。营养不良不仅损害机体组织、器官的生理功能，还有大量临床研究结果显示，营养不良患者术后并发症（感染、吻合口瘘等）发生率、病死率升高，ICU 停留时间及住院时间延长，医疗费用增加，从而影响患者的临床结局及生活质量。临床营养不仅是提供"支持"的手段，目前已成为现代临床治疗的一部分，甚至成为某些疾病的有效治疗方法。现有证据表明，围手术期合理的营养支持能减轻患者分解状态和瘦体组织丢失，有助于患者早期下床活动并尽快恢复机体功能，明显降低术后并发症发生率，缩短住院时间和 ICU 停留时间，改善临床结局。中重度营养不良而需要接受大手术的患者，尤其是拟接受重大、复杂手术后预计出现严重应激状态的危重患者，往往不能耐受长时间营养缺乏。围手术期营养支持疗效与患者术前的营养状况密切相关，术前重度营养不良或严重低蛋白血症将影响术后营养支持效果，而术前有效的营养支持有助于减轻患者分解代谢状态并促使机体康复，进而提高手术成功率。

二、营养风险筛查及营养状况评估

（一）营养支持治疗实施依据

老年患者在围手术期应常规进行营养评估，以评测老年患者的手术风险。一般有以下几种评测方法：

1. 体重检查和体重指数的测定　2015 年欧洲肠外肠内营养学会

（ESPEN）对营养不良提出新的诊断标准：凡符合下述任何一种情况，即可诊断为营养不良：① BMI < 18.5kg/m²；②无意识体重丢失（指无时间限定情况下体重丢失 > 10% 或 3 个月内丢失 > 5%）情况下，BMI（70 岁以下者 BMI < 20kg/m² 或 70 岁及以上者 BMI < 22kg/m²）或去脂体重指数（fat free mass index，FFMI）降低（女性 < 15，男性 < 17），至少出现 1 项。

2. 营养风险筛查 2002（NRS2002） 包括疾病严重程度评分、年龄评分、营养状态评分三个部分，三者得分之和 ≥ 3 分者提示有营养风险，需要营养支持。< 3 分者应在一周后再评估。

3. 微型营养评定法（MNA） 20 世纪 90 年代开始的一种评估方法，特点是简单，能在 10 分钟内完成，而且有良好的线性相关性，是人体测量、膳食问卷、整体评定、主观评定几个方面分数之和，总分 17 ~ 23.5 分提示营养不良风险状态，应加强营养，改变生活方式；< 17 分提示营养不良，应该制订专门营养计划。外科大手术或重症疾病患者应进行营养风险筛查，对存在营养风险患者进行营养评定，并对存在营养风险或营养不良的患者制订营养支持计划。

（二）老年患者营养状况评估工具

营养状况评估目的是客观评价患者在围手术期的营养状况和潜在发生营养不良的风险，以便尽早采取措施加强营养管理。

传统的营养状况评估方法包括评估 BMI、去脂体质量（fat free mass，FFM）、血清生化指标。BMI 只能判断体质量与身高的相对健康；FFM 为除脂肪以外身体其他成分的重量，肌肉是主要部分；血清生化指标包括白蛋白、前白蛋白、血红蛋白、淋巴细胞计数等，是入院检查的常规项目。

营养风险筛查与评估工具较多，包括 NRS2002、老年营养风险指数（GNRI）、营养不良通用筛查工具（MUST）、MNA 和患者主观综合评定法（PG-SGA）。目前，NRS2002 被认为是预测住院患者临床结局最有效的营养评估工具，也是迄今为止唯一通过循证医学认证的营养风险筛查工具。众多营养评估和筛查工具都有其优缺点，目前尚无一个评估工具适合所有患者。选择何种营养评估筛查工具，客观准确地评估老年人营养状况，以便尽早进行干预改善预后，仍需要进行深入探索。

三、老年胃肠道手术围手术期营养治疗

（一）术前处理及营养支持共识

胃肠道手术围手术期营养治疗的方式主要有口服营养补充（ONS）、肠内营养（EN）及肠外营养（PN）。能够经口进食的患者，应首先通过加强营养指导增加食物摄入，当经口进食无法满足营养需求时，应首选ONS。研究结果显示，ONS对加速切口愈合、恢复机体组成、增加体重、降低术后并发症发生率和再入院率、缩短住院时间、改善生活质量均有积极作用。另外要注意患者有无呛咳及吸入风险，同时营养干预初始阶段应警惕再喂养综合征。若无法经口进食，或ONS仍无法满足营养需求，应及时给予人工营养制剂，在肠道功能允许的前提下，优先选用EN进行营养治疗，方式可选择口服或管饲。若无法实施EN，或EN仍未达到患者能量目标需要量，则建议加用PN补充EN摄入不足的部分，如部分肠外营养（partial parenteral nutrition，PPN）或补充性肠外营养（supplemental parenteral nutrition，SPN）。无法实施EN或因各种原因无法经肠道途径进行营养治疗或经肠道营养治疗无法满足能量或蛋白质目标需要量的50%持续7~10天时，联合PN能使患者获益。存在EN绝对禁忌证的患者，如完全性机械性梗阻、难以控制的腹膜炎、肠缺血、重度休克等，应及时进行完全肠外营养（TPN）治疗。EN联合PN患者，随EN耐受性增加、PN需要量降低，需谨慎过渡，防止过度喂养。当EN提供能量和蛋白质超过50%目标需要量时可停用PN。

大多数外科手术患者无须从手术前夜开始禁食。无误吸风险的非糖尿病患者麻醉前2小时可摄入适量的碳水化合物。无法进食或术前禁饮患者可静脉输注200g葡萄糖。术前碳水化合物负荷（糖尿病患者除外）能有效减轻患者术后胰岛素抵抗和蛋白质分解代谢，减少患者术前不适感，缩短腹部手术住院时间。营养状况良好患者无须营养支持，重度营养不良患者推荐术前使用营养支持。中度营养不良患者术前营养支持也能获益。术前已经实施营养支持的患者，或严重营养不良而术前未进行营养支持的患者，术后应接受

营养支持。预计围手术期不能经口进食时间超过 7 天或无法摄入能量和蛋白质目标需要量的 60%～75% 超过 10 天的患者，围手术期需明显提升营养状况或存在严重代谢障碍风险的患者，推荐应用营养支持。围手术期患者能量目标需要量首选间接测热法实际测量，无法测定时可采用体重公式计算法 [25～30kcal/（kg·d），1kcal=4.184kJ] 或能量预测公式法。围手术期患者蛋白质的目标需要量为 1.5～2.0g/（kg·d）。

围手术期营养支持首选 ONS 或 EN，EN 无法实施或 EN 无法提供充足的能量和蛋白质时应补充或选择 PN。空肠营养管的留置途径有多种，各有利弊，应根据手术方式、喂养时间长短、营养状况、胃肠道功能等具体情况进行选择。鼻肠管留置较为方便，但留置时间过久会发生相关并发症，包括鼻黏膜糜烂、鼻窦炎、食管溃疡或梗阻等。经腹空肠造口置管有一定创伤，并且需要对造口处进行密切监护和管理，但长期应用的耐受性相对较好。预测患者术后需要长期（＞4周）EN 治疗时，建议选择经腹空肠造口置管。EN 的实施应根据肠道耐受性从低流量（20～30ml/h）开始，根据患者的耐受情况逐渐增量，同时应密切监测患者的胃肠功能及管饲耐受性。耐受良好的患者，喂养量应在 72h 内达到目标需要量，以优化营养治疗的疗效。胃肠道耐受性较差的患者，喂养量可在 7d 内逐渐达到目标需要量。ESPEN 指南及老年手术加速康复外科（ERAS）专家共识推荐对下列患者术前给予 7～14d 的营养治疗，并建议酌情推迟此类患者的手术时间：①过去 6 个月内体重下降 ＞10%；②血浆白蛋白 ＜30g/L；③ SGA 评分 C 级或 NRS2002 评分 ＞5 分；④ BMI ＜18.5kg/m²。该指南建议这类患者术前接受 10～14 天的营养治疗，包括口服（常规饮食、治疗性饮食）或 EN、PN 等人工营养支持。也有学者认为，术前单纯 ONS 对结直肠手术患者术后恢复的促进作用不是很大。术前营养治疗给患者带来诸多益处，能够降低手术并发症发生率，如吻合口瘘、外科手术部位感染，减少住院时间，提高生活质量，尽早为术后放化疗做好准备。术前营养治疗期间应对体重、血浆白蛋白水平等进行监测，评价术前营养治疗的效果，结合肿瘤情况选择适宜的手术时机。

（二）术中对营养支持的准备

择期手术患者，外科医生术前应对病情有精准的认知，为术后营养支持做好准备；对于急诊患者，外科医生也应该尽可能地预知术后面临的营养支持问题。手术给临床医生提供了一个特定的机会，为长期营养创造安全途径，比如手术开始前，为术后 PN 留置锁骨下静脉穿刺管，或手术结束时为术后 EN 置入鼻肠管或留置空肠穿刺造口管（needle catheter jejunostomy，NCJ）。

（三）术后营养支持共识

无法自主经口进食的高营养风险患者，应在术后 24 小时内开始 EN 支持。传统的胃肠术后会限制口服摄入量，以防止术后肠梗阻和吻合口漏，此时营养支持通过 TPN 进行。TPN 具有明确的治疗效果，可用于绝大多数患者，但可能引起肠黏膜萎缩、肠道细菌易位等不良反应。EN 的积极作用正在逐渐被胃肠外科医生所熟知，主要包括：

1. 为人体提供微量营养素和抗氧化剂，减少糖异生、增加蛋白质合成。

2. 有助于保持肠道完整性、降低肠道通透性、增加肠道吸收能力和蠕动能力。

3. 减少炎症和氧化应激。

4. 保持和增强免疫力。术后营养支持首选 EN，EN 比 PN 更能降低术后并发症发生率、缩短住院时间，但耐受性差。具有营养支持指征但不宜或不能耐受 EN 患者应及早给予 PN；如果 EN 摄入的能量和蛋白质 < 60% 目标需要量，应联合应用 PN。

（四）EN 和 PN 制剂的选择

大多数手术患者能从免疫增强型 EN 制剂中获益。免疫增强型 EN 制剂能减少术后感染并发症、缩短住院时间，但对病死率无明显影响。有脓毒症或血流动力学不稳定的患者不推荐使用含精氨酸的免疫增强型 EN 制剂。多数需要 PN 的外科患者可通过补充 ω-3 多不饱和脂肪酸获益。PN 中应用 ω-3 多不饱和脂肪酸可改善外科重症患者的临床结局。

需长时间 TPN 支持的患者可通过添加谷氨酰胺获益，严重肝功能不全或肾功能衰竭患者，以及血流动力学不稳定、不易复苏的休克患者，无论是 EN 还是 PN 均推荐添加谷氨酰胺。谷氨酰胺是机体中含量最丰富的氨基酸，约占总游离氨基酸的 50%，是合成氨基酸、蛋白质、核酸和许多其他生物分子的前体物质，在肝脏、肾脏、小肠和骨骼肌代谢中起重要调节作用，是在机体内各器官间转运氨基酸和氮的主要载体，也是所有快速增殖细胞如小肠黏膜细胞、淋巴细胞等生长、修复特需的能源物质，对维护肠道黏膜结构和功能的完整性起着十分重要的作用。手术创伤、烧伤、感染等应激状态下，血浆与骨骼肌内谷氨酰胺含量明显下降，导致蛋白质合成障碍、肠黏膜萎缩、免疫功能受损。此时补充外源性谷氨酰胺可通过增加血浆和肌肉中谷氨酰胺浓度，促进蛋白质合成，改善机体免疫抑制状态，减轻氧化应激损害，调控细胞因子、炎性介质的产生和释放，防止肠黏膜萎缩，减少肠道细菌及内毒素移位，从而改善患者的临床结局。

有关谷氨酰胺的研究由来已久，大量的临床研究及 Meta 分析结果均显示，PN 中添加谷氨酰胺可促进外科患者术后正氮平衡、降低感染并发症发生率、缩短住院时间、提高生存率。目前国际上多数营养学会和机构均推荐对需要 PN 支持的手术患者添加谷氨酰胺，利于改善临床结局。

大多数需要 PN 的外科患者可通过补充 ω-3 多不饱和脂肪酸（PUFA）获益，PN 中应用 ω-3PUFA 可改善外科重症患者的临床结局，改善择期手术、多发伤、脑外伤、腹部大手术及冠状动脉旁路移植术患者的预后。此外，严重创伤、感染及急性呼吸窘迫综合征等重症患者，补充 ω-3PUFA 有助于改善应激后炎症反应和器官功能，减少机械通气时间、ICU 停留时间和住院时间，降低并发症发生率及病死率。研究结果表明，ω-3PUFA 可通过改变细胞膜磷脂构成、增加膜流动性，影响细胞膜上受体的空间构象和离子通道，进而影响细胞功能分子的合成、抑制信号转导。此外，ω-3PUFA 调节类二十烷酸、细胞因子的合成，调控基因、信号分子和转录因子的表达，改变脂筏的脂肪酸组成及结构，影响各种炎症介质、细胞因子的合成及白细胞的活性，从而减少炎性介质的产生与释放，促进巨噬细胞的吞噬功能，具有抗炎、改善机体免疫功能的作用。此外，ω-3PUFA 还参与细胞代谢产物调节受体介导的多种信号转导通路，包括跨膜受体介导、核受体介导的信号转导通路，最终影响基因表达，引起细胞代谢、增殖、分化、凋亡等一系列改变。多项临床研究结果显示，腹部手术后患者补充鱼油脂肪乳剂，有助于改善应激后炎症反应及肝脏、胰腺功能，减少术后机械通气时间、缩短住院时间，降低再入 ICU 率及病死率。对于脓毒症患者，ω-3PUFA 可通过调节炎性因子合成，降低感染率、ICU 停留时间及总住院时间，提高生存率。Meta 分析结果显示，外科患者 PN 中添加鱼油能减少感染并发症，缩短住院时间和 ICU 停留时间。ω-3PUFA 另一值得关注的效应是其对器官的保护作用和对重症患者的效果。多项研究结果表明，ω-3PUFA 可降低肺动脉压，改善肺血管通透性及肺功能，明显改善败血症和急性肺损伤或急性呼吸窘迫综合征患者的氧合作用，降低急性呼吸窘迫综合征病死率，缩短机械通气时间与 ICU 停留时间，改善预后。多项针对重症及外科患者 PN 中添加鱼油的 Meta 分析结果也显示，重症患者 PN 中添加鱼油是安全的，能明显降低感染并发症发生率，缩短住院时间及 ICU 停留时间，但对病死率无影响。因此，美国肠外肠内营养学会在最新的重症指南中也推荐重症患者需要 PN 支持时应添加 ω-3PUFA。值得注意的是，ω-3PUFA 改善预后的效果具有剂量依赖性，同时其作用还与疾病的严重程度和应用时机有关。目前大多数专家建议尽可能在疾病及应激的早期使用 ω-3PUFA，推荐剂量为 0.10 ~ 0.20g/（kg·d）。

四、老年胃肠道手术围手术期放化疗与营养支持

老年胃肠道手术 ERAS 专家共识及 ESPEN 指南均指出，无胃排空障碍的患者无须手术前夜开始禁食，麻醉前 6 小时允许进软食，麻醉前 2 小时允许进清流食。无法进食或进水的患者，术前静脉输注葡萄糖 5mg/（kg·min）能减少术后胰岛素抵抗和蛋白质丢失，有利于患者康复。多项研究表明，放疗期间结合营养咨询及营养支持对患者有益。

五、老年胃肠道手术围手术期营养支持方法

（一）营养支持的时机

一般来说应满足以下条件：呼吸循环稳定；无水电解质失衡；无出血情况；高糖、高血脂状态得到控制。

（二）营养支持的原则

1. 肠内营养是首选方式，肠内营养不足时可用肠外营养补充。

2. 中心静脉营养应优于周围静脉营养。

3. 营养支持时间较长时首选肠内营养。

4. 营养需要量较高或短期内可改善者可选择肠外营养。

（三）老年营养支持的注意点

1. 只要患者条件允许，就要尽可能地早期予以肠内营养，这样可以保持肌肉组织的有效容量、调节血糖、保护胃肠道黏膜屏障、防止毒素吸收和菌群移位。

2. 不能耐受经胃营养或极有可能出现误吸风险的患者，应该选择经空肠营养。

3. 经胃肠营养后应注意胃内残留量，保持半卧位，防止误吸。

4. 合并心血管疾病或慢性阻塞性肺疾病的患者，尽可能不用肠外营养，应首选肠内营养。

（四）营养支持方式

1. 围手术期营养支持首选 ONS 或 EN，EN 无法实施或 EN 无法提供充足的能量和蛋白质时应补充或选择 PN。

2. 经鼻胃管或鼻肠管喂养应作为围手术期 EN 首选方式，如预计喂养时间 > 4 周，建议使用胃或空肠造瘘置管。

六、老年患者围手术期的营养干预措施与方案

在决定老年患者需要住院手术的同时，应启动营养干预机制，包括术前营养风险评估，制定营养干预和手术方案、术后康复营养方案等。营养干预应遵循 5 阶梯模式，饮食＋营养教育为第 1 阶梯；饮食 +ONS 为第 2 阶梯；

完全肠内营养为第 3 阶梯；部分肠内营养 + 部分肠外营养为第 4 阶梯；全肠外营养为第 5 阶梯。营养补充首选肠内营养支持，包括 ONS 和管饲。肠内营养可以刺激肠蠕动，维护消化道黏膜屏障功能，防止肠道细菌移位。在制定营养支持方案时，首先需要计算总热量。国内指南推荐老年人的目标热量为 20~30kcal/（kg·d），危重老年患者适当减少 30%。BMI < 21kg/m² 的老年人应适当增加热量，超重老年人按理想体质量计算。因病情需要行全胃肠外营养时，营养配方除满足总热量需要，糖脂肪供能比例、热氮比和输液总量也需要考虑周全。适当提高脂肪供能比例，统筹兼顾蛋白质供给，有利于纠正营养状况和免疫功能。同时，肠外营养患者应补充适当的微量元素和维生素。在老年人围手术期营养支持过程中，需要做好监测和评估，监测内容包括肠道的耐受性（如有无呕吐、腹胀、腹痛等），生化指标可以评估机体内环境。

七、ERAS 时代胃肠手术营养支持的特点

实施 ERAS 的结直肠癌患者术后恢复更快，出院时间更早，并发症更少。ERAS 为多模式围手术期护理方案，其主要措施之一是优化营养支持，减少饥饿，促进术后患者快速康复。传统的结直肠手术要求术前夜间服完灌肠剂后禁食水，以减少术中误吸的风险。一项涉及 27 个对照试验的 Meta 分析显示，与禁食相比，术前进食碳水化合物并不会增加术后并发症的发生率，且术前碳水化合物的摄入可以最大限度降低术后胰岛素抵抗的风险，这对传统手术的禁食策略提出了挑战。术前 5~7 天接受 EN，在麻醉诱导前 2 小时内提供碳水化合物，如有可能，术后 24 小时内重新开始口服喂养，这些措施在 ERAS 中已逐渐成为共识。免疫营养素具有药理学作用，能够以特定方式刺激免疫细胞，增强免疫应答功能，维持正常、适度的免疫反应。此前有研究指出，在行 ERAS 的胃肠道手术前 EN 中添加免疫营养组分（谷氨酰胺、精氨酸、ω-3 脂肪酸）对患者有益。

老年患者营养不良发生率或营养风险高，围手术期风险明显增加。医护人员应做好老年患者的营养评估，做到科学管理，营养支持选择合理、贯穿

全程，从而改善营养状态，有助于患者安全有效地度过围手术期。

（赵亮亮）

第七节　老年胃肠道疾病重症患者的营养治疗

　　随着现代医学技术的进步和理念的更新，营养支持治疗已成为救治临床危重症患者的重要治疗措施之一。合理的营养支持治疗在为危重症患者提供机体所需营养素和能量、降低营养不良发生的同时，也能减少危重症状态下机体的分解代谢，防止并发症，改善器官功能，从而改善临床结局。然而，老年危重症患者由于机体代谢、器官功能以及营养状态的复杂性，如何优化其营养支持治疗已成为当前临床实践中非常棘手的难题。近年来，国内外多个研究机构针对危重症状态下营养支持治疗进行了大量的临床研究，在众多热点问题上逐渐达成共识，发布了相关指南和共识，如美国危重病医学会（Society of Critical Care Medicine，SCCM）、美国肠外肠内营养协会（ASPEN，2016）、欧洲肠外肠内营养协会（ESPEN，2018）等制定的国际指南明确了推荐意见，对临床实施老年危重症患者营养支持治疗提供了非常有意义的建议和指导。因此，本节基于最新的循证医学证据，并结合当前的指南推荐和临床实践经验，对老年危重症患者的营养支持治疗策略进行归纳和总结。

一、老年重症患者的营养代谢特点

　　老年患者的应激反应较正常中青年更为明显，由于老年患者分解代谢增加、合成储存降低，导致营养状况下降更为迅速和明显，影响了代谢平衡，分解代谢明显高于合成代谢，进而直接影响危重症患者的预后。代谢与营养改变并不能简单地通过补充外源性营养物质而改变。对老年重症患者来说，其代谢形式的改变通常难以逆转。分解代谢状态使重症患者出现营养不良，导致营养状况进一步恶化。营养不良和医源性喂养不足又增加了并发症的风险。

二、老年重症患者的营养评估

ICU 老年住院患者，尤其是住院时间超过 48 小时者均应视为存在营养不良风险，需要进行营养风险筛查。目前有很多用于营养风险筛查的量表或工具，其中临床常用的是 NRS2002 评分表与 NUTRIC 评分表（表 4-1），对营养状态和疾病状态进行评分。研究表明，NRS2002 评分 ≥ 3 分与急症住院患者 30 天病死率、再住院率呈显著正相关，与非住院时间呈负相关。NUTRIC 评分 ≥ 6 分（不考虑 IL-6 则应 ≥ 5 分）与 ICU 患者 28 天病死率呈独立正相关。因此，NRS2002 评分 ≥ 3 分的患者被认为存在营养风险，NRS2002 评分 ≥ 5 分或 NUTRIC 评分 ≥ 6 分（不考虑 IL-6 则应 ≥ 5 分）的患者被认为存在高营养风险。对高营养风险的患者给予早期营养支持治疗可减少院内感染率，降低病死率。与 NRS2002 评分相比，NUTRIC 评分与蛋白质及能量供给不足的关系更为密切，提示使用 NUTRIC 评分对 ICU 老年患者进行营养风险筛查可能更有优势，但目前尚缺乏高质量的前瞻性研究比较 NUTRIC 评分和 NRS2002 评分在指导营养干预策略上的优劣性，这也是今后研究的方向之一。

表 4-1　NUTRIC 评分表

变量	得分 / 分
年龄 / 岁	
< 50	0
50 ~ 74	1
≥ 75	2

续表

变量	得分 / 分
APACHE Ⅱ评分 / 分	
< 15	0
15 ~ 19	1
20 ~ 27	2
≥ 28	3
SOFA 评分 / 分	
< 6	0
6 ~ 9	1
≥ 10	2
合并症 / 个数	
0 ~ 1	0
≥ 2	1
从住院到入住 ICU 时间	
< 1 天	0
≥ 1 天	1
IL-6 水平 / $(ng \cdot L^{-1})$	
< 400	0
≥ 400	1
总分	

注：NUTRIC 评分是危重症营养风险评分；APACHE Ⅱ评分是急性生理及慢性健康状况评分；SOFA 评分是序贯器官功能障碍评分；IL-6 为白细胞介素 -6；NUTRIC 评分 ≥ 6 分（不包含 IL-6 则应 ≥ 5 分）视为高营养风险。

临床中除了常用的评分量表，还可以运用其他指标进行老年危重症患者的营养评估。

（一）24 小时尿氮量与氮平衡估算

人体内尿氮排出量可反映蛋白质分解程度，因此了解患者 24 小时尿氮量有助于评估患者的基础营养状况，进行氮平衡估算，预测患者营养不良的发生率。

（二）体重与体重指数

临床上很难准确测量重症患者的实际体重，应激早期和复苏后的体重受组织含水量的影响，如组织水肿、体腔大量积液、创面大量丢失等因素。解决这一问题可采取如下方法：

1. 通过每日动态测定量进行评估。

2. 无条件测量体重时，可运用公式进行估算，反映肌肉组织含量，如

标准体重计算公式 1：

男性（kg）：50+0.91×[身高（cm）−152.4]

女性（kg）：45.5+0.91×[身高（cm）−152.4]

标准体重计算公式 2：

男性（kg）：身高（cm）−105

女性（kg）：身高（cm）−110

无论哪种计算方法均不是专门针对老年患者，目前尚无专门针对老年患者的体重计算公式，以上公式仅作为参考。

（三）能量消耗估算

老年人静息能量消耗（REE）存在较大的个体差异，能量消耗应采用间接能量测定仪进行实时测定，而不单纯使用公式进行估算或预测。一项关于老年患者能量消耗估计的研究发现，不同体重指数（BMI）住院患者的 REE 并不相同：BMI < 21kg/m^2 的患者平均 REE 为 21.4kcal/（kg·d），BMI ≥ 21kg/m^2 的患者平均 REE 为 18.4kcal/（kg·d）。国内外多个指南认为，一般老年患者可将 20 ~ 30kcal/（kg·d）作为目标量，该范围的目标能量摄入能够改善患者的长期预后，降低病死率。

（四）血浆蛋白水平

血浆蛋白含量仅占组织重量的 2%，却能够较好地反映肌肉组织含量，因此常作为营养状态及营养支持评估的指标，反映机体内脏与骨骼肌蛋白质的储存与代谢状况。其血浆含量随代谢状态、营养支持效果而发生改变，血浆蛋白降低提示体内蛋白质储备减少或出现代谢障碍，并且与患者预后相关。

白蛋白的半衰期较长（约 21 天），不宜作为老年患者近期内脏蛋白水平

变化和营养支持效果的评价指标。而对一些半衰期较短的蛋白如血清转铁蛋白（半衰期为 7 天）和前白蛋白（半衰期为 2 天）的连续动态监测，则可以及时地反映营养支持的效果和营养状态的变化。

三、老年重症患者的营养需要

（一）能量

老年危重症患者在开始营养支持治疗之前，应首先确定患者的能量需求，即目标喂养量。能量需求的计算可以根据以下方法：

基于体重估算能量消耗的简单公式 25 ~ 30kcal/[kg（实际体重）·d]、其他已发表的预测公式或者 IC 法。IC 法是目前最为准确地计算患者能量需求的方法，但由于实用性及成本问题，大多数医疗机构难以广泛开展。基于体重估算能量消耗的简单公式准确性较低且受多种因素影响，如体重、药物、治疗情况、体温等，但公式简单实用便于开展。接受大量液体复苏或存在全身性水肿的患者，应根据患者平时的体重计算能量供给。肥胖的患者应根据 BMI 调整能量需求：BMI 为 30 ~ 50kg/m^2 时，按照 11 ~ 14kcal/[kg（实际体重）·d] 计算；BMI > 50kg/m^2 时，按照 22 ~ 25kcal/[kg（理想体重）·d] 计算。严重喂养不足或过度喂养均可能增加病死率、延长住院时间和机械通气时间，应尽量避免。无论通过 IC 法测量还是通过简单公式估算，能量消耗应每周至少重新评估一次，以优化能量和蛋白质摄入策略。

（二）蛋白质

与总能量供给相比，高蛋白质摄入量与老年危重症患者临床结局的关系更密切，蛋白质摄入 ≥ 1.2g/[kg（实际体重）·d] 可降低 ICU 患者病死率，缩短住院时间。因此，建议以 1.2 ~ 2.0g/[kg（实际体重）·d] 估算老年危重症患者的蛋白质需求。BMI 为 30 ~ 40kg/m^2 的患者，按照 2.0g/[kg（理想体重）·d] 计算蛋白质需求；BMI ≥ 40kg/m^2 时，按照 2.5g/[kg（理想体重）·d] 计算。急性肾损伤且接受血液透析或连续肾脏替代治疗的患者，蛋白质需求最大量可达 2.5g/[kg（实际体重）·d]。

（三）脂肪

膳食中脂肪的摄入应限制在总能量的 30% 或以下。但过分限制脂肪摄入会影响膳食的质量。急性期患者在肠外营养治疗时，脂肪可占到总能量 40%～60%，而长期应用时脂肪占比应减至 30%。接受肠内营养治疗的老年住院患者，应结合疾病状态及胃肠道耐受能力，选择适宜脂肪供能比的制剂，一般不超过非蛋白质能量的 50%。

（四）碳水化合物

肠内营养或肠外营养配方中，碳化合物可提供大部分能量。但随着年龄增加，老年人对碳水化合物的耐性下降，因此应尽量减少复杂碳水化合物的应用，并监测血糖。

（五）膳食纤维

膳食纤维含有植物多聚糖，不易被小肠酶消化。可溶性纤维如果胶，能被分解为短链脂肪酸。醋酸盐和丁酸盐是结肠黏膜重要的营养底物，结肠黏膜具有吸收水、盐的重要作用。短链脂肪酸也能被吸收，可满足人体 5% 的能量需要。不溶性纤维能增加粪便的体积，防止老年人常见的便秘发生。因此应特别注意，给予老年人的普通食物、口服补充品和肠内营养制剂中应含有膳食纤维。

（六）电解质

随着长期营养支持在慢性病患者中应用的增加，矿物质和微量元素的缺乏会越来越常见。应关注两个重要的元素即钙（缺乏会致骨质疏松）和铁（缺乏会致贫血）的摄入。对锌、镁及一些其他微量元素的推荐摄入量尚需更多的研究。

矿物质（钙、磷、镁、铁、锌、碘、铬、钼、硒）的需要量并未因年龄的变化而有所改变，但危重症患者要维持正常的电解质浓度则需要给予肠内和肠外营养的支持。

四、老年重症患者的营养支持

(一)营养支持时机

由于老年人能量消耗存在较大的个体差异，临床医生应进行全面营养评估后，再选择营养支持的时机及方式。重病患者如能进食，则经口进食优于EN或PN；如无法实现经口进食，应实施早期EN（48小时内），而不是延迟EN或早期PN；如存在经口进食或EN禁忌证，应在进入ICU后3~7天内启动PN。对于有营养支持指征的重症老年患者，营养支持时机的选择比途径的选择更为重要。

多项前瞻性研究及荟萃分析提示，胃肠功能损伤严重程度与病死率呈正相关，是死亡风险增加的独立预测因素。因此，老年危重症患者启动EN前需要评估胃肠功能。临床常见的胃肠功能障碍包括胃肠动力障碍、消化吸收不良、黏膜屏障功能障碍及胃肠分泌功能障碍。目前尚缺乏一种理想的指标能够全面客观地评估胃肠功能。急性胃肠损伤（acute gastrointestinal injury，AGI）分级系统能初步评估患者的消化吸收功能，与早期EN的成功实施存在较好的相关性，且对患者胃肠不耐受的发生及临床预后具有较好预测价值（表4-2）。与无AGI和AGI Ⅰ~Ⅱ级患者相比，AGI Ⅲ~Ⅳ级尤其是AGI Ⅳ级患者给予EN后病死率显著增高。因此指南推荐，AGI Ⅰ~Ⅱ级患者可考虑启动EN，AGI Ⅲ级患者需谨慎地从小剂量EN开始尝试，AGI Ⅳ级患者需延迟启动EN。

表4-2 AGI 分级表

AGI 分级	定义及附例
Ⅰ级(存在胃肠道功能障碍或衰竭风险)	胃肠功能部分受损,表现为病因明确的、暂时的胃肠道症状 例:腹部术后恶心呕吐及肠鸣音消失;休克早期肠动力减弱
Ⅱ级(胃肠功能不全)	胃肠道的消化吸收功能不能满足机体对营养物质和水的需求,但未影响到患者全身情况 例:胃轻瘫伴有大量胃潴留/反流、下消化道麻痹、腹泻、腹腔内高压Ⅰ级(IAP 12~15mmHg)、胃内容物或粪便中可见出血、食物不耐受 [EN72h内未达到20kcal/(kg·d)目标]

AGI 分级	定义及附例
Ⅲ级（胃肠功能衰竭）	胃肠功能丧失,尽管采取治疗干预,胃肠功能仍不能恢复而且全身情况没有改善 例:持续食物不耐受导致大量胃潴留、持续胃肠道麻痹、肠管扩张、腹腔内高压进展(IAP16 ~ 20mmHg)、腹腔灌注压下降(< 60mmHg)
Ⅳ级（胃肠功能衰竭并严重影响其他脏器功能）	AGI 进展至直接危及生命的状态,患者 MODS 和休克。 例:肠缺血坏死、导致失血性休克的胃肠道出血、发展成为直接危及生命的因素,并伴有多脏器功能不全和休克,Ogilvies 综合征、需要积极减压的腹腔间隔室综合征

注：AGI 为急性胃肠损伤；IAP 为腹腔内压；EN 为肠内营养；1mmHg=0.133kPa。

（二）老年危重症患者的肠内营养支持治疗

随着营养代谢研究的深入，除了营养供给外，EN 在保护肠黏膜完整性、防止肠道细菌移位、降低肠源性感染、支持肠道免疫系统及维护肠道原籍菌方面具有独特作用，这也是肠外营养所无法替代的。只要胃肠道解剖完整并具有一定的功能（特别是运动功能、吸收功能），肠内途径供给营养是各类老年重症患者优先考虑的营养支持途径。

老年胃肠道疾病重症患者的营养治疗进行时，以下情况为禁忌或不宜给予肠内营养：

1. 血流动力学尚不稳定，水电解质紊乱、酸碱失衡未予纠正者，应先处理全身情况，待内环境稳定后再酌情考虑实施肠内营养；

2. 胃肠功能障碍者，腹腔感染未予控制导致肠管运动障碍，出现明显腹胀、肠鸣音消失或腹腔大量炎性积液时；

3. 肠梗阻，如机械性肠梗阻和麻痹性小肠梗阻等；

4. 严重消化道出血；

5. 存在未解决的腹部问题，包括腹腔感染、后腹膜炎症、出血、不可控制性肠漏、合并严重腹胀与腹腔内高压等；

6. 急性肠道炎症伴有持续腹泻、腹胀者，吸收功能较差，不宜给予肠内营养；

7. 梗阻性内脏血管疾病，如肠系膜血管缺血或栓塞；

8. 俯卧位时应暂停经胃肠道营养，否则将增加胃内容物反流与误吸的风险；

9. 肠内营养过程中出现严重腹泻、腹胀等，经处理无缓解，应暂停肠内营养。

（三）肠内营养相关并发症及解决方法

老年重症患者较常见的 EN 相关并发症，包括肠内营养不耐受（EN 残余量增多、呕吐与反流）、便秘、腹泻、腹胀及误吸等。

1. 肠内营养耐受性评价　在尝试肠内营养 72 小时内无法达到 20kcal/（kg·d）的喂养量，或各种原因导致 EN 停止，均认为存在喂养不耐受（FI）。FI 可导致营养不良发生率、ICU 住院天数、非机械通气时间及病死率的增加。

EN 不耐受的临床表现多样，如腹痛、腹胀、恶心呕吐、腹泻、肠鸣音亢进或减弱等。出现轻度 FI 表现可密切观察，继续 EN。出现中度 FI 建议减慢 EN 输注速度，寻找原因给予对症处理。以下情况应视为重度 FI，需要暂停 EN：误吸、呕吐、GRV > 500ml、腹腔内压（IAP）> 25mmHg 或出现腹腔间隔室综合征及 AGI Ⅳ 级。有研究表明，与常规实行 GRV 监测相比，不实行 GRV 监测时小肠不耐受的发生率明显降低。因此，不推荐 GRV 监测作为常规评估 EN 耐受性的指标，但出现腹胀、呕吐、误吸等不耐受表现时建议监测 GRV。

2. 肠道喂养方式　泵控制下持续输注是老年重症患者 EN 实施中最安全的喂养方式。多数学者推荐从 20 ~ 25ml/h 的速度开始输注，建议由小剂量试行。如果胃肠道耐受性好，可逐渐增加（每 4 ~ 8 小时滴速增加 10 ~ 20ml/h），2 ~ 3 天达到目标喂养量。如 GRV 高（> 200ml）或患者有腹胀等不耐受症状，则可减量甚至暂停，2 ~ 4 小时后再评价。治疗期间可加用促胃肠动力药物，如甲氧氯普胺、红霉素、西沙必利等。

3. 患者体位　由于重症患者胃肠动力障碍发生率较高，故推荐患者上胸部抬高 > 30°。指南推荐接受肠内营养的重症患者，抬高床头 45°，对体位有限制的重症患者，如不稳定骨盆骨折、脊柱损伤等，需注意耐受性评价或选用小肠营养的方式。

4. 要素饮食的类型与选择 标准整蛋白配方在大多数危重症患者中耐受良好且经济实惠，可常规选择。研究显示，与整蛋白配方组相比，短肽配方组危重症患者蛋白质摄入更多，胃肠道不良反应更少，ICU 住院时间缩短并节省经济成本，但胃肠道不良事件发生次数无显著差异。存在胃肠不耐受的危重症患者，在排除其他 EN 不耐受原因后，可考虑使用短肽配方。与等密度营养配方（1.0kcal/ml）相比，高密度营养配方（1.5kcal/ml）可增加 ICU 患者每日热量摄入并降低 90 天病死率。需要限制容量的危重症患者，建议采用高密度营养配方（1.3 ~ 1.5kcal/ml）。

与标准 EN 配方相比，糖尿病特异性配方可降低应激性高血糖重症患者血糖水平、减少胰岛素用量，并降低呼吸机相关性肺炎（VAP）和支气管炎发生率，但对机械通气时间、ICU 住院时间及病死率均无改善。因此，老年危重症患者出现应激性高血糖时，为稳定血糖、减少胰岛素用量，可选用低碳水化合物的糖尿病特异性配方。荟萃分析结果显示，危重症患者腹泻率与应用富含纤维的 EN 制剂没有相关性。因此，对富含膳食纤维的配方不做常规推荐。

5. 肠内营养实施的优化管理策略 采用肠内营养的优化管理可提高老年重症患者肠内营养实施的安全性、有效性，促进早日达到预计的营养供给量，减少反流、误吸的发生，避免喂养不足及其对预后的不良影响等。优化管理策略包括：病情评估；肠内营养耐受性动态监测如 GRV；使用促胃肠动力药；恰当的体位（上胸抬高）；胃动力不良（高 GRV、胃肠瘫、呕吐、腹胀）和病情需要者（昏迷、平卧体位受限），应采取小肠喂养的方式；持续输注方式喂养；喂养量不足时及时以肠外营养补充。

但是，并非所有重症患者均能获得同样效果。国外有关 ICU 重症患者营养途径的循证研究显示，50% ~ 80% 重症患者能够早期耐受全肠内营养（TEN），达到目标喂养量。10% 的患者可接受 PN 和 EN 混合形式营养支持，剩余的 10% 患者不能使用胃肠道，是选择全胃肠道外营养（TPN）的适应证。亦有回顾性研究显示，仅 50% 左右接受 EN 的重症患者早期可达到目标喂养量 105kJ/（kg·d）。无论如何，与普通患者相比，重症患者肠内营养不耐受的发生率明显增高，并由此导致营养摄入不足、营养不良与低蛋白血症、增加肺炎的发生率及延长 ICU 住院时间，最终影响疾病的预后。

（四）老年危重症患者的肠外营养支持治疗（PN/TPN）

如 EN 不可行时，需要启动 PN。对低营养风险患者，一周内给予 TPN 不能使其获益，且延长机械通气时间及 ICU 住院时间，增加感染及死亡风险。与 TPN 相比，此时先使用短时间静脉输注葡萄糖支持治疗并尽早开放饮食的治疗策略，可明显降低感染病死率。对高营养风险患者，在 EN 不可行时，入院 48 小时内尽早启动 TPN 可降低感染及死亡风险。启动 TPN 的患者 1 周内低热量策略 [≤ 20kcal/（kg·d）或目标能量需求的 80%，蛋白质 ≥ 1.2g/（kg·d）] 可降低感染发生率和机械通气时间。

肠外营养支持治疗适应证：

1. 不能耐受肠内营养和 EN 选择禁忌的重症患者，应选择完全肠外营养支持（TPN）途径。主要指合并胃肠道功能障碍的重症患者，其他还包括存在尚未处理的腹部问题（如出血、腹腔感染）的外科患者，以及由于手术或解剖原因禁止肠道喂养的患者。

2. 胃肠道可以使用，但仅能承担部分营养物质补充，此时可应用肠内营养和部分肠外营养（PPN）相结合的联合营养支持方式，目的在于胃肠功能支持。一旦患者胃肠道功能恢复，则逐渐减少直至停止肠外营养，启动肠道喂养或经口进食。

存在以下情况时，不宜给予肠外营养支持：①早期复苏阶段、血流动力学尚未稳定或存在组织低灌注；②严重高血糖尚未控制；③严重水电解质紊乱与酸碱失衡；④肝肾衰竭：严重肝功能衰竭，肝性脑病，急性肾衰竭存在严重氮质血症时，均不宜给予胃肠外营养。

随着对肠外营养的深入了解及其应用技术的不断完善，特别是对"过度喂养"防治理念的推广，使肠外营养成为 ICU 患者安全有效的支持方式。存在肠内营养禁忌的重症患者，如不能有效地给予 PN，死亡风险将增加 3 倍。对这类患者，早期开始 PN 支持（进入 ICU 或创伤后 24 ~ 48 小时内）将有助于降低感染并发症发生。肠外营养支持是合并肠功能障碍患者治疗的重要组成部分。

总之，老年重症患者营养支持方式选择的原则是：只要胃肠道功能存在或部分存在，就应优先、尽早考虑给予肠内营养，即便是"患有胃肠道疾病"的重症患者，只有肠内营养不可实施时才考虑肠外营养。

老年危重症患者的营养支持治疗充满挑战。随着大量临床试验结果的发表和生理学研究的深入，对老年危重症患者住院期间营养需求的认识更为全面。由于患者的个体差异较大，不建议将某一个指南推荐内容套用于所有患者。实施营养支持治疗时，应充分考虑不同疾病、不同病程阶段（早期、复苏后、稳定期以及长期住院）以及不同并发症的特点进行个体化营养支持治疗。

（张　磊）

第八节　老年胃肠道肿瘤患者康复期及终末期营养治疗

老年胃肠道肿瘤患者发生营养不良的概率要远高于其他人群。相关研究表明，与非胃肠道肿瘤患者相比，胃肠道肿瘤患者营养不良发生率（80.6%）明显增高；而与老年非胃肠道肿瘤患者相比，老年胃肠道肿瘤患者的营养不良发生率亦显著升高。老年胃肠道肿瘤患者发生营养不良的原因主要包括以下几点：首先，营养不良与老年患者的机体代谢变化相关。老年人的组织及器官功能随着年龄的增长而逐渐衰退，机体的易损性增加，从而使营养不良的发生率升高。肿瘤患者的营养物质代谢特点主要为：碳水化合物代谢异常、水电解质平衡紊乱、脂肪分解增加、肌肉及内脏蛋白消耗增加、蛋白质转化增加等，肿瘤细胞产生的促分解代谢因子及炎症因子同样会进一步加重

319

老年胃肠道肿瘤患者的营养不良。其次，老年胃肠道肿瘤患者的营养不良与肿瘤本身的特点相关。消化道肿瘤使得老年患者容易出现消化道梗阻、食物排空延迟、消化道重建等问题，这些问题会影响食物的消化吸收，使得营养素吸收显著减少。另外，抗肿瘤治疗对机体的影响也会增高老年胃肠道肿瘤患者营养不良的发生率。老年胃肠道肿瘤患者通常会接受手术、放化疗等抗肿瘤治疗，这些治疗可通过影响肠道黏膜功能而破坏肠黏膜屏障，使患者容易出现恶心呕吐、腹泻、疼痛、焦虑、抑郁等症状，进而导致食欲减退，营养物质摄入减少。老年胃肠道肿瘤患者一旦出现营养不良，会在不同程度上影响疾病的治疗，严重者甚至可能危及生命。美国《营养》期刊指出，20%～40% 的肿瘤患者最终死于营养不良，而非肿瘤本身。因此，对老年胃肠道肿瘤患者而言，营养治疗在疾病治疗过程中是相当重要且不容忽视的。肿瘤的进展是一个动态发展的过程，营养治疗在肿瘤患者不同发展阶段起到不同作用，应根据疾病不同发展阶段的特点制定合理的营养治疗方案。但近年来临床上主要致力于研究肿瘤早期及围手术期的营养治疗方案，而忽视了疾病术后康复期及终末期的营养治疗策略。在老年胃肠道肿瘤的发生、发展过程中，对术后康复期及终末期患者的营养治疗方案给予充分的重视和合理的干预，能在一定程度上改善治疗效果，提高生命质量。因此，本节对老年胃肠道肿瘤患者术后康复期及终末期的营养治疗进行了简单地概括与描述，目的是为临床工作提供部分参考及建议。

一、康复期营养治疗

我国老年胃肠道肿瘤患者的发生率随着人口老龄化的加剧呈逐渐上升趋势，这些患者中手术比例亦逐渐增高。在术后康复期间，老年消化道肿瘤患者可能会出现疼痛、恶心、便秘等相关不良反应，从而引起食欲下降。食欲下降可导致体重丢失和机体免疫力下降，出现营养不良，不利于疾病康复。对老年胃肠道肿瘤患者来说，营养不良既是肿瘤并发症，又可导致病情进一步恶化。因此，对老年胃肠道肿瘤患者术后进行正确地营养状况评估，实施科学合理且具有个性化的营养治疗方案，适时补充营养，进而使机体营养状况得到改善，尽快恢复胃肠功能，是加速患者术后康复的关键。在入院时即应对老年胃肠道肿瘤患者给予营养状况评估，如果存在营养风险，应尽早制定术后康复期的营养治疗方案。

（一）康复期营养治疗的循证基础及原则

老年胃肠道肿瘤患者住院后的治疗方案一般包括手术、放化疗、生物靶向治疗等。患者出院后康复期的营养治疗方案，在充分考虑患者基础疾病的同时，要结合肿瘤治疗情况及机体代谢情况制定。欧洲肠内肠外营养学会（ESPEN）等相关指南均建议，恶性肿瘤康复期患者需要定期去专业营养机构寻求营养建议，制定营养方案。康复期内如不能通过日常膳食满足营养需求，应当给予较高能量密度的口服营养补充剂（ONS），必要时可考虑给予肠内营养或肠外营养。康复期营养治疗的原则主要包括：

1. 应尽早纠正低血容量以及酸中毒、低钠、低钾等水电解质及酸碱平衡紊乱；

2. 应根据患者的具体情况（如年龄、BMI、是否伴随其他系统疾病、是否禁食等），制定个体化营养治疗方案，选择合理的营养治疗途径、适当的能量及营养物质；

3. 如果老年患者胃肠道功能尚存，应尽量优先考虑肠内营养；

4. 治疗老年患者营养不良应逐步进行，建议先给予所需营养量的 1/4 ~ 1/2，再逐渐增加至全量。

（二）康复期能量及营养素供给

1. **能量**　恶性肿瘤康复期患者能量摄入量可参照健康人群的标准，建议起始量定为 25 ~ 35kcal/（kg·d）。存在营养风险的患者，应补充足够能量；如存在能量摄入不足的情况，则应考虑增加摄入膳食的能量密度。

2. **碳水化合物**　体重下降并伴有胰岛素抵抗的患者，其碳水化合物供能应不高于总能量的 40%。这是由于较高占比的碳水化合物会加重血糖负荷，增加高血糖所导致的感染风险。不存在胰岛素抵抗的患者，可参考健康人群标准，碳水化合物供能占比为 50% ~ 65%。碳水化合物的摄入来源应尽量选择全谷类食物、水果、蔬菜和豆类等，这些食物不仅有利于肥胖患者减轻体质量，还对降低肿瘤复发及预防合并心脑血管疾病具有一定积极作用。此外，对碳水化合物的摄入应谨慎，其一定程度上可降低患者食欲并减少食物摄入量，从而引发营养风险。

3. 蛋白质 蛋白质对于老年胃肠道肿瘤患者也是必要的营养素供给，适量增加蛋白质摄入可促进肿瘤患者肌肉蛋白质合成代谢。恶性肿瘤患者蛋白质的摄入量应在 $1.0g/（kg·d）$ 以上，其中优质蛋白应占总蛋白量的 50% 以上。当患者出现体力活动下降且存在系统炎症时，应考虑增加蛋白质的摄入量，可增至 $1.2 \sim 1.5g/（kg·d）$。肾脏功能正常患者，可给予 $1.5g/（kg·d）$ 的蛋白质；但急/慢性肾功能不全的患者，应控制蛋白质的摄入量，不应超过 $1.0g/（kg·d）$。

4. 脂肪 恶性肿瘤康复期患者，其脂肪摄入量应占全日摄入总能量的 20% ~ 35%。恶性肿瘤患者可更多采用脂肪酸进行供能，脂肪酸中如 n-3 脂肪酸可降低炎症反应，减少免疫抑制，有利于患者康复。体重下降并伴有胰岛素抵抗的患者，可考虑通过优化糖脂比例的方式供能，即减少碳水化合物的供能比，增加中链甘油三酯（MCT）供能比。此外，患者宜降低高饱和脂肪的摄入，增加单不饱和脂肪的摄入。

5. 营养素补充剂 有关营养素补充剂的临床研究存在较大难度，所得到的结论尚存在争议，仍需进一步深入细致地研究。目前并未发现营养素补充剂对改善恶性肿瘤患者全因死亡率、降低恶性肿瘤相关死亡率及复发风险有积极作用。《恶性肿瘤患者康复期营养管理专家共识》认为，存在膳食摄入不足或某类营养素缺乏的患者，可考虑在有资质的营养（医）师指导下使用营养素补充剂。

（三）康复期营养治疗方式

1. 肠内/肠外营养治疗 术后患者营养治疗方案应根据其食欲、胃肠道功能情况及营养评定结果进行个体化制定。传统观点认为，患者排气后才能进行肠内营养治疗。但近期调查显示，胃肠道恶性肿瘤术后的老年患者如能够尽快给予肠内营养治疗，则可减少术后胃瘫的风险，预防肠道菌群失调，促进肠道内分泌功能的恢复，显著降低患者术后的高代谢率。因此，老年胃肠道肿瘤患者术后如具备肠内营养治疗指征，建议尽早给予肠内营养治疗，目前通常在术后 24 小时开始肠内营养治疗。从术后第一天开始，利用营养泵以 20ml/h 的速度将肠内营养制剂匀速泵入，之后根据患者对肠内营养制剂的耐受状况，每天逐渐提高泵入速度，直至全量肠内营养。肠内营养输注应遵循循序渐进原则，即由少到多、由慢到快、由稀到浓，目的为减少肠内营养不良反应的发生。当肿瘤术后早期、患者无法实施肠内营养治疗或给予肠内营养治疗后热量不能达标时，一般考虑采用或联合肠外营养治疗。对术后康复期患者，肠外营养可补充肠内营养的不足，促进胃肠道激素分泌，防止细菌移位，降低医疗费用。肠外营养液供能部分主要由 25% 葡萄糖和 20% 脂肪乳剂构成，其中糖、脂能量比为 2：1，选择复方氨基酸和支链氨基酸溶液作为氮源，氮量每天为 0.30 ~ 0.40g/kg。此外，电解质与水可按出入平衡供给，以上液体以"全合一"营养液的方式经周围静脉输注。但长期使用肠外营养，会导致肠道内分泌功能异常及肠黏膜萎缩，并会对免疫系统产生损伤。故当患者肠道功能恢复或肠内营养能够满足患者热量及营养素需求时，宜停用肠外营养治疗。

2. 膳食 当老年胃肠道肿瘤患者能够经口进食时，一般建议患者口服进食，不建议进行肠内 / 肠外营养治疗。

肿瘤康复期患者的膳食选择原则如下：①肿瘤患者应首选高脂肪、低碳水化合物的膳食，这是因为肿瘤细胞主要通过糖类供能，而对于脂肪的利用率相对较差；②通过膳食控制适宜且相对稳定的体重：当肿瘤患者的体重降低超过 5% 时，即提示存在营养不良风险，营养不良可对机体功能造成不良影响；③膳食应搭配合理，具有多样性：建议康复期患者每日摄入 20 ~ 30 种食物，植物性食物应占 2/3，动物性食物占 1/3。植物性食物不仅可为机体提供丰富的碳水化合物，还富含微量元素及多种维生素，故膳食大部分建议选择植物性食物。肉蛋类等动物性食物可为肿瘤术后康复期的老年患者提供丰富且优质的蛋白质，从而积极参与免疫细胞的更新和机体组织的重建。

肿瘤康复期患者具体的食物选择原则如下：①控制甜食、点心等高碳水化合物食物的摄入；②适量增加蔬菜、水果、全谷类及豆类的摄入，如玉米、糙米、燕麦、红豆、豌豆、蚕豆等；③注重膳食平衡和种类的多样化，忌食单一种类食物，降低营养风险；④控制猪牛羊肉等红肉的摄入，建议用豆制品或白肉代替部分红肉，不宜进食火腿、腊肉、香肠等加工肉；⑤控制含盐过多加工食品的摄入（如咸菜、泡菜等）；⑥戒烟戒酒。

老年胃肠道肿瘤患者由于其消化功能及其他器官组织功能的衰退，常会出现不同程度的营养不良，此外，胃肠道肿瘤手术使机体产生应激反应，导致全身呈现高分解、高代谢状态，进一步加重营养不良，使老年患者抗感染等能力下降，影响患者手术后的康复。因此，营养治疗对老年胃肠道肿瘤患者术后的康复极其重要。如今，营养治疗对肿瘤患者术后康复的积极作用已得到认可。既往临床医生普遍认为，恶性肿瘤术后早期采用肠外营养治疗能够减少术后并发症的发生率和病死率。但近年来随着医疗技术水平的提高和临床医生对疾病认识的加深，逐渐意识到胃肠道功能在危重患者及应激反应中的重要性。故对具备术后营养治疗指征的老年胃肠道肿瘤患者，术后早期应进行肠内营养治疗以维持胃肠道功能，当患者无法进行肠内营养或肠内营养不足时，再考虑采用或联合肠外营养达到营养治疗目的，一旦患者恢复到可以经口进食，且摄入食物能保证所需热量及营养素时，一般建议采用口服进食，不再进行肠内/肠外营养治疗。但以上仅仅是对老年胃肠道肿瘤患者术后康复期营养治疗的总体原则，对于每一位个体来说，应根据其术前的营养状况及术后胃肠功能恢复情况选择具体的营养治疗方案。

二、终末期营养治疗

终末期肿瘤患者是指已经失去常规抗肿瘤治疗（包括手术、放化疗和分子靶向药物治疗等）指征的患者，预计生存期一般不足 3 个月。终末期肿瘤患者以老年人多见，这是由于多数老年人可能会伴有心脏、大脑、肝脏、肾脏等多脏器疾病，容易忽视肿瘤本身的症状，故一旦发现大多是晚期。近年来，由于我国社会老龄化发展的不断加剧，老年人晚期肿瘤患病率明显增高，越来越多的临床医生关注和重视老年终末期肿瘤患者这一群体。老年终末期恶性肿瘤患者尤其是老年终末期胃肠道肿瘤患者往往伴有严重的营养不良，甚至可能出现恶病质。研究表明，肿瘤患者如果出现营养不良，可能会导致生命质量明显下降。故对老年终末期胃肠道肿瘤患者，营养治疗极其重要，不仅能缓解症状，还能够提高生命质量。

（一）终末期营养治疗指征

是否对老年终末期恶性肿瘤患者给予营养治疗不仅是一个医学问题，还需要考虑患者和家属意愿以及伦理。营养治疗可明显提高终末期恶性肿瘤患者生活质量，但尚无明确报道其能够延长患者生存期。虽然可能并未延长生存时间，在一些亚洲国家仍有许多终末期恶性肿瘤患者在接受营养治疗。有调查显示，在死亡前的 1 个月，仍有较多终末期恶性肿瘤患者在接受肠内及肠外营养治疗，如管饲、静脉输注白蛋白等。但目前关于这方面的高级别证据尚不充分。临床医生应掌握营养治疗适应证，在患者及其家属同意的前提下，以临床指征为依据，认真评估每一位老年终末期胃肠道肿瘤患者营养治疗的风险效益比，最终决定是否对患者给予营养治疗。

终末期恶性肿瘤患者的营养治疗原则：减轻肿瘤负荷，联合胃肠功能调理、营养素及能量补充、代谢调理剂治疗，防治肠黏膜屏障，延缓恶病质进展，从而改善生活质量。

不建议给予营养治疗的情况：

1. 接近生命终点 过度营养治疗会使患者的代谢负担加重，进而导致生活质量下降。此时，大部分恶性肿瘤患者只需极少量的食物和水，防止因脱水引起的神志混乱。

2. 生命体征不稳和多脏器衰竭者 此类患者原则上不考虑给予系统性营养治疗。

如终末期患者重要器官组织功能基本正常且生命体征平稳，则可在给予营养治疗的同时联合有效的抗肿瘤治疗。积极的营养治疗会使失去抗肿瘤治疗指征的患者重新获得治疗机会，目前研究认为两者联合应用有益于提高患者生存质量并能延长患者生存期。

（二）终末期营养治疗方式

需要评估者的胃肠道功能状况和全身营养状态制定营养治疗方案。临床医生需要对患者水肿或脱水的症状和体征、血电解质水平、出入液量等指标进行实时监测，然后根据病情及监测指标，相应调整营养治疗方案。生命体征平稳但有自主进食能力障碍的老年胃肠道恶性肿瘤患者，经患者及其家属同意后应给予营养治疗，如患者尚存有部分胃肠道功能，则以肠内营养治疗为主，肠外营养作为补充；如患者已无胃肠道功能，则应采用肠外营养治疗，一旦胃肠道功能开始恢复，立即从肠外营养治疗逐步过渡到肠内营养治疗，当肠内营养治疗能完全满足患者对营养素及能量的需求，则可采用肠内营养治疗，停止肠外营养治疗。血流动力学不稳定者禁用肠内及肠外营养，终末期肝肾功能衰竭和严重胆汁淤积者禁用肠外营养。

老年终末期胃肠道肿瘤患者营养治疗的目的是维持各器官组织功能，但如果能量供应过高则可能增加机体负荷。为了减少感染并发症，建议摄入低热量营养。

如果摄入障碍是肿瘤患者体重下降的主因，则营养治疗能够维持营养状态或至少防止营养状态的恶化。但单纯的营养治疗难以纠正恶病质状态，因此需要联合应用炎症及代谢调节剂。目前炎症及代谢调节剂越来越受到重视，其中效果确切或有前景的药物包括孕酮类似物、类固醇皮质激素、合成代谢类激素、非甾体类抗炎药物、ω-3 脂肪酸等。

（三）终末期并发症处理

老年患者随着年龄的增长，机体抵抗力减弱，对应激的反应能力下降；老年人消化道功能衰退，营养摄入和吸收不足，且肿瘤对营养消耗较大；恶性肿瘤可导致体内代谢紊乱加重。以上原因均可导致老年恶性肿瘤患者发生代谢性并发症的概率增高。

1. 糖代谢紊乱　预防措施为减少外源性葡萄糖的输注量并增加外源性胰岛素的用量。

2. 代谢性酸中毒　预防措施为减少糖的输注量和使用小剂量的碳酸氢钠。

3. 血钾异常　防治措施为监测血钾浓度和适当补充钾离子。

4. 脂肪超载现象　治疗措施为停止输注脂肪乳剂。

5. 高氨血症　防治措施为减缓氨基酸的输注和增加精氨酸制剂的应用。

6. 感染性并发症　防治措施为缩短肠外营养治疗时间，根据患者病情尽早改为肠内营养治疗。

（四）专家推荐意见

CSCO 肿瘤营养治疗专家委员会颁布了《恶性肿瘤患者的营养治疗专家共识》，其中对终末期肿瘤患者的营养治疗提出了专家推荐意见，具体内容如下：

1. 营养治疗可提高终末期恶性肿瘤患者生活质量（2A 类）。

2. 重度蛋白质 - 能量缺乏型营养不良、恶病质患者，单纯的营养治疗既不能保持机体去脂体重，也未提高患者的平均生存时间及远期生存（2A 类）。

3. 接近生命终点时，大部分患者只需极少量的食物和水来减少饥渴感，过度营养治疗反而会加重患者的代谢负担，影响其生活质量（2A 类）。

4. 终末期恶性肿瘤患者，不主张采用高能量营养治疗获得正氮平衡或氮平衡（2A 类）。

5. 积极营养治疗可以为抗肿瘤治疗提供时机和保障，两者联合应用有益于生存质量提高和生存期延长（2A 类）。

6. 确定营养素需要量，应根据疾病状况、体重与身体成分组成、生理功能变化等进行个体化评估，制定合理化配方（2A 类）。

7. 糖皮质激素和醋酸甲地孕酮增加食欲疗效确切（1 类）。

8. 无论肠内或肠外营养治疗患者，都需要监测出入液量、水肿或脱水的症状和体征、血电解质水平等，并及时调整补充剂量；可根据病情选择肠内或肠外途径补充（1 类）。

如今，在恶性肿瘤尤其老年胃肠道肿瘤患者的治疗过程中，营养治疗占据了重要地位。肿瘤的发生、发展过程中，不同阶段的胃肠道恶性肿瘤营养治疗的目的有所不同。老年胃肠道肿瘤患者的术后康复期，营养治疗的目的是增强免疫力，加速术后机体各器官组织的修复，维持器官组织功能。肿瘤终末期治疗阶段，营养治疗的目的是尊重患者人权，提高患者生命质量，缓解患者焦虑及恐惧情绪，给予患者心理安慰。但营养治疗方案的合理性和科学性尤为重要。科学合理的营养治疗方案不仅可以加快恶性肿瘤老年患者术后的身体康复，还能提高恶性肿瘤终末期老年患者的生命质量。相反，不科学不合理的营养治疗可能会加重老年患者的营养不良，导致代谢功能进一步紊乱，严重影响患者的康复和预后，还可能大大降低终末期患者生命质量。目前，老年胃肠道肿瘤患者术后康复期及终末期营养治疗的具体实施过程中，营养治疗的剂量、途径、耐受性、个体化应用等方面仍存在很多争议和误区，尚未形成统一的规范和共识，还需进一步探索和研究。

（牛思佳）

参 考 文 献

[1]   李小鹰. 老年医学[M]. 北京: 人民卫生出版社, 2015.

[2]   中华医学会肠外肠内营养学分会老年营养支持学组. 中国老年患者肠外肠内营养应用指南(2020)[J]. 中华老年医学杂志, 2020, 39(2): 119-132.

[3]   邱远, 杨桦. 临床营养治疗基础研究现状与展望[J]. 中国实用外科杂志, 2021, 41(01): 95-98.

[4]   中华医学会老年医学分会. 肠道微生态制剂老年人临床应用中国专家共识(2019)[J]. 中华老年医学杂志, 2019, 38(4): 355-361.

[5]   孙长颢. 营养与食品卫生学[M]. 8版. 北京: 人民卫生出版社, 2017.

[6]   中华人民共和国国家卫生和计划生育委员会. 老年人营养不良风险评估[S/OL]. (2017-10-13). http: //www. nhc. gov. cn/ewebeditor/uploadfile/2017/08/20170811093418434. pdf.

[7]   陈伟, 周春玲, 周芸. 临床营养诊疗技术(供住院医师规范化培训使用)[M]. 北京: 人民卫生出版社, 2017.

[8]   VOLKERT D, BECK A M, CEDERHOLM T, et al. ESPEN guideline on clinical nutrition and hydration in geriatrics[J]. Clin Nutr, 2019, 38(1): 10-47.

[9]   GORDON L J, TOMMY C, ISABEL T D, et al. GLIM Criteria for the Diagnosis of Malnutrition: A Consensus Report From the Global Clinical Nutrition Community[J]. JPEN J Parenter Enteral Nutr, 2019, 43(1): 32-40.

[10]   邵栗严, 胡松, 文新平, 等. 老年病人低镁血症与慢性心力衰竭的相关性[J]. 青岛大学学报(医学版), 2020, 56(3): 281-284.

[11]   BOURGAULT A M, HEATH J, HOOPER V, et al. Methods used by critical care nurses to verify feeding tubeplacement in clinical practice[J]. Crit Care Nurse, 2015, 35(1): e1-e7.

[12]   焦广宇. 临床营养学[M]. 北京: 人民卫生出版社, 2017.

[13]   高鹏, 张旭光, 刘雪来. 肠道黏膜屏障功能评估的研究进展[J]. 发育医学电子杂志, 2019, 7(01): 70-74.

[14]   OKAMURA T, KOMATSU M, ITO A, et al. A case of acquired hemophilia A diagnosed after percutaneous endoscopic gastrostom[J]. Clinical journal of gastroenterology,

2015, 8(5): 290-293.

[15]　HRUZ P, JUILLERAT P, KULLAK-UBLICK G A, et al. Management of the Elderly Inflammatory Bowel Disease Patient[J]. Digestion, 2020, 101(Suppl 1): 105-119.

[16]　EDER P, NIEZGODKA A, KRELA-KAZMIERCZAK I, et al. Dietary Support in Elderly Patients with Inflammatory Bowel Disease[J]. Nutrients, 2019, 11(6): 1421-1437.

[17]　中国抗癌协会营养与支持治疗专业委员会. 中国肿瘤营养治疗指南[M]. 北京: 人民卫生出版社, 2020.

[18]　刘苏瑶, 王琳, 许菊青等. 老年消化道肿瘤的营养评估与干预[J]. 实用老年医学, 2020, 34(8): 767-770.

[19]　郑爽, 方玲, 周小懿. 营养支持干预在肠瘘患者中的应用效果及对营养状态的影响研究[J]. 实用临床护理学电子杂志, 2019, 4(51): 153.

[20]　CEDERHOLM T, BOSAEUS I, BARAZZONI R, et al. Diagnostic criteria for malnutrition-An ESPEN Consensus Statement[J]. Clin Nutr, 2015, 34(3): 335-340.

[21]　中国营养学会肿瘤营养工作组. 恶性肿瘤患者康复期营养管理专家共识[J]. 营养学报, 2017, 39(4): 321-326.